INTRODUCTION

À CETTE DEUXIÈME ÉDITION

Je donne ici la deuxième édition d'un livre qui a un caractère bien spécial en médecine et en chirurgie : c'est celui de présenter successivement des séries de malades guéris par un traitement, et de donner successivement des nouvelles des malades dont il est question dans les séries précédentes, à mesure que des séries nouvelles sont publiées. C'est, je crois, la seule manière qui puisse convaincre le public médical de l'efficacité d'un traitement. Le livre que je publie maintenant contiendra une seconde série de malades ; ce qui est advenu des cas déjà publiés dans ma première édition de 1855, je vais le dire. Que l'on remarque que je parle de séries authentiques et qui restent authentiques.

Cette méthode devrait, je crois, être adoptée par ceux qui veulent donner les preuves que le traitement nouveau qu'ils emploient contre une affection quelconque, fait

1

obtenir les deux grands résultats auxquels tout homme de l'art doit viser dans le traitement des maladies, je veux parler : 1° de la promptitude avec laquelle la guérison est obtenue ; 2° à quel degré de permanence cette guérison persiste.

C'est surtout sous ces deux points de vue principaux que les obstacles matériels à la miction doivent être envisagés, car jusqu'à présent ces maladies ont donné bien peu de satisfaction aux chirurgiens et surtout aux malades. En effet, la guérison s'est longtemps fait attendre, et cette guérison a très-peu persisté. Souvent, trop souvent, elle n'a pas été obtenue ; et souvent encore les moyens employés ont amené l'aggravation et quelquefois la mort.

Ce sont ces tristes résultats, qui furent pendant un temps mon partage comme le partage de tous les autres médecins, qui m'ont engagé à travailler cette matière avec une assiduité bien grande, bien grande en vérité, car je commençais déjà à employer les moyens que je mets en usage dans l'année 1829. Aussi je crois avoir tout lieu d'être satisfait de mes efforts, car les faits que j'ai déjà publiés prouvent : 1° que j'ai raccourci considérablement le temps de rétablir le cours des urines, puisque j'y parviens en quelques minutes dans la grande majorité des cas ; 2° que les guérisons obtenues *immédiatement* et sans le secours de bougies se conservent indéfiniment ou fort longtemps dans la plupart des cas, comme on va le voir par les notes faisant suite aux observations déjà publiées. Quant à l'accroissement du mal, mes procédés n'en ont jamais produit ; quant à la terminaison funeste, je n'ai pas eu à en déplorer. J'ai observé même que mon traitement avait tant de bénignité que je suis encore à voir une orchite (inflammation du testicule) en résulter. En général, je n'ai aucune inflammation ni aucun accident local. Quelquefois, j'observe la fièvre urétrale à accès, mais je l'observe dix fois moins souvent que lorsque je traitais par la dilatation au moyen des bougies, auxquelles je continue de faire la guerre avec juste raison.

Mais au sujet de cette guerre, j'ai quelque chose à dire ; et puisque j'en trouve l'occasion, je vais en profiter.

De ce que je condamne les bougies comme agent curatif par la *dilatation*, on suppose que je regarde cet instrument comme toujours nuisible, et en cela on a tort. La bougie est un agent souvent utile dans certains cas, mais seulement pour aider au traitement et à la guérison, mais non les obtenir au moyen de la dilatation ; car il tombe sous le sens que la dilatation ne peut pas guérir avec permanence, car dilatation implique contraction subséquente : c'est une porte qu'on ouvre et qui se referme. Je ne condamne donc les bougies que sous ce seul point de vue. Certes, si l'usage de la bougie comme agent de dilatation n'avait d'autre inconvénient que celui de ne pas guérir, on pourrait la regarder comme un bon palliatif, mais la bougie cause des accidents graves outre que trop souvent elle ne peut pas pénétrer. Les accidents sont les fièvres fréquentes qui, chez certains malades, se renouvellent presqu'à chaque introduction, et l'on sait tout ce que ces fièvres, qui revêtent trop souvent le caractère typhoïque lorsqu'elles proviennent de la dilatation, ont de grave. Un autre inconvénient de l'usage prolongé des bougies, c'est qu'elles augmentent le mal et le rendent souvent incurable, et voici comment : un rétrécissement commence (car je ne parle ici que des rétrécissements proprement dits et non des obstacles matériels en général), un rétrécissement commence et l'on met une bougie ; on obtient d'abord de l'amélioration et l'on cesse d'employer ce moyen : bientôt on est obligé d'y revenir ; alors qu'arrive-t-il ? C'est que l'on trouve un rétrécissement plus dur, plus résistant. Cependant on persiste ; on arrive bientôt au moment où il faut diminuer la bougie de calibre, et bientôt ce calibre diminue au point que la bougie ne peut plus passer, ou que, si elle passe, c'est pour se trouver serrée dans un canal étroit qui, souvent doué d'une grande force de contraction, finit par vaincre et écraser la bougie, laquelle produisant alors du gonflement dans les parois du pertuis, amène la rétention complète.

Que s'est-il passé pendant tout ce temps ? Voici ce qui s'est passé. Le rétrécissement commençant avait d'abord très-peu de longueur, un ou deux millimètres ; il était mou, dépressible. La bougie a agi sur cet anneau, a frotté sur cet anneau ; il s'est produit là une irritation et une sub-inflammation, car la nature résiste ainsi à toutes les agressions, et bientôt le point rétréci a *gagné en longueur* s'il *a perdu* D'ABORD en *étroitesse*.

Cette longueur plus grande a augmenté la somme des forces qui pressaient sur la bougie, qui, conséquemment, a dû presser davantage sur le point rétréci. C'est un renvoi de balle. Cette pression plus grande a déterminé une sub-inflammation plus grande, et, de pression de la bougie en élongation des rétrécissements, le rétréci arrive à l'*incurabilité*, parce que ce n'est plus seulement un point de l'urètre qui est malade, mais ce sont toutes les membranes et les organes qui constituent ce canal qui sont épaissis dans une grande étendue. On n'a plus affaire alors à un canal rétréci partiellement, mais à un canal dont les parois devenues épaisses dans une grande longueur, exigent forcément des moyens curatifs que la bougie vaincue et coupable du mal ne saurait fournir.

Et pendant tout ce temps-là, quel mal n'a pas fait la bougie dans les organes? La vessie est passée plusieurs fois de l'état d'expulsion facile des urines à l'expulsion difficile; elle s'est distendue, elle a perdu son ressort; l'irritation causée par la bougie a gagné la membrane vésicale, cette membrane s'est enflammée, le catarrhe est venu, les ténesmes également, les reins se sont affectés par continuité de tissus et par sympathie; cette affection a couvé sous la cendre comme l'affection de tous les organes glanduleux; et plus tard, comme on en verra deux exemples dans ce livre, cette affection éclate dans tous ses désordres longtemps après que la cure de l'urètre a été enfin obtenue, et qu'un libre cours a été rendu aux urines.

Je ne parle pas de toutes les autres conséquences qu'amène dans l'économie l'emploi d'un moyen qui, dans le commencement du mal, n'est qu'un palliatif;

qui devient bientôt une cause tristement efficiente du mal qu'il est appelé à guérir ; qui mène le malade à une existence affreuse sous semblant de le guérir, et qui cause souvent sa déplorable fin en viciant profondément ses organes.

Telles sont les étapes que le rétréci doit parcourir lorsqu'il veut opposer la bougie à son mal. On voit que lorsqu'il néglige d'obvier à la simple étroitesse de son canal, il ajoute à son mal d'autres maux plus grands encore, et qui souvent sont au-dessus des ressources de l'art.

Mais je laisse là les bougies sur lesquelles je viens de m'étendre un peu longuement, sinon pour remédier au mal qu'elles causent, au moins pour l'atténuer. Je renvoie pour corroborer ce que je viens de dire à mon mémoire sur le traitement *éclectique immédiat* que l'on trouvera dans cette deuxième édition tel qu'il se trouvait dans la première. On y verra qu'il y a bien d'autres maladies de l'urètre qu'il faut guérir, et que, si les rétrécissements desquels nous venons de nous occuper plus spécialement en parlant des bougies, ne s'accommodent que peu de cet utile instrument, il est d'autres cas d'obstacles matériels où son usage devient précieux. C'est pour cela que j'use des bougies fort souvent, et que j'en ai toujours un grand assortiment à ma disposition : employer une bougie d'une forme et d'une dimension bien adaptée au besoin, est le secret pour en tirer toute l'utilité désirable et en éloigner les dangers.

Je passe à un autre sujet.

J'ai maintenant, par devers moi, un si grand nombre de faits qui prouvent que mes opérations sont sans danger, qu'elles sont exécutées presque sans causer de douleur, qu'elles ont une grande promptitude, que je n'entreprendrai pas d'aller au-devant d'observations qui pourraient être faites; mais je vais entrer dans quelques explications qui me paraissent utiles.

Tout le monde sait maintenant que mon intention est que mes faits soient constatés avant que je publie les moyens que je mets en usage. C'est une précaution que devraient prendre tous ceux qui ont à cœur de prouver aux médecins qu'ils ne perdront pas leur temps en étudiant des modes d'opérations vraiment utiles; car publier des procédés sans avoir prouvé en quoi ils sont utiles, c'est faire un non-sens, et dans mon horreur du non-sens je prends toutes mes mesures pour donner d'abord les preuves que je crois si nécessaires. Je ne veux ressembler ni de près ni de loin à ceux qui publient des moyens de guérir qui ne guérissent pas, et s'en font un motif de retentissement. Guérissez d'abord, et montrez après comment vous guérissez: voilà ce que veut la logique, et voilà ce que ne veulent pas les Académies. Cela s'explique, mais cela est fâcheux.

Les nombreux exemples de guérisons immédiates de rétrécis que j'ajoute aux anciens vont sans doute prouver ce que j'ai avancé dans le Mémoire que j'ai lu devant l'Académie, et qui se trouve à la page 53 de cette édition, c'est-à-dire *la possibilité de la guérison im-médiate* d'une maladie jusqu'à présent si rebelle; mais de ce que je donne des exemples si nombreux de guérison, cela ne veut pas dire absolument que je guérisse toujours. Si l'on remarque qu'il se présente à moi autant de malades qui ont déjà été traités par une grande quantité de moyens plus excentriques les uns que les autres, qu'il s'en présente *tels que la nature les fait,* on conclura que j'ai souvent affaire plutôt à des blessés qu'à des rétrécis, et qu'en outre des désordres produits naturellement, j'ai à remédier à ceux obtenus par l'art. Or, ce mélange de maux m'empêche d'être à l'aise pour prouver nettement ce que j'ai à prouver, à savoir, que les rétrécissements *tels que la nature les produit* peuvent être guéris immédiatement. Cependant on verra dans les nouveaux exemples que je publie, beaucoup de cas où des désordres considérables, naturels ou acquis, ont été surmontés avec tout le bénéfice du résultat immédiat de la miction rétablie.

J'ai dit dans le commencement de cette introduction à la deuxième édition, que je n'avais eu aucun résultat fâcheux à déplorer; on s'en étonnera d'autant plus facilement que jamais ou presque jamais je ne fais d'examen préliminaire, ce que je regarde comme plus dangereux que l'opération elle-même (1), que je procède immédiatement au rétablissement de la fonction; que je ne prescris que très-rarement un traitement prépa-

---

(1) L'examen préliminaire d'un rétréci très-avancé et à pertuis très-fin donne souvent une rétention complète et ses conséquences; il faut rétablir immédiatement la fonction en rétablissant le calibre. C'est pour cela que je procède *immédiatement* à ce rétablissement sans tourmenter préliminairement l'urètre par des recherches pénibles et dangereuses.

ratoire ; que je n'ai presque jamais recours aux moyens antiphlogistiques , puisque je n'ai jamais d'inflammation. J'opère, d'ailleurs, chez moi avec autant de promptitude que d'autres mettent une bougie, et souvent sans autant de douleur (1), et tout est terminé. A peine si j'ai à m'occuper du malade qui n'a besoin d'être soumis à aucun régime. Quelquefois cependant les malades ont la fièvre d'accès urétrale ; mais elle tombe presque toujours après le premier accès, et si elle se renouvelle une seconde fois, je l'arrête au troisième développement.

Telles sont les quelques remarques qu'il me semble utile de placer en tête de cette seconde édition. Puissent-elles donner une idée plus précise du but que je me propose en publiant ce livre.

A l'exception de quelques notes qui n'ont plus d'actualité, je réimprime toute la partie scientifique de ma première édition, telle qu'elle a été publiée d'abord. Quant aux observations que je veux poursuivre, si je changeais quelque chose à mon premier texte, je n'a-

---

(1) On verra par les observations que j'ai eu soin de faire constater par les malades eux-mêmes, l'existence du fait, du peu de douleur causée par mon opération, et de la douleur plus grande causée par l'introduction des bougies. J'ai pris ce soin pour répondre aux *suppositions* contraires. Ces suppositions sont d'ailleurs toutes naturelles, puisqu'on ne connait pas les moyens que j'emploie. Mais les *faits* sont là, et les *faits* ne sont pas des *suppositions*.

Pour bien constater ce fait important, j'ai prié chaque malade de me répondre à chacune de ces trois questions :

1° Comment vous trouvez-vous maintenant sous le rapport de la miction ?

2° Avez-vous beaucoup souffert par l'opération que je vous ai faite ?

3° Que pensez-vous de l'usage des bougies dilatantes sous le rapport de la souffrance et des résultats consécutifs ?

Je place la réponse du malade à la fin de chaque observation, et ainsi la question sera résolue.

girais pas franchement, et conséquemment scientifiquement.

J'ajouterai seulement les notes qui me sembleront
utiles, et j'aurai soin, pour les rendre distinctes des
précédentes, de les faire précéder du millésime 1859.

Je place dans cette introduction à ma deuxième édition
quelques détails qui intéressent à un haut degré l'histoire de l'art. Les succès nombreux que j'obtiens ont
rendu nécessairement plus remarquable le silence que
je garde sur la nature des procédés que j'emploie.
Chacun regrette avec raison que ces procédés ne soient
pas publiés, et chacun demande qu'ils le soient; mais,
en vérité, la propriété scientifique est-elle assez garantie, et le repos des novateurs est-il assez assuré?
Est-il si déraisonnable à eux de vouloir éviter que la
récompense de leurs travaux ne consiste que dans les
tourments que leur donnent et les envieux et les spéculateurs? On accepte et j'ai accepté assez volontiers le
rôle de travailleur désintéressé et productif, mais le
rôle de dupe peut-il être accepté? Et cependant, presque tout dans les institutions qui ont rapport à la médecine tend à ravaler ainsi celui qui produit et qui,
méprisant les coteries, doit être conséquemment séparé
d'elles et être conséquemment encore en butte à leurs
attaques.

Si l'on prend connaissance de la position qui m'a été faite par les circonstances, en lisant les notes placées pages 44 et 81, on verra avec quelle prudence je dois procéder dans la promulgation de mes travaux, et l'on ne s'étonnera pas de celle que je montre en demandant que les faits soient d'abord constatés, afin que, constatés, ils sanctifient les moyens.

Cela, on ne veut pas le faire, je le regrette; mais je ne suis arrivé à cette exigence qu'après avoir lu mon Mémoire préliminaire et *introductif* devant l'Académie de médecine; car on peut voir par ce Mémoire, et on va voir par ce que je vais dire, que mon intention était de publier immédiatement mes procédés, et que si je n'ai pas donné suite à cette intention, c'est qu'un singulier incident est venu interrompre mes communications.

Or, cet incident, le voici : j'en laisse apprécier le caractère.

Mon Mémoire, comme on peut le remarquer, se compose de deux parties, l'une page 53 et l'autre page 69. Je lus la première partie devant l'Académie le 22 août, je lus la seconde le 29 août 1854.

Ce Mémoire, comme on peut le voir, est intitulé : *Mémoire* INTRODUCTIF *sur la possibilité de guérir immédiatement la rétention d'urine par rétrécissements, ou autres obstacles existant dans l'urètre par le traitement* ÉCLECTIQUE IMMÉDIAT.

Pendant ma lecture, qui fut écoutée avec une grande attention, je vis M. le Secrétaire perpétuel parcourir la salle et aller parler bas à quelques personnes; et bref, ma lecture faite, le Président, avec lequel M. le Secrétaire perpétuel avait eu aussi de fréquentes conversations animées et à voix basse, que cependant je pouvais entendre pendant que je lisais, déclara, d'une voix mal assurée, mon Mémoire comme NON AVENU, et me rendit, d'une main tremblante, le *paquet cacheté* que je venais pendant ma lecture de déposer entre ses mains, lorsque j'en étais à ces deux passages de mon Mémoire que l'on peut lire à la page 80 :

« Je crois donc être plus conforme aux prudentes
« et bienveillantes intentions de l'Académie *en lui*
« *faisant une communication séparée de ces combi-*
« *naisons, en même temps que j'en publierai le dessin;*
« c'est, je crois, le seul moyen de me rendre lucide et
« précis, sans trop fatiguer son attention, et aussi de
« conserver, s'il est possible, mes justes droits mieux
« que je ne les ai conservés jusqu'à présent.

« En attendant cette publication, j'ai l'honneur de
« déposer dès à présent, entre les mains de M. le Pré-
« sident, un paquet cacheté contenant l'indication des
« procédés que j'emploie. »

Tout cela fut fait abruptement, sans raison, sans motif, sans que rien de ma part pût provoquer une telle levée de boucliers, et, je dois le dire, sans que cette étrange conduite provoquât en moi la moindre velléité d'impatience : je restai froid, et ne dis mot (1).

Cette scène accomplie, la séance fut levée, vu l'heure avancée.

Bien que je visse que M. le Président avait été induit

---

(1) Cette conduite a ses causes ; nous les dévoilerons. Si l'on ajoute que, relativement à ce Mémoire déclaré *non avenu*, on a permis à un chirurgien de m'attaquer violemment à son sujet, le 14 août 1855, en pleine tribune académique, et que la lettre que j'opposai à cette attaque, qui fut publiée dans tous les journaux, fut tenue secrète, on trouvera tout cela singulier. Oserais-je demander à M. le Secrétaire perpétuel ce qu'il a fait de ma lettre ?

en erreur, et que pris à l'improviste il s'était laissé aller
à accomplir un acte qui lui répugnait, je lui écrivis cependant la lettre suivante, que je reproduis ici pour compléter autant que possible les tristes détails que je viens
d'esquisser :

Paris, ce 5 septembre 1854.

MONSIEUR LE PRÉSIDENT,

Celui qui a donné à la science le moyen de
pratiquer la *Lithotripsie*, dont il pouvait se faire
un monopole, et qui, depuis ce don, resta silencieux et désintéressé au milieu des frêlons
qui en bourdonnant moissonnent avidement où
il a semé, ne pouvait être accusé sans légèreté et
sans ingratitude de vouloir cacher des procédés.

Cependant, Monsieur le Président, vous avez
affirmé dans la dernière séance qu'il *s'agissait de
procédés secrets*, dans le Mémoire que j'ai eu
l'honneur de lire devant l'Académie *sur la guérison immédiate des rétrécissements de l'urètre*, et
vous avez considéré ce Mémoire comme NON
AVENU.

Vous avez fait cette affirmation devant un
travail dont l'intitulé commence par des mots qui
légitiment ma conduite : *Mémoire introductif sur
la possibilité, etc., etc.* Ce titre modeste et dubi-

tatif, malgré la certitude, laisse d'abord supposer un objet encore *indéfini*, qui en *logique* n'exige pas absolument la communication de moyens. Il fallait donc écouter et m'arrêter au titre au lieu d'attendre la fin de ma lecture pour fulminer votre anathème.

Vous avez fait cette affirmation devant ma déclaration, que je *communiquerais mes instruments les uns après les autres*, pour éviter la confusion, en même temps que j'*en publierais le dessin*. Cette déclaration était précise, vous ne l'avez pas entendue : pourquoi alors ne m'avez-vous pas écouté, vous, Monsieur le Président, qui vous apprêtiez à juger ?

Vous avez fait cette déclaration ayant à la main un *paquet cacheté* contenant la définition de mes procédés, paquet que je venais de vous confier publiquement, et que vous avez eu le triste courage de me rendre, je regrette d'avoir à vous le dire, sans raison, sans droit et sans antécédents.

Vous avez donc affirmé ce qui évidemment n'était pas, et vous avez accompagné cette affirmation d'un procédé blessant en dehors de vos habitudes polies et châtiées. Votre accusation reposant sur une supposition gratuite doit donc tomber d'elle-même : je la laisse tomber.

En prétendant considérer mon Mémoire comme *non avenu,* vous considérez conséquemment l'important moyen dont il traite également comme *non avenu !* Cette conséquence découlant de la décision d'une Académie de médecine a quelque chose de si contraire à la raison, est tellement en désaccord avec une intelligence et un jugement d'élite comme ceux de Monsieur le Président, que je me borne à la mettre simplement sous ses yeux pour lui en faire voir le néant. Le moyen qui guérira immédiatement les rétrécissements vivra plus que toutes les Académies, et sera toujours *avenu* et *bien avenu,* même par MM. les Académiciens endommagés.

Vous avez, ainsi que MM. les Membres de l'Académie, une pensée que je crois fausse, Monsieur le Président : vous supposez que celui qui fait une découverte utile à l'humanité est l'accessoire d'une Académie : sachez qu'il en est le principal. L'homme que l'Académie veut bien écouter est sans doute honoré par elle, mais l'inventeur utile l'honore à son tour. C'est, Monsieur le Président, ce que vous avez oublié, et c'est ce que, respectueusement, je vous rappelle.

Ayant passé ma vie à être dépouillé, je ne voulais plus l'être; ayant vu mes travaux antérieurs déshonorés par d'ignorantes mains, je ne voulais plus me soumettre à ce supplice; ayant vu qu'on faisait scandaleusement de l'Académie un bureau de réclames, je ne voulais pas paraître participer à ce commerce; voyant qu'on la leurre de faux instruments pour servir à des affiches économiques, je voulais qu'elle constatât d'abord la légitimité des miens ; désirant être prudent et loyal, je voulais en montrant mes instruments enseigner en même temps la manière de s'en servir ; voulant enfin passer par une place que les vrais travailleurs s'accordent à regarder comme dangereuse, je voulais la passer avec le moins de risques possibles : si, pour franchir les défilés académiques, je ne trouve pas ma sécurité, je le déclare, je ne passe pas, et je garde mon bagage.

Dans tout ce que j'ai fait, Monsieur le Président, il y a intentions pures, prévision et sagesse autant qu'il est en moi, convenances observées, politesse égale à celle qui vous distingue ; il y a enfin sollicitude et respect pour l'Académie.

Pourquoi donc alors ai-je à me plaindre de cette Académie ? Pourquoi se montre-t-elle si âpre et si violente contre celui qui ne l'a jamais offensée ? Cependant, à celui-là, en raison de son âge et des services rendus, elle doit au moins des égards. Serait-elle abusée ? Si elle est abusée, par qui donc l'est-elle ?

Profondément blessé, je prends, Monsieur le Président, au sérieux vos décisions sans bases ; et, fuyant devant les dégoûts que je prévois, je regarde, ainsi que vous et plus que vous, mon travail comme *non avenu*.

Je renonce en conséquence, avec un regret respectueux, à doter la science, sous le patronage de l'Académie, du moyen de guérir duquel j'ai eu

l'honneur et l'infortune de commencer à l'entre
tenir.

Que l'homme privé, si aimé et si digne de
l'être, excuse des mots chagrins adressés à
l'homme public; mais, pourquoi faut-il que la
délétère influence (1) qui pèse sur l'Académie
ait eu assez de puissance pour faire un injuste
flagellateur du confrère aimable et doux, et un
homme trompé de l'homme de l'esprit le plus
fin et du philosophe courageux et profond (2)!

J'ai l'honneur d'être, avec une haute considération,

Monsieur le Président,

votre très-humble et très-obéissant serviteur
et dévoué confrère,

Baron HEURTELOUP.

Naturellement, on trouva cette lettre trop logique et
peut-être aussi trop digne pour être lue devant l'Aca-

---

(1) Cette influence est si peu digne quant à l'élévation du motif et quant
à la distinction des moyens, qu'il est impossible de la mentionner ici,
autrement que pour dire qu'elle est *fortement intéressée*. Ces détails trouveront leur place autre part. Il est bien entendu que cette *délétère influence* agit avec d'autant plus d'intensité, que ceux que, en général, je
combats en ma qualité de novateur, se prêtent avec assez de complaisance
à laisser agir cette *délétère influence,* et assistent quelque peu à en assurer
l'effet : mais, chers Messieurs, croyez que si la peine que vous vous donnez
est bien grande, le souci que j'en prends est bien petit.

(2) Je ne publie pas le nom de M. le Président, mais chacun le recon-
naitra.

démie; elle ne fut ni communiquée ni mentionnée, et un coup d'État au petit pied fut consommé. Je ne sais si cette lettre est anéantie, mais par prudence je l'ai fait insérer dans la *France médicale* du 5 septembre 1854 d'où je l'extrais maintenant (1).

Cependant, si elle fut dérobée aux regards des indiscrets, elle eut, à mon grand regret, assez de pouvoir pour arracher des larmes à monsieur le Président, qui, je le dis encore, fut innocent de tout cela. C'est ce que m'a dit depuis M. le Secrétaire perpétuel lui-même probablement dans un moment de distraction.

Je restai donc avec mes faits sur les bras, sans que l'Académie pût entendre la suite de mon Mémoire *introductif*, sans que je pusse donner suite à mon travail sous les auspices académiques.

Que pouvais-je faire alors sinon publier ces faits, les faire connaître aux personnes qu'ils pouvaient intéresser, et conséquemment me faire une publicité que l'incident que je raconte rendait légitime? Car toutes les fois qu'on résiste à une oppression, on fait

---

(1) Un nouveau coup d'État au petit pied vient encore nouvellement de se passer à l'Académie, à l'occasion d'un Mémoire important que je lisais dans la séance du 6 octobre 1857, *sur les dangers d'employer les instruments que fabrique le commerce pour pratiquer le broiement des pierres dans la vessie* (1). M. le secrétaire perpétuel était encore un des acteurs dans cet épisode, peut-être plus fâcheux que celui que je viens de raconter. Pourquoi donc M. le Secrétaire perpétuel s'oppose-t-il avec autant de persévérance à la production des faits scientifiques qui intéressent autant la santé publique? Cependant il n'est ni opérateur, ni investigateur, ni inventeur, ni auteur, et n'a dans ces questions, comme d'autres, aucun intérêt d'amour-propre. Alors, quel intérêt a-t-il donc?

(1) L'ART de broyer la pierre dans la vessie. — MÉMOIRE à l'Académie impériale de médecine, pour servir d'introduction aux principes de l'art de broyer les pierres dans la vessie humaine; pour démontrer le danger d'employer pour pratiquer la *lithotripsie* les instruments de pacotille du commerce, et la nécessité de poser les règles relatives à cette opération. Chez Labé, place de l'École de Médecine.

son devoir. J'attendis donc des temps meilleurs, et je les attends toujours. Nous verrons : peut-être le ciel s'éclaircira-t-il !

On désire que dans cet état de choses je publie mes procédés et les raisons qui m'ont fait adopter ces procédés. Eh ! mon Dieu, je le veux bien, et il est probable que de guerre lasse je montrerai plus de sagesse que l'Académie de médecine en m'adressant à une autre Académie. Mais qu'en résultera-t-il ? Rien, car à l'Académie des sciences j'ai plusieurs travaux en souffrance. Depuis 1846, mon Mémoire sur *l'extraction immédiate* des pierres de la vessie n'a pas reçu la sanction d'un rapport : et cependant extraire *immédiatement* des pierres par fragments a bien son importance.

En 1848, j'ai présenté un Mémoire sur la *pulvérisation immédiate* de calculs, et ce Mémoire est encore à être examiné : et cependant, réduire immédiatement un calcul en poudre a aussi son mérite.

Je viens de communiquer à cette Académie, sous le nom de *la taille sous-pubienne membraneuse*, des faits qui prouvent que l'on peut extraire, par l'incision, des pierres sans entamer la vessie elle-même, et cela dans le cas où la *lithotripsie* est dangereuse ou impossible. Certes ces faits sont d'une haute portée en chirurgie : eh bien ! s'en occupera-t-on ? Eh ! non.

A l'Académie de médecine, j'ai communiqué un travail qui a un certain caractère ; ce travail est intitulé : Mémoire sur la *suture profonde*. Ce Mémoire fait connaître le moyen de réunir les plaies en rapprochant et en maintenant rapprochées leurs parties profondes, et par cela d'éviter l'emploi si fréquent et si fâcheux des sutures placées sur les lèvres des plaies : en faisant ainsi, j'évite les abcès et l'inflammation de ces lèvres. Eh bien ! ce travail, qui par sa nature tend à être fondamental en chirurgie, est tenu sous le boisseau. Cependant, je dois le dire, quelques bons esprits s'en sont emparés sous le nez des rapporteurs.

J'ai donc assez publié pour me sentir fatigué de le faire sans résultat et pour avoir le droit dont jouit tout médecin, c'est-à-dire, d'attendre que mes procédés aient été sanctionnés par des réussites en nombre suffisant avant de les livrer aux chances d'être déshonorés par des applications vicieuses (1).

Devant ces dénis et en attendant des temps meilleurs, que puis-je donc faire? Faut-il jeter en pâture à la curiosité malveillante un travail bien autrement difficile à juger, qui demande des preuves bien autrement positives que celles qui s'obtiennent sous les yeux, sur des organes à découvert? N'y a-t-il pas lieu de désirer que ces preuves soient données purement et simplement par la guérison ou la quasi-guérison, indépendamment des moyens qu'autrement on discuterait indépendamment de leurs effets? Je donnerais maintenant ces moyens; qui se les procurerait? Mais ils sont nombreux, mais ils sont chers; et qui les acquerrait, sinon celui qui sera pénétré de leur importance? Il faut donc commencer à donner cette preuve nécessaire, et c'est ce que je fais : or, pour donner la preuve de la guérison et surtout de la persistance de cette guérison, il faut du temps.

Je suppose que je passe par-dessus toutes ces raisons, et qu'oubliant mes griefs, je pardonne à quelques im-

---

(1) Lire la note de la page 80 qui appartient à la première édition.

prudents en considération du corps respectable auquel ils appartiennent; je suppose que je jette dans la pratique générale des moyens qui sont nécessairement trop composés pour être entre les mains de tous les médecins, qu'arrivera-t-il? C'est que très-peu en profiteront, et ce peu n'en profitera que si je les applique sous leurs yeux. Mais où sont .mes moyens de faire cette application (1)? Et alors, si je n'applique pas publiquement et si je ne donne pas publiquement mes preuves, est-ce dans le désintéressement d'une vanité et d'un intérêt blessés que je trouverai la garantie d'un jugement équitable et d'une appréciation sensée?...

On voit donc bien que je suis dans une position fort difficile, et que l'on a tort de faire semblant de trouver à redire à la publication de mes faits et à l'annonce que je fais de mon livre, annonce qui, non-seulement est légitime quand elle est faite par l'homme privé, mais qui devient un devoir pour le médecin lorsqu'il veut faire connaître des faits utiles à connaître et que des intérêts particuliers veulent tenir dans l'ombre.

Parlerai-je de cette fondation que l'on connaît sous le nom de Prix d'Argenteuil (2), et dans laquelle je pourrais

---

(1) Un chirurgien *bienfaisant* vient *d'affermer*, à perpétuité, pour une rente de 1,500 fr., le droit de faire avancer la science par des inventions ingénieuses qu'il a l'intention de faire, et de fournir un remplaçant de génie! Il est donc bien difficile maintenant aux travaux nouveaux de se faire jour par une application publique, et il serait d'ailleurs peut-être injuste de priver le *bienfaiteur* des *bénéfices* de son *bienfait* en faisant pour lui la besogne qui lui incombe par son marché.

Dans ces circonstances n'est-il pas de la délicatesse de l'homme en progrès de s'abstenir, et de respecter des droits si bien acquis et si intelligemment concédés?.. pour 1,500 fr.!!.. qui en conservent 60,000... de rente.

(2) Dans ma première édition et dans une note, j'ai déjà donné mon opinion sur ce Prix d'Argenteuil et sur ses lauréats de paille; on trouvera cette note à la page 41 de cette deuxième édition. Au sujet de ce prix,

trouver un refuge pour mettre mon travail à l'abri. Mais hélas! ce prix n'est-il pas un obstacle, et ne frappe-t-il pas d'impossibilité la publication de mes travaux présents? La conduite que je viens de décrire, conduite qui vient de se renouveler, me donne-t-elle

---

j'exprime ici un regret profond de voir cette immixtion de questions d'argent dans les questions de science. Les donateurs ont certainement agi dans une bonne intention, mais ils ont fait beaucoup de mal en risquant de mêler au sentiment de simple honneur un sentiment moins élevé. Lorsqu'il s'agissait d'une feuille de laurier on était moins gêné pour se porter candidat à un prix quelconque. Les questions d'argent ne peuvent se mêler à une question d'honneur qu'en apportant avec elles toutes les *déceptions* qu'elles entraînent toujours, et malheureusement les intentions ne sont pas assez pures, par le temps qui court, pour que ces *déceptions* puissent diminuer. Il serait donc à désirer de voir l'argent destiné à ces prétendus prix, qui par leur valeur relative semblent ridiculement établir des degrés exacts entre la valeur des œuvres, être transformé en assistances à de jeunes efforts, plutôt que de rester une récompense à des problèmes résolus. Le problème résolu porterait d'ailleurs toujours sa récompense avec lui, si, sur la vue de la feuille de laurier, la loi prenait en main et la protection et l'assistance du lauréat; mais cela serait vraiment trop beau et au-dessus des conceptions du jour. Je me borne donc à souhaiter.

Que cette note soit donc acceptée comme profession de foi, et comme la déclaration que je n'entends voir aucun de mes travaux entrer dans un concours quelconque, où il s'agirait d'obtenir un prix vénal. Dans le cas contraire, je suppose toujours les juges éclairés et en disposition honnête.

Sinon... non.

Dans mon jeune temps, où j'étais encore inconnu, j'ai remporté trois prix, c'est ce qui me donne une autorité pour parler ainsi que je le fais; mais il arrive un moment où les travaux devenus mûrs ne pourraient accepter que des lauriers s'ils consentaient à reconnaître des juges.

Que l'on ne suppose pas que je fasse ici acte d'un amour-propre ridicule. Ce ne sont pas les hommes d'une capacité suffisante qui manquent pour me juger; ce qui manque, ce sont les hommes qui étudient les questions assez à fond pour que ce jugement soit équitable, et malheureusement à mesure qu'une œuvre arrive près de la perfection, elle demande des études et des finesses d'appréciation qui ne se rencontrent ni avec l'homme jaloux, ni avec l'homme pressé, ni avec l'homme léger, ni avec l'homme prévenu, ni avec l'homme infatué de lui-même, ni avec l'homme paresseux, ni surtout avec l'homme intéressé. Certainement ces hommes ne se rencontrent pas, mais ils pourraient se rencontrer.

l'assurance que mon travail serait traité avec impar-tialité. Ne reste-t-il pas évident que, quel que soit le mérite de ce travail, je n'aurais pas ce prix : et alors que s'ensuivrait-il? Il s'ensuivrait évidemment que mes découvertes seraient réputées inférieures ou ne valant rien.

Or, c'est ce que je pourrais permettre par humilité chrétienne, mais c'est ce que je dois défendre en ma qualité d'inventeur et de dépositaire d'un travail utile à l'humanité.

Je finis cette introduction à cette deuxième édition en remplissant un devoir, c'est celui de remercier, au nom de la science et de l'humanité, les personnes philanthropiques et charitables qui, par esprit philosophique, ont bien voulu, non pas seulement permettre de faire figurer leur nom et leur adresse dans notre première édition (1), mais qui ont encore désiré et demandé qu'ils le fussent à l'appui de l'observation de leur cas. En agissant ainsi ils ont peut-être plus fait pour la propagation d'une vérité scientifique que l'auteur lui-même, car cet auteur eût pu guérir longtemps, et il a guéri longtemps, sans que le public en fût informé; au lieu

(1) La publication des cas que j'ai présentés n'a été faite que sur la demande itérative de quelques-uns des malades. J'ai demandé à quelques autres s'il leur plaisait de se joindre à cette manifestation, et ils l'ont bien voulu. Je place ici cette note pour faire comprendre que je ne publie que ce qu'on me permet de publier, et que je ne fais rien de ma propre autorité, comme le disent quelques personnes malveillantes et intéressées. Si d'ailleurs tout le monde me demandait de publier son observation, il me faudrait des volumes pour le faire.

qu'avec l'aide de ceux que je remercie, cette information va devenir générale (1); en cela, ils ont rempli une mission de charité, et il faudrait, pour le bien de la science et de l'humanité, que cet esprit philosophique se répandît, et surtout que la marche de l'*authenticité suivie*, dont je donne l'exemple, fût imitée. Ce n'est qu'ainsi que la science, se renfermant dans le *fait suivi*, se dégagera des spéculateurs, des bavards, des fausses renommées, des faux livres, des faux résultats, des faux moyens, et apparaîtra aux yeux de tous telle qu'elle doit être, c'est-à-dire belle, pure, grande et vraie.

J'ai dû changer le titre de mon livre; en voici la raison : le premier titre, DE LA GUÉRISON IMMÉDIATE *des rétrécissements de l'urètre*, qui est celui de la première édition, pouvait faire pressentir la définition des moyens, et m'engageait à publier que ces moyens étaient encore INÉDITS. En intitulant comme je le fais dans cette deuxième édition, EXEMPLES *nombreux et* AUTHENTIQUES *de guérisons immédiates et permanentes des rétrécissements de l'urètre*, je demeure rigoureusement dans le fait, et mon livre demeure vrai dans son titre, comme il l'est dans son texte.

---

(1) Je ne veux pas perdre ma part des louanges que je donne; moi-même j'ai reçu de moi-même le bienfait de mon opération, bienfait qui persiste depuis onze années.

QUELQUES

OBSERVATIONS PRÉLIMINAIRES.

Ce livre n'est qu'un *Memoire introductif* suivi d'un recueil de *faits* assemblés simplement pour démontrer, abstraction faite de tout moyen et de toute théorie, qu'une maladie grave, qui fait le désespoir des hommes de l'art, peut cependant être guérie avec une promptitude surprenante.

Ces faits seront plus tard la base sur laquelle je-m'appuierai pour proposer des moyens, pour donner des préceptes, et pour fournir des exemples.

Je n'ai donc pas la prétention d'écrire maintenant un livre de science ; car le livre de science, en même temps qu'il donne des faits de guérison, apprend à d'autres le moyen d'en faire naître de semblables.

On s'étonnera peut-être qu'un auteur, qui a donné à la science un de ses principaux moyens de guérir avec un certain abandon et un certain désintéressement (1), ne publie pas des moyens de guérir qui peuvent être utiles.

---

(1) Ce désintéressement a été d'autant plus naturel que j'ai répondu à la sollicitation de l'Académie des sciences, car elle avait *provoqué* cet

De cette conduite inusitée j'ai, parmi *beaucoup* de raisons, quelques raisons à donner.

D'abord il en est de générales que j'ai placées dans une note que l'on trouvera à la page 81, et ensuite, il en est quatre particulières : je donne la première à la page 44 (note 2); la deuxième, à la page 83 (note 1); la troisième, aux pages

---

abandon et ce désintéressement, en disant dans son procès-verbal du lundi 10 avril 1833 :

« Formons donc des vœux pour que la lithotritie (lisez lithotripsie) « rentre de suite dans le domaine de la chirurgie pratique ; désirons que « cette méthode ne soit plus l'apanage exclusif de quelques mains seules « exercées à la pratiquer (j'étais l'un de ceux-là) : c'est l'unique moyen « d'amener sûrement aux résultats féconds que sollicitent également la « science et l'humanité.»

J'ai été assez heureux pour résoudre le philanthropique problème posé, et j'ai *fait arriver aux résultats féconds que sollicitaient également la science, l'humanité, et l'Académie des sciences :* aussi m'a-t-elle généreusement octroyé le prix de chirurgie, et m'a-t-elle fait le grand honneur de juger ma découverte digne d'être représentée dans son sein, et dans une place d'académicien libre, par un chirurgien qui lui était utile, qu'elle a dû consoler de n'avoir malheureusement rien trouvé pour résoudre le problème proposé, qui avait bien voulu me faire l'honneur de chercher à m'imiter, et qu'elle a jugé d'ailleurs, et avec raison, infiniment plus capable que moi de remplir ce qu'il y a de matériel dans cette représentation. Comme on le voit, je reste toujours chargé de la partie purement intellectuelle.

Les lettres que j'ai eu l'honneur d'écrire dans le temps, à cette occasion, à M. le président et à MM. les membres de l'Académie des sciences, avec leurs notes, sont à la fin de ma première édition ; je les ai placées dans ce volume pour servir à l'histoire de la *lithotripsie* et non de la *lithotritie* qui exprime une manière d'opérer dangereuse et hors d'usage. Ce mot *lithotritie* était convenable avant que j'eusse résolu le problème posé par l'Académie, mais maintenant il n'est plus employé que par ceux qui n'ont pas suivi les progrès de la science. Lithotritie signifie une pierre percée (λίθος, pierre ; τιτράω ou τερέω, je perce) : or, depuis que j'ai inventé le *perculeur courbe*, on ne détruit plus les pierres par le système de Gruithuisen, l'inventeur de la *méthode* du broiement et du *procédé* de percer les pierres. *Lithotripsie* indique le but général de l'opération, qui est de *triturer* les pierres pour les réduire en poudre (λίθος, pierre ; τρίβω, je triture ; τρίψις, trituration); or ce mot convient à tous les procédés indistinctement, et est conséquemment le nom scientifique de la *méthode* de guérir les calculeux par le broiement.

43 jusqu'à 48 du texte ; quant à la quatrième, je vais la donner ici (1).

Je suis l'auteur des moyens avec lesquels on détruit maintenant, par les voies naturelles, les pierres dans la vessie humaine, moyens qui, plus ou moins altérés par le commerce, attirent cependant, tout gâtés qu'ils sont, l'attention et la gratitude de ceux qui en retirent quelque bénéfice.

Ma paternité a été reconnue par l'Académie des sciences, qui m'a donné, en 1826, un encouragement de 2,000 francs ; en 1828, le prix de chirurgie de 5,000 francs ; en 1833, le prix de chirurgie de 6,000 francs.

Aussitôt que l'utilité de mes travaux eut été ainsi solennellement reconnue, je fus appelé chez les étrangers pour en répandre les bienfaits, et je fus dix-sept ans absent.

Tout cela, bien qu'authentique, est cependant peu connu d'une grande partie des jeunes médecins, auxquels les chirurgiens qui professent, manquant à leur mandat, semblent ne pas aimer apprendre les succès d'un contemporain ; et infiniment peu connu du public, qui ne s'éclaire que de la presse des grands journaux, presse qui, bien que fort utile lorsqu'elle s'occupe de questions politiques, déplace trop souvent les droits à la considération publique, lorsqu'elle est sollicitée par MM. les artistes en réclame.

Je revins en 1845, chargé de nouvelles découvertes et de nouveaux travaux, parmi lesquels se trouvaient celui qui fait l'objet de ce livre, et d'autres dont quelques-uns n'étaient que la continuation de travaux précédents dont l'utilité avait été si ostensiblement reconnue par l'Académie des sciences.

Je présentai ces derniers aux membres distingués desquels j'avais déjà reçu de précieux encouragements. Mais, je regrette d'avoir à le dire, depuis treize années, un procédé de

---

(1) 1859. — Maintenant qu'on a lu mon introduction à la deuxième édition, on trouvera que j'ai six raisons.

la plus haute importance, celui au moyen duquel je triple au moins les bienfaits de la lithotripsie, celui au moyen duquel j'extrais *immédiatement* des pierres par les voies naturelles, celui au moyen duquel je rallie au pouvoir de la lithotripsie tous les nombreux calculeux qui ne peuvent rendre leurs fragments, ce moyen important est tenu, par le silence *inexplicable* de l'Académie des sciences, dans une obscurité complète.

Ce silence arrête la science, m'empêche, depuis bientôt dix années, de continuer la communication de mes travaux; car il est évident que je ne puis les accumuler tous dans les cartons de l'Académie, en présence de la difficulté que j'éprouve à faire statuer sur un seul.

Cependant, je dois le dire, l'Académie des sciences semble me prendre en *pitié*, et elle vient de renouveler la commission qui était chargée de l'examen de mon procédé d'*extraction immédiate* au moyen de mon *percuteur à cuillers* (1); car, des membres de cette première commission silencieuse, deux sur trois sont malheureusement morts.

A M. le professeur Serres, le membre restant, et devant lequel j'ai déjà opéré et guéri *immédiatement* un malade, il

---

(1) Ce *percuteur à cuillers* est semblable à mon instrument courbe, que j'ai appelé *percuteur courbe à marteau*, et auquel l'Académie des sciences a donné le prix de 6,000 fr. en 1833. Au lieu de dents, l'instrument porte deux *cuillers* opposées entre lesquelles les fragments emprisonnés sont retirés par l'urètre *sans le déchirer*. Par des introductions successives, je parviens à retirer de la vessie une quantité considérable de fragments, quantité qui égale souvent ce qui pourrait composer une pierre d'un certain volume. Des malades meurent journellement de ce qu'on n'emploie pas ce procédé : ce sont les malades qui ne peuvent rendre leurs fragments et dont la vessie s'enflamme. Or il y a beaucoup de malades placés dans cette triste position, et depuis neuf années, beaucoup et des plus élevés comme position sociale sont morts. Ce procédé est décrit dans l'ouvrage que j'ai publié en 1846 sous le titre DE LA LITHOTRIPSIE SANS FRAGMENTS, au moyen des deux procédés de l'*extraction immédiate* ou de la *pulvérisation immédiate* des pierres vésicales; chez Labé, libraire de la Faculté de médecine, place de l'École de Médecine.

y a treize ans (1), l'Académie a adjoint MM. les professeurs
Rayer et Velpeau, et devant ces professeurs j'ai opéré et
extrait immédiatement la pierre chez deux nouveaux malades; je leur en ai présenté un grand nombre de guéris nouvellement, et le nombre total de ceux que j'ai opérés avec
succès jusqu'à présent, au moyen de ce procédé, monte
à 164.

La commission me demande d'opérer un troisième malade
qui ait une pierre plus volumineuse; c'est ce que je vais faire,
s'il me vient un calculeux dans les conditions désirées. Mais
je fais remarquer à MM. les commissaires qu'en faisant par
déférence ce qu'ils me demandent, je ne resterai pas dans la
nature des preuves que j'ai à leur donner; que mon procédé
s'applique aux *fragments* et non aux *pierres entières*; que si,
par ce procédé, je parviens à extraire des pierres volumineuses, c'est une exception heureuse; que rien n'empêche
la commission de statuer sur mon œuvre; je fais remarquer
enfin que l'Académie est trop *logique* pour me demander la
preuve de ce que je *n'avance pas*. Je place la lettre que
j'adresse à MM. les commissaires à la fin de ce livre; on la
trouvera après les observations.

Voilà où en sont les choses relativement à mes travaux;
et l'on voit que si je tarde à publier mes procédés pour guérir
immédiatement (2) les rétrécissements de l'urètre, la faute
n'en est pas à moi.

---

(1) J'en ai également opéré et guéri deux devant les deux membres que
l'Académie a eu le malheur de perdre récemment, MM. Roux et Lallemand. J'ai eu beaucoup de peine à rassembler MM. les membres de l'ancienne commission, alors que j'avais l'occasion d'opérer. J'écrirai l'histoire de ces commissions. Je me borne, pour le moment, à exprimer le
désir que les auteurs de l'avenir soient plus favorisés que je ne l'ai été.

(2) On voit, dans ce que j'écris, revenir bien souvent le mot *immédiat* :
la guérison *immédiate*, l'extraction *immédiate*, le rétablissement *immédiat*, la pulvérisation *immédiate*, etc., etc. Cela peut surprendre au premier abord; mais, si l'on considère que lorsqu'il s'agit d'un but physique

Ainsi, pour en revenir à mon livre, je publie donc seulement des *faits*, et comme je veux que ces faits conservent tout leur caractère de vérité, je les reproduis tels qu'ils se sont présentés : avec leur désordre, leur arrangement, leurs lettres, leurs détails, leur longueur, leurs adresses, leurs épisodes, leurs péripéties, avec tout le décousu enfin, de notes prises en suivant la parole des malades interrogés ou en reproduisant les rédactions faites par eux. Ces narrations ne peuvent donc briller par le style et la belle disposition des matières, car des corrections trop châtiées auraient altéré la vérité et enlevé au fait raconté tout son caractère de franchise.

On lira cependant, de temps à autre, quelques réflexions scientifiques qui ne rentrent pas dans le cadre que je me prescris maintenant ; je laisse ces réflexions, que je faisais en recueillant mes cas, et j'en ajoute d'autres, qui me paraissent utiles et que je place dans les notes.

Dans ces notes, je me suis réservé de dire une *partie* de ce que je pense ; elles seront peut-être trouvées intéressantes, en cela qu'elles donnent l'idée d'une certaine circonscription très-bornée de la Société médicale de maintenant.

Ce recueil de *faits* sera suivi d'autres recueils semblables, jusqu'à ce que l'importance de la méthode *éclectique immédiate* pour surmonter les obstacles à la miction soit bien vérifiée et bien constatée. C'est alors qu'à l'abri de mes preuves, et ne craignant plus la maraude scientifique, je publierai mes moyens.

Si j'en agis ainsi et si je suis réservé sur la publication de ces moyens, c'est que la science souffrirait de cette conduite comme elle en a déjà souffert, et que je veux d'ailleurs protection pour mon œuvre, et pour moi sécurité, repos et justice.

à atteindre, la perfection du moyen tend toujours à aboutir à l'*immédiat*, on se familiarisera avec ce langage.

A l'inverse de certains livres qui hissent celui qui les publie dans les limbes scientifiques, ce livre est fait par moi-même, comme du reste tous ceux que j'ai publiés jusqu'à présent. Il porte donc un caractère spécial qu'il faut pardonner, car le style étant l'homme, l'auteur ne peut l'écrire autrement. Il sort aussi un peu, dans les notes, du caractère sérieux qu'exige la science ; mais, outre que je n'écris, encore une fois, qu'un recuéil *de faits*, j'ai malheureusement éprouvé que les ouvrages tout à fait austères ne se lisaient que peu, et que d'ailleurs tant de livres d'affiches et de bas aloi avaient ce caractère imposant, que bientôt il deviendra *décent* d'écrire sur la médecine même en *riant*.

Encore un mot :

Si mon livre est tant soit peu empreint de *combativité*, j'espère qu'on me le pardonnera en faveur de ma position, qui veut que je défende enfin et les intérêts de la science et les miens (1).

---

(1) 1859. — Depuis 1855 tout est resté dans le même état, et moi aussi.

RÉTRÉCISSEMENT DE L'URÈTRE,

DE SES FUNESTES CONSÉQUENCES

ET

DES MOYENS DÉFECTUEUX ET DANGEREUX QUI, JUSQU'A PRÉSENT, ONT ÉTÉ OPPOSÉS A CETTE AFFECTION.

J'ai commencé mes travaux sur le traitement des rétrécissements de l'urètre ou autres obstacles matériels existant dans ce canal, et qui s'opposent à la miction (*mingere*, pisser), en 1824, en même temps que ceux qui concernent la *lithotripsie* ou l'art de *triturer* les pierres dans la vessie humaine. Il y a donc trente années que je m'occupe à chercher les moyens de guérir cette triste infirmité, qui retient à l'intérieur le liquide que la nature destine à être rejeté au dehors. Exprimer ce fâcheux effet d'un urètre bouché, c'est dire quels désordrès généraux peuvent s'ensuivre, et ces désordres sont souvent bien grands.

L'urine retenue forcément, ce liquide est résorbé, et va infecter l'économie; le moindre morceau de mucus concret qui se forme dans la vessie, la moindre parcelle de fibrine, la moindre gravelle qui tombe des reins, donnent naissance à une pierre, car ces corps mous, formés accidentellement, ne pouvant être entraînés au dehors par les urines, qui ne coulent que goutte à goutte, les dépôts calcaires les recouvrent bientôt; l'urine retenue dans l'organe devient fétide et est résorbée fétide; souvent elle s'écoule dans les vêtements et leur donne une odeur repoussante; la vessie, toujours pleine et distendue, cause des douleurs permanentes au malade, au bas-ventre et dans les flancs. Des envies d'uriner toujours renaissantes le privent du sommeil, et pendant la veille il n'est occupé que de sa vessie, de ses douleurs, de ses besoins; enfin, toute son attention se concentre sur sa triste affection : il ne pense qu'à cela, et la plupart des rétrécis perdent les joies de la vie à un plus ou moins grand degré, comme ils perdent l'aptitude aux affaires, l'espérance dans l'avenir, et souvent le goût de vivre. Le plus grand nombre des personnes atteintes de spleen sont des rétrécis (1).

---

(1) Il n'y a pas deux heures que je viens d'écrire cette phrase, et je lis, par un hasard remarquable, ce qui suit dans le journal *la Vérité* du 16 octobre 1854 :

« Deux vieillards se sont suicidés à Montreuil dans la journée d'hier; « et, par une singulière coïncidence, c'est le même motif qui les a déter- « minés à s'ôter la vie.

« Le nommé Claude Cornu, cultivateur, âgé de 68 ans, demeurant rue « Haute-Saint-Pierre, a été trouvé pendu dans son alcôve. Depuis long- « temps il souffrait d'une rétention d'urine qui ne lui laissait aucun es- « poir de guérison, et plusieurs fois il avait manifesté l'intention

Heureux encore ceux chez lesquels l'urine forcément retenue ne cause pas de plus grands désordres! Ne pouvant être expulsé par les voies naturelles, ce liquide se fraye un passage, il perfore l'enveloppe qui le contient, soit la vessie, soit la portion de l'urètre située derrière la partie rétrécie; l'urine corrompue s'écoule par l'ouverture faite, s'épanche dans les tissus, les frappe de gangrène, ce qui amène souvent la mort. Si le malade est assez heureux pour que ce liquide se fasse jour au dehors en perforant la peau, cet étrange bonheur consiste à devenir fistuleux, c'est-à-dire à se trouver dans cet affreux état où l'urine s'écoule toujours par une, deux, quelquefois dix ouvertures anormales, qui incessamment laissent suinter une urine âcre, ammoniacale et chargée de pus, qui fait du malade un être incommode et repoussant.

Outre que l'urine se fait un passage anormal au dehors, elle produit d'autres désordres à l'intérieur. Continuellement sécrétée par les reins, et ne trouvant plus de place dans son réservoir naturel, qui est plein et distendu, elle reste stagnante dans les conduits qui la mènent des reins dans la vessie (les uretères), elle distend ces conduits, qui, naturellement étroits à ne pas recevoir un crin de cheval, deviennent des poches à y recevoir le bras d'un enfant; le rein lui-même se distend, son tissu s'amincit, et il devient aussi une poche.

« de quitter la vie. — Le sieur François Bescheret, âgé de 70 ans, était
« également en proie à de continuelles douleurs résultant d'une affec-
« tion grave et incurable des voies urinaires; il disait souvent que
« la mort était préférable à l'existence qu'il menait. Hier, comme
« on le cherchait au moment du dîner, on l'a trouvé pendu dans son
« grenier.»
Je suis bien fâché de n'avoir pas connu ces deux pauvres malades !

Ces transformations sont un effet physique de l'obstacle mécanique qui se trouve dans l'urètre, c'est *le seul* qu'il est suffisant de faire connaître ici, car les autres désastreux effets qui tiennent à l'organisme, les inflammations, les abcès, les compressions d'organes, les désordres sympathiques, qui dépendent de la rétention d'urine, nous mèneraient trop loin, et allongeraient trop une exposition que nous voulons faire courte et rapide, mais suffisante pour donner une juste crainte d'un rétrécissement de l'urètre porté à ses dernières limites.

Les efforts continuels pour uriner prédisposent à l'apoplexie et la déterminent quelquefois; prédisposent aux hernies et les déterminent souvent; prédisposent aux affections du cœur, et rendent quelquefois mortelles celles qui donneraient encore quelque répit; prédisposent aux hémorrhoïdes (1) et aux fluxions anales; enfin, tous les désordres que des efforts incessants peuvent déterminer, le rétrécissement de l'urètre les détermine à des degrés variables selon la durée de la maladie, l'étroitesse du canal, et selon la disposition du sujet.

Enfin, le rétrécissement prononcé de l'urètre frappe d'impuissance l'homme le plus apte et le plus prolifique (2).

---

(1) Toute maladie qui fait faire des efforts soit en urinant, soit en procédant à la défécation, produit des hémorrhoïdes; aussi, dans mes nombreux malades, j'ai trouvé beaucoup de cas de cette affection que je suis parvenu à guérir radicalement par un moyen qui m'est propre et que je publierai. Je l'ai mis en usage avec succès devant des médecins distingués, MM. les Dʳˢ Horteloup, Delanglard, Matry, Arnauld. J'appelle ce moyen traitement des hémorrhoïdes par *momification*.

(2) L'urètre étant bouché, le sperme, pendant l'orgasme, ne peut sortir par le canal, retourne en arrière, et va dans la vessie se mêler aux urines; de là, impuissance. Je parlerai dans mes observations de plusieurs cas d'impuissance guérie par le traitement *éclectique immédiat*.

D'après cet exposé rapide et calqué sur la nature, on conclura que le rétrécissement de l'urètre ou tout obstacle qui s'oppose à la libre expulsion des urines est une maladie grave, très-grave, qu'il faut arrêter dès son principe.

Mais beaucoup de personnes ne savent pas quand ce rétrécissement commence; il est bon de les instruire a ce sujet.

Bien qu'il y ait d'autres causes qui produisent les rétrécissements de l'urètre, il en est une qui est la plus fréquente, et cette cause est l'inflammation de ce canal, qu'on appelle scientifiquement *blennorrhagie* lorsqu'elle est aiguë, *blennorrhée* quand elle est chronique, mais que dans le langage vulgaire on appelle d'un autre nom trop connu pour le reproduire ici; la blennorrhagie, du reste, *ne résulte pas toujours des rapports sexuels* (1).

Toute personne qui a eu une blennorrhagie, quelque

---

(1) Il est dans le monde un fâcheux préjugé qui veut que tout écoulement par l'urètre chez l'homme soit nécessairement le résultat du contact sexuel; cette pensée a l'inconvénient fort grave de mettre le trouble dans les ménages et de provoquer souvent des esclandres et des ruptures. Or, cela n'est pas; bon nombre d'hommes ont des écoulements par l'urètre par suite de toutes les causes qui produisent l'inflammation des grandes muqueuses : le froid, l'humidité principalement; la blennorrhagie est le *rhume* de l'urètre. Je trouve en général les femmes fort injustes en cela que, sujettes elles-mêmes à ces écoulements qu'elles savent bien n'avoir aucune cause non avouable, elles reprochent à leurs maris de se trouver dans des états qu'elles ne peuvent pas éviter elles-mêmes, et qui quelquefois sont dus à leur propre contact. Je recommanderai donc aux dames un peu plus de justice, de philosophie et de prudence, avant, pendant et après certains moments.

Il est encore un autre préjugé généralement répandu et qu'il faut combattre, c'est celui qui veut que tout écoulement par l'urètre soit *syphilitique*. Ceci est une abominable erreur, qui non-seulement jette le trouble dans les ménages, mais encore perpétue ce trouble pen-

bénigne qu'elle soit, doit craindre de voir son urètre se rétrécir, et ce rétrécissement se décèle *par une chaleur dans l'urètre pendant la miction, et surtout par l'amoindrissement dans le jet de l'urine;* malheureusement, comme cet amoindrissement se montre avec lenteur, le malade s'accoutume à voir son jet diminuer et ne s'aperçoit de cette diminution que très-tard, lorsque déjà les effets de la rétention commencent à se faire sentir. Il y a des personnes qui arrivent à ne pisser que de la grosseur d'une petite plume de corbeau, sans s'en apercevoir, et qui croient que c'est la bonne manière de pisser; ces personnes se trompent, et arrivées à ce degré de rétrécissement, elles commencent à faire des efforts dont elles ne se rendent pas compte et qui produisent déjà de mauvais effets : la vessie devient paresseuse, l'urine commence à séjourner dans cet organe, et les envies d'uriner se renouvellent fréquemment.

Dès ce moment, il est grand temps de remédier au mal, car on est tout près de voir le canal se boucher entièrement.

On cherche généralement à se soustraire à ce mal par l'introduction des bougies : on parvient à se soula-

---

dant toute la vie du blennorrhagique et même pendant la vie de ses enfants.

Sur cinquante blennorhagies, il y en a peut-être une seule qui soit syphilitique; c'est du moins ce qui ressort de mon expérience.

Il ne résulte pas de ce que je dis, que la personne atteinte de blennorrhagie ne doive absolument prendre aucune précaution contre la syphilis; mais ces précautions, *jusqu'à apparition des symptômes et des désordres propres à l'affection vénérienne, doivent se borner à l'attention.*

Aussi, je conseille aux personnes atteintes de *blennorrhagie*, par suite de contact sexuel ou non, de s'abstenir de cohabitation pendant quelques semaines,

ger par ce moyen, mais non pas à se guérir (1); au contraire, la bougie *assure* le rétrécissement, elle le rend dur et calleux, et si la rétention complète vient, elle n'en est que plus difficile et plus dangereuse à surmonter.

On a voulu cautériser, c'est-à-dire détruire par le caustique la partie qui, épaissie, forme le rétrécissement, et l'on a bientôt vu, et je vois tous les jours, que les gens qui ont été cautérisés sont plus fortement rétrécis que les autres.

On a voulu dilater les rétrécissements en introduisant de force une grosse sonde en métal; mais, outre que l'on produit par cette brutalité des accidents souvent mortels, on n'ouvre en définitive qu'une porte qui se refermera bientôt. Les rétrécissements durs et longs ne se laissent pas forcer; l'instrument se fraye un passage à côté en déchirant les tissus et va souvent tout autre part que dans la vessie.

On a voulu dilater les rétrécissements graduellement, mais promptement, en introduisant, dans l'espace de quelques jours, des sondes de métal de plus grosses en plus grosses, mais d'un volume très-rapproché. Ce procédé consiste, comme tous les autres, à ouvrir momentanément une porte qui se referme encore, et puis la plupart des rétrécissements, arrivés à un certain degré, ne se laissent pas dilater, et si l'on insiste, on produit souvent des accidents qui vont jusqu'à faire mourir le malade.

---

(1) Voir la fin de la première partie du Mémoire à l'Académie relatif au traitement *éclectique immédiat*, et la note page 64.

1859. — Voir également mon introduction à cette deuxième édition.

On a voulu scarifier et inciser le canal à l'endroit où il est rétréci, en faisant pénétrer au delà du rétrécissement un instrument qui, arrivé là, laissait sortir une lame qui, en retirant l'instrument, tranchait l'urètre. Ce procédé grossier a l'inconvénient de demander un temps fort long pour dilater d'abord la partie rétrécie, afin de donner passage à l'instrument qui tranche, et puis les bords de l'incision se réunissent malgré l'introduction prolongée des bougies ; la substance qui produisait l'obstacle reprend sa place, et le malade, après avoir couru des dangers, revient au même point qu'avant.

Enfin, à bout de moyens, on ne s'est plus borné à faire de simples scarifications et de simples incisions ; on a voulu faire une ou plusieurs profondes sections de dedans au dehors à l'endroit rétréci et même en deçà et au delà (1) ; sections qui devaient quelquefois s'étendre jusque tout près de la peau externe de la verge ou des organes limitrophes, là où le canal n'est plus en rapport et en contact médiat avec la peau.

Ce procédé féroce, dont il n'est pas nécessaire de faire sentir les inconvénients et les dangers, est le degré culminant où en est arrivée la science ; c'est dire jusqu'à

---

(1) Pour produire la large cicatrice que l'auteur de cet étrange procédé se propose d'obtenir et qui montre à quel point de désespoir en est la chirurgie pour guérir les rétrécissements de l'urètre, il faut non-seulement trancher dans l'endroit rétréci, mais en deçà et au delà, ce qui cause des désordres souvent affreux et amène des terminaisons funestes. On verra des cas dans mes observations où les rétrécissements étaient si longs qu'on aurait dû trancher tout le long du canal. Faites donc de larges cicatrices dans ces cas ! On a essayé, dit-on, ce procédé sur des chiens, mais les chiens ne sont pas rétrécis, et le cadeau qu'on leur a fait ne prouve rien, car ils n'ont pas dans l'urètre un tissu malade et réfractaire à cette cicatrisation.

quel point la difficulté de guérir les rétrécissements de l'urètre a fait errer les chirurgiens et jusqu'à quel point leur science a été hébétée par ces difficultés (1).

Cependant, il faut dire, à la louange de ceux qui, faute de mieux (2), ont préconisé d'abord l'atroce procédé de trancher ainsi l'urètre, procédé qu'ils ont, du

---

(1) 1859. — Depuis 1855 il est *né* un autre *procédé féroce* qui consiste à couper l'urètre tout du long avec l'instrument au moyen duquel on fait l'opération de la taille. L'auteur a appelé cela guérison *instantanée* et *radicale*. Je lui ai fait comprendre que s'il respirait deux fois pendant cette belle opération, son mot *instantanée* devenait une jonglerie, puisque rien ne pouvait faire que deux instants fussent un instant, et que son mot *radical* était un puff par la raison que son procédé n'étant âgé que de trois mois, il lui fallait encore bien des années pour que son mot *radical* ne fût une autre *jonglerie ;* mais il parait que je n'ai rien dit à cet auteur que tout le monde ne sût, et lui particulièrement.

C'est pour empêcher de tels désordres d'esprit que j'ai fait mettre au bas de l'annonce de mon livre que mes guérisons ne s'obtenaient par aucun de ces procédés *vainqueurs.*

Lire mon livre de polémique intitulé : *de la* SCIENCE DÉVOILÉE *à l'occasion d'un nouveau procédé féroce.*

(2) On reproche assez généralement à la commission du prix d'Argenteuil d'avoir donné le prix au terrible procédé de trancher profondément l'urètre de dedans au dehors et de découper des aiguillettes dans la verge humaine ; mais il me semble que c'est à tort, et voici pourquoi :

Tout le monde sait que M. le marquis d'Argenteuil, après avoir souffert d'une rétention d'urine, avait fait un testament par lequel il instituait un prix de 12,000 fr. pour être donné *tous les six ans,* par l'Académie de médecine, à celui qui apporterait au traitement des rétrécissements de l'urètre les perfectionnements les plus utiles.

Après avoir fait ce testament, M. d'Argenteuil mourut.

Or, la *première période des six années* était écoulée depuis longtemps, par défaut d'émission d'idées fécondes, neuves et utiles, lorsque les héritiers intentèrent un procès à l'Académie de médecine, qui, se trouvant tomber sous le coup d'une action en annulation de la clause du testament, pour cause de non-exécution, dut chercher quelque part à placer son prix *échu.*

Elle le donna naturellement à celui qui avait imaginé quelque chose de saillant, de coloré, à celui enfin qui avait *tranché la question dans le vif,* plutôt qu'à des inventions qu'elle a naturellement aussi

reste, considéré comme tout à fait exceptionnel et bon pour les cas extrêmes, qu'ils ont renoncé à cette barbarie, car ceux-là mêmes qui faisaient partie d'une commission qui récompensa ce chef-d'œuvre se sont bien gardés de le mettre en usage, *même dans les cas*

---

trouvées ou banales, ou de qualités inférieures, ou faites en vue de l'affiche.

Voilà l'histoire du prix d'Argenteuil, contre lequel on crie si fort et si injustement. Ce prix a d'ailleurs été donné par des chirurgiens de mérite à un homme de mérite, et il aurait pu être certainement moins bien placé; il ne laisse donc rien à regretter.

Si la nécessité a voulu que ce prix fût donné; si la circonstance de *force majeure* l'empêche de prouver quelque chose sous le rapport du progrès de la science, il n'est donc pas besoin de faire tant de bruit pour une chose qui n'en vaut pas la peine, et qui, en résumé, pourrait bien n'être qu'une finesse d'avoué.

Quant à moi, je suis tout à fait désintéressé dans cette question du prix d'Argenteuil; je n'ai pas concouru et je n'ai nullement l'intention de concourir, pour *bien des raisons* d'abord, et parce que je pense que si de l'*argent* doit rémunérer celui qui découvrira le moyen de guérir les *rétrécis*, une récompense académique ne saurait suffire, et la libéralité d'un particulier ne saurait flatter.

Du reste ce prix *forcé, fatal*, et à *époques fixes*, qui fera courir beaucoup de gens, vu son volume, et qui sera *nécessairement* attrapé par de pauvres coureurs, a quelque chose qui me choque et qui me paraît peu attrayant; en effet, il est peu attrayant, pour un travailleur utile, de remporter le même prix que le travailleur inutile, et d'être *forcément détrôné*, six ans après, peut-être par une invention de dixième calibre, autrement dit calibre à moineaux, et il serait dur pour le roi de *la fève* précédent de se trouver abattu par de pareilles dragées.

Telle est cependant la conséquence nécessaire du prix d'Argenteuil.

Ce prix n'a donc pu être institué que par une bonne âme dans un corps souffrant, mais non certainement par un philosophe. Or, les fautes en philosophie, bien que souvent inaperçues par le vulgaire, ont toujours de fàcheuses conséquences.

Que ces réflexions soient donc un avertissement pour les bienfaiteurs de l'avenir! Il n'est pas suffisant d'avoir assez de confiance dans le désintéressement humain et de charger des hommes d'un acte qui demande du désintéressement, de la probité et des lumières; il faut encore ne pas imposer à ces hommes rares des conditions qui les placent dans une fausse position et qui embarrassent et leur esprit et leur conscience,

extrémes; comme on le verra dans les observations que je rapporte, ils m'ont envoyé leurs malades.

Je ne parle pas d'un autre procédé presque égal en barbarie au précédent, c'est celui qui consiste à inciser le périnée; à couper, *lorsqu'on le peut,* sur le point rétréci; à faire, en enlevant les tissus indurés, une gouttière pour y loger de force une sonde qui doit rester à demeure jusqu'à une cicatrisation qui quelquefois ne se fait pas (1).

On dit bien que l'on a obtenu des succès par ces moyens; mais, à part un ou deux cas, qui, honteux, apparaissent dans les journaux médicaux pendant le cours d'une année, cas dont on ne s'empresse pas de faire connaître les suites ni de mettre sur la voie, pour qu'on puisse les connaître, rien ne prouve la permanence et l'innocuité de *ces succès.* Il est bien entendu, d'ailleurs, que l'on ne publie que les cas où les malades ont résisté à l'opération.

Tel est le bilan de la science pour traiter les rétrécissements de l'urètre; on voit qu'il n'est pas avantageux, et que les chirurgiens ne savent plus que faire pour guérir la maladie grave dont il est question. On accueillera donc avec intérêt la relation d'un grand nombre de cas de malades, la plupart atteints de rétrécissements *invétérés,* guéris avec une promptitude surprenante, au moyen des procédés à la perfection desquels je travaille depuis si longtemps.

____

(1) On croit ce procédé nouveau; je l'ai vu employer en 1830, à Londres, à l'hôpital de Westminster, par Anthony White : le malade mourut.

1859. — Lire mon livre *de polémique* intitulé : DE LA SCIENCE DÉVOILÉE *à l'occasion d'un nouveau procédé féroce.* Chez Labé, place de l'École-de-Médecine.

Après des études si longues, j'ai dû enfin songer à communiquer mon travail à l'Académie de médecine; mais j'ai dû prendre des précautions pour qu'il n'eût pas le sort d'un autre de mes travaux, celui que je regarde comme le plus important.

Comme je l'ai dit, je suis l'auteur des instruments avec lesquels on pratique le broiement des pierres dans la vessie humaine (1). Aussitôt ma découverte faite, j'ai été appelé dans les pays étrangers pour en répandre les bienfaits. J'ai été longtemps absent; lorsque je suis revenu (2),

(1) Je reviens peut-être souvent sur le fait que je suis l'auteur de ces procédés importants; mais l'opinion a été si souvent pervertie à ce sujet pendant ma longue absence, par des personnes intéressées, que je ne saurais trop insister pour rétablir les faits dans leur vérité.

(2) Cette longue absence m'a fait une singulière position, position qui demande à être clairement exposée.

Comme je l'ai expliqué plus haut, après avoir inventé les moyens de pratiquer la *lithotripsie*, j'allai la répandre chez les étrangers, chez lesquels je restai dix-sept ans, et, après avoir exécuté de nouveaux travaux, je revins en France en 1845.

J'ai aussi expliqué que je possédais, comme résultat de ces travaux, de nouveaux procédés encore inédits et bien plus parfaits que les premiers; c'est ce que l'on apprécierait, si les académies avaient bien voulu jusqu'à présent me *condamner* ou me *glorifier*, car, depuis neuf années, je suis *pendant* devant elles.

Malgré cette longue *station*, qui montre de la part des juges une grande *prudence* et une grande *attention*, je dois dire cependant qu'autrefois j'ai été plus heureux; car l'Académie des sciences, qui était alors libre et sans entraves, m'a donné, sans trop me faire attendre, les prix desquels j'ai déjà parlé. Cela se passait du temps de Boyer et de Dupuytren. Depuis 1833, époque de mon dernier prix, aucun autre prix n'a été donné pour l'opération de broyer les pierres; je suis donc maître du terrain. Si quelqu'un lève la tête à ce sujet, celui-là en impose.

Aussitôt que j'eus fait mes découvertes relatives au broiement de la pierre, opération à laquelle j'ai donné le nom de *lithotripsie* et que le vulgaire appelle *lithotritie*, je fus appelé chez les étrangers (*).

Revenu en 1845 avec de nouvelles découvertes et de nouveaux travaux,

(*) J'ai été spécialement appelé par Sa Majesté l'empereur de Russie, avec lequel nous sommes maintenant (1855) malheureusement en guerre. J'ai professé, sur l'invitation de Sa Majesté, devant tous les médecins civils et militaires assemblés, par ordre de l'empereur, à Saint-Pétersbourg et à Moscou. Sa

j'ai trouvé que la pratique générale se servait, pour faire cette opération, d'instruments que le commerce fabriquait en vue du bon marché et de son avantage propre,

---

je voulus les déposer dans les académies et les faire apprécier par elles ; mais, ô déception ! il s'était *glissé* dans ces places ces messieurs de la *réclame*, qui maintenant encore me font une rude opposition, non pas une opposition de génie, d'esprit et de savantes paroles, car ils n'usent pas de cette artillerie, mais une opposition modeste qui va à leurs facultés *contemplatives*, je veux dire une opposition qui s'exprime par un silence de mort à mon égard, silence que, par leur astucieuse stratégie, ils imposent aux académiciens et à certains organes de la presse médicale.

Ces messieurs font donc l'office du grossier et *épais* bouchon qui retient le puissant, petillant et généreux champagne, et s'efforcent de m'annihiler ; mais quelquefois le bouchon saute ou la bouteille éclate, *si on la met à la chaleur*. Qu'on veuille bien me pardonner cette ambitieuse mais nécessaire figure ; je ne compare pas sérieusement mon pauvre *esprit* à un *esprit* si goûté, si pénétrant et si populaire.

Assez paresseux de nature, de corps s'entend, car l'esprit marche toujours et entraine la bête, il m'a pris, ces jours derniers, une espèce de remords de mon repos et fantaisie de me remuer un peu et de mettre le siége devant la place ou les places occupées.

Je commence donc mon siége, et le petit livre présent est ma première ligne de circonvallation, ligne dans laquelle je suis parvenu par-ci par-là à placer quelques grosses pièces ; fasse le ciel qu'elles portent et que le bruit en soit entendu !

La plus grosse de ces pièces est sans doute la série de faits que je publie. Si je ne passe pas la mèche à l'ennemi, c'est que, suivant son habitude et obligé par sa pauvreté, il me lancerait mes propres boulets.

Bien que je compte un peu sur cette artillerie, j'emploie un autre moyen que je crois capital et qui, du reste, est de bonne guerre.

Je me suis aperçu que certains, dans la place, se servaient contre moi des vivres et des munitions, d'assez mauvaise qualité du reste, qu'ils y avaient apportés, et qu'ils avaient pris dans mes propres magasins. J'ai donc résolu de n'en plus fournir, et d'abandonner la garnison à ses propres et petites ressources. Or couper les vivres et les munitions est, en

Majesté impériale a daigné me demander de faire un ouvrage sur la lithotripsie, et a ajouté la gracieuse invitation de le lui dédier. Malheureusement, je n'ai pu répondre encore au si honorable désir de Sa Majesté impériale. D'abord le défaut d'éléments d'études qui sont dans les mains d'un chirurgien qui ne sait rien en faire, et ensuite parce qu'il me manquait un instrument important auquel je travaille depuis vingt années, et qui n'est fini et arrêté que depuis cinq ans. Cet instrument est celui avec lequel je pulvérise immédiatement les pierres vésicales en employant la main seulement, car j'exécute déjà cette pulvérisation immédiate au moyen du *point fixe*.

ce qui va m'obliger de saisir les académies de cette question. Or, ces instruments n'étant pas exécutés et maniés selon les règles que de profondes réflexions et

---

fait de siége, une chose reçue; on ne m'en voudra donc pas. Du reste, on dit que les assiégés festoyent encore.

Je sais bien que je n'entrerai pas dans la place, car il me faudrait avoir pour cela ce qui heureusement me manque; mais, comme l'ennemi est trop faible et trop poltron pour faire une sortie, j'espère être maître des dehors.

J'espère aussi voir quelques bouts d'oreille dépasser les remparts, et quelque petite que sera cette partie d'un si bel organe, il pourra servir de cible à mon talent d'*artilleur* (*).

Quant aux coups de mes adversaires, je les crains peu ; ils ont d'abord peu de poudre, et je suis persuadé qu'en visant le clocher, ils n'attraperont pas la paroisse.

Il est bien entendu que dans la garnison il est des amis et des soldats de haut caractère et d'éminents esprits que je ne voudrais pas blesser; aussi j'aurai bien soin de ne pas les atteindre.

Tout cela dit avec bonne humeur, je fais remarquer à mes adversaires honorables (ce mot se dit) que, bien que perchés assez haut, leur air de faux burgraves en vessies ne m'impose pas le moins du monde, que j'ai confiance dans leur incapacité, et je suis plein d'espoir que leur habileté dans l'emploi de l'instrument que porte la Renommée, et dans celui moins sonore qui fut si cher à Lucullus, ne les sauvera pas d'une décadence scientifique prochaine, décadence d'ailleurs si nécessaire à la science, dont ils obstruent les grands chemins. Ils s'apercevront que ces talents qui semblent leur avoir fait prendre la devise si audacieuse du surintendant de Louis XIV: *Quo non ascendam?* ne pourront les soustraire au ridicule qui résulte de toute niaise position ; je parle de la nullité au pinacle.

Je suis désolé d'être forcé de m'exprimer avec si peu de ménagement, mais j'ai l'expérience que les mots à douce insinuation ne sont pas com-

(*) J'ai fait intervenir ce mot d'*artilleur* avec intention, et voici pourquoi. Je me suis occupé, en ma qualité d'amateur de chasse, fort refroidi du reste, de balistique et d'armes à feu, comme tout autre s'occupe, pour se distraire, de ce qui lui plait, peinture, musique, menuiserie, etc., et il est arrivé que j'ai pu trouver une heureuse combinaison pour faire prendre la charge des armes à feu. Cette combinaison a attiré l'attention d'un grand souverain, qui m'en a témoigné très-généreusement sa gratitude; en même temps qu'il me l'a témoignée pour la découverte de la lithotripsie ; cela a donné du tourment à certaines personnes qui, par une bonne raison à eux connue, ont prétendu qu'un chirurgien ne devait pas s'occuper de quelque chose étrangère à son art. Ces personnes pensent sans doute que lorsqu'on a la faculté d'une chose, il soit nécessaire d'être un imbécile sur le reste. Certainement il est convenable de prêcher pour son saint, mais il ne faut pas être injuste.

Si ces messieurs pensent que ma découverte comme *artilleur* nuit à mon intelligence comme *chirurgien*, ce petit livre et les faits qu'il renferme les tranquilliseront à cet égard; qu'ils se tiennent donc en repos et ne soient pas inquiets

une longue expérience m'ont fait découvrir, ma lithotripsie, comme le disait Dupuytren, reste *déshonorée,* et de plus, certaines personnes ayant usé de la presse d'une manière frauduleuse, on attribue ma découverte à tout autre qu'à moi. Je veux remédier à tout cela.

Si les faits de lithotripsie qui m'appartiennent avaient été constatés par les académies, et si les académies avaient déclaré que ces faits prouvaient la bonté de mes procédés, qui conséquemment ne devraient pas être altérés, je n'éprouverais pas le déboire de voir attribuer à *ma lithotripsie* les résultats néfastes qui se présentent journellement. On attribuerait naturellement ces résultats aux altérations faites à mes moyens, et non à mes moyens *eux-mêmes.*

Je n'ai pas voulu qu'il en fût ainsi pour mes travaux

---

pris. J'entends, aussi bien que pas un burgrave, les étranglements gracieux ; mais ici il s'agit de grands intérêts, et il faut être clair.

Voilà ma stratégie, je la dessine avec franchise et netteté ; on voit qu'elle est nécessitée par ma position exceptionnelle et par le besoin de résister à l'influence des talents dont j'ai parlé plus haut, et desquels la dépravation de notre époque trouve le succès si légitime.

J'ajoute un mot :

Puisque la guerre est nécessaire, je la fais, mais je la fais loyalement ; le silence que j'ai gardé pendant neuf années, bien que, comme on le voit, je ne fusse pas sans avoir à dire et sans avoir à montrer, prouve que ce que je fais maintenant n'a pas pour motif un intérêt mesquin, mais celui de la science et de mes œuvres. J'arrive à un moment où il faut que je m'occupe de les placer *sans encombre* dans le monde savant ; et c'est pressé par ce besoin que j'agis ; sans cela *ils périraient.*

Or, comme je ne suis pas homme à laisser le fruit de trente années de travaux *mourir* et *disparaître* pour le besoin de quelques gens à appétit grossier, j'engage ceux qui sont disposés à se mettre sur mon chemin et à agir par intrigue à être circonspects et à me faire seulement des obstacles légitimes.

Qu'ils se rappellent que l'amour de ses œuvres et de la science a son fanatisme, et que l'injustice ou l'intrigue flagrante trouveraient maintenant une répression.

Qu'on se tienne donc pour averti. Je parle ici à tout le monde.

relatifs à la *cure immédiate des rétrécissements de l'urètre,* travaux bien plus fins et délicats que ceux qui concernent la lithotripsie, et qui sont, plus que ces derniers, de nature à être *déshonorés* par les afficheurs, les modificateurs de profession, et les mains peu habiles.

Pour parer à ces inconvénients, j'ai voulu que l'Académie constatât d'abord, par un grand nombre de guérisons obtenues, le résultat avantageux de moyens *quels qu'ils soient,* et qu'elle déclarât que ces moyens *quels qu'ils soient* guérissaient; et viennent alors les maladroits d'intelligence et de main, mon œuvre était à couvert sous la déclaration académique.

Malheureusement l'Académie m'a opposé son usage, qui n'est pas d'en agir ainsi, et c'est à son défaut que je livre cette constatation à ses juges naturels, les médecins; je les prie donc de vouloir bien considérer, comme leur étant adressé, le Mémoire *introductif* que j'ai eu l'honneur de lire devant l'Académie, et qui suit cette Introduction.

Je me borne donc à publier ce Mémoire et les faits que je désirais, pour le bien de la science et de l'humanité, que l'Académie voulût bien constater.

Peut-être le temps aplanira-t-il toutes ces difficultés, peut-être apportera-t-il des mesures qui protégeront les travailleurs et ne les laisseront pas en butte à ces gens avides qui font métier de la publicité menteuse pour recueillir le fruit du travail d'autrui, et qui, trop souvent inintelligents et maladroits, déshonorent des œuvres utiles par d'ineptes modifications ou des applications gauches ou déraisonnables.

En attendant que ce bienheureux temps arrive, en attendant que les vrais travailleurs soient protégés, il faut que les travailleurs se protégent eux-mêmes et surtout protégent leurs œuvres.

C'est ce que j'ai fait, c'est ce que je ferai, et je crois que tout médecin libre de cœur, d'allures et d'intelligence le trouvera bon.

J'avais disposé un grand nombre de faits pour être mis sous les yeux de l'Académie, et ces faits étaient accompagnés, *d'après la permission des malades,* de tout ce qui pouvait leur donner de la valeur, c'est-à-dire le nom, la demeure du malade, pour qu'on pût suivre la persistance du bien-être après la cure obtenue ; mais ce qui m'était permis pour être confié à une académie ne saurait l'être pour être confié au public : aussi les cas que je vais publier appartiennent à des malades qui non-seulement ont bien voulu me permettre d'user de leur nom, mais ont insisté pour que j'en usasse, et cela dans une intention d'humanité, de dévouement et de reconnaissance qui résultait d'une guérison obtenue avec promptitude, après avoir vécu si longtemps dans les angoisses d'une rétention et d'un traitement douloureux et surtout infructueux : *Publiez donc mon cas,* me disait chacun d'eux ; *cela apprendra à ceux qui souffrent qu'il existe un moyen de guérir qu'ils ne connaissent pas.* (1) C'est donc un peu sous les yeux de

---

(1) Si je publiais les observations de tous ceux qui m'ont fait cette prière, j'en publierais trop ; je me borne à donner seulement, dans cette première série de *rétablissements immédiats,* les observations de malades qui demeurent dans des parties circonscrites de la ville (au nord particulièrement), et qui sont ainsi à la portée des médecins auxquels il conviendrait de suivre *mes* faits. En leur évitant de longues courses et conséquemment une grande perte de temps, je crois faire quelque chose qui leur sera agréable.

Que mes confrères apprécient la portée de ce que je fais maintenant; en mettant sous leurs yeux des malades qui, par philanthropie, veulent

ceux que cela intéresse que je mets cet écrit, d'abord pour remplir la bonne intention des personnes bienveillantes qui veulent bien se donner en exemple, et puis parce qu'il ne paraît pas juste que l'humanité soit privée, par suite d'un *usage académique* (1), du moyen de ne plus souffrir de la maladie si grave qui nous occupe. On dira bien que j'agis ici dans mon intérêt; je répondrai que, lors même que cela serait, je ne vois pas le mal qu'il y a à vouloir recueillir le fruit de ses longs travaux. Mais je ferai remarquer que, si j'avais voulu faire cette *récolte*, je m'y serais pris plus tôt, et je n'aurais pas attendu que mes travaux fussent achevés pour les introduire dans la science; j'aurais pu livrer à la publicité des instruments à mesure de mes élucubrations, sans être sûr de leur bonté; mais, désapprouvant dans les autres cette manière d'agir, qui malheureusement devient fréquente, j'ai dû attendre. J'espère que l'on verra dans cette attente un motif d'apprécier favorablement et mon nouveau travail et mes intentions.

Je finis par une observation très-importante. En cherchant à obtenir la guérison *immédiate* des rétrécissements de l'urètre, j'ai souvent obtenu du même coup, comme on le verra dans les observations, la guérison de ces écoulements invétérés qui font le désespoir des malades : cela devait être, car c'est l'inflam-

---

bien se donner en exemple, j'établis, ce qui n'existait pas avant moi, un moyen de vérification du pouvoir de la science qui sera permanent, au grand jour, à la disposition de quiconque.

Or cette conduite est franche ou je ne m'y connais pas.

Puissent mes contradicteurs m'imiter!... Mais oseront-ils?....

(1) Est-il besoin de dire que cet usage *académique* a été corroboré par une bonne petite intrigue des intéressés que je désigne page 64?

mation prolongée qui produit le double phénomène de l'hypertrophie des membranes et des sécrétions anormales (1). Quelquefois les deux phénomènes se passent juste au même endroit; alors il est tout naturel que le modificateur de l'hypertrophie modifie également la sécrétion anormale; de là la guérison simultanée des deux affections. D'autres fois l'endroit d'où part la sécrétion ne coïncide pas avec la place hypertrophiée, et alors le traitement *éclectique immédiat* n'apporte pas toujours avec lui son double bienfait. C'est sous ce point de vue qu'il faut considérer le titre à deux faces que je donne au présent livre : *De la Guérison immédiate des rétrécissements de l'urètre et des blennorrhées invétérées coexistantes* (2).

---

(1) 1859. — L'inflammation prolongée ou chronique n'est pas la seule cause des sécrétions anormales connues particulièrement sous le nom de blennorrhées. Ces blennorrhées sont dues à l'urine qui séjourne dans l'urètre, derrière les rétrécissements, après la miction. Cette urine qui séjourne détermine des ulcérations atoniques qui, se creusant, donnent souvent lieu à cette infirmité dégoûtante connue sous le nom de *fistule urinaire*. Je reviendrai là-dessus. Je place ici cette note parce qu'elle est utile, qu'elle soulève une grande question, et parce qu'en revoyant mon épreuve, je trouve une place de laquelle je veux profiter. Ainsi donc, enlevez le rétrécissement, vous enlèverez la cause des *fistules*, comme vous enlèverez la cause des *blennorrhées*. Ceci est d'autant plus important à remarquer que ceux qui ont des rétrécissements, même commençants, sont, comme les rétrécis invétérés, sous l'imminence d'une fistule.

(2) 1859. — Tel était, comme je l'ai dit page 24, le titre que j'avais adopté pour ma première édition. Ce titre était ainsi conçu : DE LA GUÉRISON IMMÉDIATE *des rétrécissements de l'urètre et des blennorrhées invétérées coexistantes, et sur les effets dangereux des bougies.*

MÉMOIRE INTRODUCTIF

SUR

LA POSSIBILITÉ DE GUÉRIR IMMÉDIATEMENT

LES RÉTENTIONS D'URINE

PAR RÉTRÉCISSEMENT
OU AUTRES OBSTACLES EXISTANT DANS L'URÈTRE

PAR

LE TRAITEMENT ÉCLECTIQUE IMMÉDIAT

ET SUR LES BOUGIES
CONSIDÉRÉES COMME CAUSES EFFICIENTES DES RÉTRÉCISSEMENTS INVÉTÉRÉS;

Le tout appuyé de nombreuses observations.

PREMIÈRE PARTIE.

SUR LE DANGER DES BOUGIES.

L'Académie impériale de médecine s'est occupée, surtout dans ces derniers temps, avec sollicitude, de cette maladie si cruelle, dont l'effet est de retenir dans son réservoir le liquide sécrété par les reins, et qui doit, pour que la vie se conserve sans souffrances et sans risques, s'écouler au dehors à des intervalles donnés, avec facilité et plaisir; je dis plaisir, parce que je crois que toute fonction qui ne s'exécute pas avec plaisir doit éveiller l'attention du médecin.

Beaucoup de causes font que l'homme ne jouit pas de cette condition essentielle à l'existence heureuse, et peut-être le tiers des hommes passent plus ou moins leur vie dans ce supplice que l'on appelle *rétention d'urine*, et qui frappe ceux qui en souffrent dans leur santé, dans leur moral et dans leurs affaires.

Cette maladie, qui fait tant de victimes, a donc attiré avec justice l'attentive sollicitude de l'Académie, et je suis persuadé qu'elle accueillera avec bienveillance non pas une idée fugitive que je m'empresserais de publier, mais un travail qui a duré trente années dans le silence, et dont les difficultés vont paraître dans tout leur jour après quelques explications.

L'urine peut ne pas sortir par l'urètre par trois raisons principales : 1° parce que ce liquide n'est pas poussé au dehors; 2° parce que, poussé au dehors, il trouve un obstacle dans l'urètre qui s'oppose à sa sortie; 3° par la réunion de ces deux causes, l'absence de pouvoir expulsif et l'obstacle matériel.

De là déjà trois grandes divisions dans le traitement et trois séries de moyens qu'il a fallu étudier.

Je laisse de côté, comme connaissances banales,

et, du reste, peu avancées, tout ce qui tient au traitement de l'inflammation et des désordres nerveux qui empêchent la miction. Je me réserve de communiquer à l'Académie tout ce que mon expérience a pu m'apprendre sur ces deux causes de la rétention plus ou moins complète.

Laissant également de côté, pour éclairer et concentrer mon sujet, la première et la troisième cause de rétention que je réserve également pour des communications ultérieures, il me reste à entretenir l'Académie de la deuxième cause, qui consiste dans les obstacles *matériels* placés dans l'urètre et qui s'opposent à la sortie de l'urine par le canal, bien que le liquide soit poussé au dehors par la vessie et ses annexes.

Il y a trente ans, lorsque je commençai mes travaux sur le sujet de la rétention d'urine par obstacle matériel, je croyais, comme tout le monde, que ces obstacles ne consistaient que dans un épaississement de la membrane muqueuse de l'urètre, épaississement qui, graduellement, finissait par fermer le canal; mais bientôt je m'aperçus que, même lorsque je parvenais avec patience, longueur de temps et douleur, à donner de la largeur au passage par le moyen banal (la bougie), je n'obtenais souvent aucune ou je n'obtenais que peu d'amélioration dans la sortie du liquide. Il m'a donc fallu chercher une autre cause que les rétrécissements à la rétention, et cette cause, je la trouvai dans la foule des désordres qui assiégent les membranes muqueuses dans toutes les autres parties du corps : tantôt je trouvai cette cause dans ces petites ulcérations plates et rondes avec douloureux boursouflement des bords, que l'on observe si communément sur la muqueuse du gland et du prépuce ; tantôt une masse spongieuse faisait saillie dans le canal; tantôt cette masse spongieuse était adhérente à la membrane dans une grande étendue, et tantôt elle était pédiculée. Souvent ces masses étaient ulcérées et sécrétaient un liquide ichoreux, qui faisait le désespoir des malades; d'autres fois le patient, qui ne pouvait uriner, bien qu'il s'introduisît des sondes énormes, avait des développements veineux et même artériels soit dans une étendue considérable du canal, soit localement. Alors c'était ou un bourrelet circulaire ou une masse placée suivant la longueur du conduit; ces masses molles se déprimaient par les sondes, qu'elles laissaient passer, et, se gonflant de nouveau par un nouvel afflux de sang lorsque la compression cessait, elles ne permettaient pas aux urines de couler. Tous ces désordres étaient situés différemment : tantôt dans la courbure de l'urètre, tantôt dans la partie droite, tantôt en haut, tantôt en bas, à gauche ou à droite. De là des indications différentes.

Les rétrécissements proprement dits présentaient également des différences : souvent ils étaient mous et spongieux dans toute leur lon-

gueur, d'autres fois durs et fibreux ; quelquefois
le même rétrécissement participait de ces deux
états. Tantôt c'était une virole de 1 ou 2 millimètres, tantôt un tube fibreux de quelques centimètres. Cette virole ou ce tube fibreux étaient rarement concentriques à l'axe du canal ; le petit trou
dont ils étaient percés, placé sur les côtés, augmentait les difficultés. Ce petit trou, tortueux et
parsemé lui-même d'obstacles, rendait fréquemment le passage infranchissable. Bien souvent ce
petit trou ne faisait pas suite à un infundibulum
conducteur d'une bougie ; placé quelquefois au
sommet d'un mamelon et défendu par les irrégularités de son bord, il était difficilement *trouvable*.
Là, c'étaient des valvules cornées, sèches, quelquefois uniques, mais bien souvent nombreuses
et enchevêtrées l'une dans l'autre. Ces valvules en
demi-lune, attachées en haut, en bas, à gauche,
à droite du conduit urétral, s'entre-croisant,
faisaient un lacis d'obstacles fibreux qui, bien
que laissant sourdre l'urine en parcourant leurs
sinueux détours, ne laissaient pas pénétrer l'instrument le plus ténu. Bien souvent une de ces valvules, et elles sont alors molles et épaisses, avait
sur son sommet un foyer de suppuration ; quelquefois ce foyer était derrière la valvule ou le
boursouflement circulaire, et il donnait lieu à ce
produit si connu sous le nom de *goutte militaire*,
nom que, par dignité, la science repousse.

Quelquefois des concrétions lithiques compli-

quaient tous ces désordres. Tantôt c'était un dépôt pulvérulent ou derrière les parties rétrécies,
ou entre les valvules morbides, ou sur des végétations; d'autres fois l'obstacle consistait en de
véritables pierres engagées dans le canal, d'abord
sous forme de gravelles et grossies sur place, c'est
à-dire entre tous les obstacles et les sinuosités du
canal malade et déformé.

Je trouvai encore tous ces empêchements compliqués d'un autre obstacle au cours des urines,
de ce grossissement de la lèvre postérieure du
col de la vessie. Ce grossissement était dû soit à
une hypertrophie du tissu sous-jacent, soit à des
varices considérables, soit à des végétations; or
toutes ces modifications, qui sont modifiées elles-
mêmes, présentaient des indications différentes.
Cette complication provenant du col était très-
grande; car, empêchant la miction dans le haut
du canal, elle me privait du secours que me donnait la sortie de l'urine pour me faire connaître
le progrès que je faisais pour débarrasser la partie inférieure de ce conduit.

La pierre gisant dans l'intérieur de la vessie
était également une cause de déception de même
nature; elle empêchait aussi la miction dans le
haut du canal. Pour apprécier immédiatement
mes progrès, il a fallu trouver le moyen de me débarrasser sur le *moment même* de cette complication. J'aurai l'honneur de présenter à l'Académie,
comme particulièrement digne d'attirer son at-

tention, cinq observations de guérisons immédiates et simultanées de rétrécissements et de pierre existant sur les mêmes sujets.

Je rencontrais aussi bien souvent, dans la continuité de l'urètre, ces valvules disposées en panier à pigeon, valvules qui, très-développées, rendaient souvent impossible le passage des instruments lorsque leur cavité était tournée vers le gland, et empêchaient la miction lorsqu'elles étaient tournées du côté inverse; une seule fois j'ai trouvé les deux dispositions existant simultanément chez le même malade.

Trop souvent je rencontrais des duretés provenant des cicatrices produites par des chancres, produites par le nitrate d'argent ou autre caustique inconsidérément dépensé dans le canal, produites enfin par des causes traumatiques, telles que blessures du périnée, intéressant l'urètre, telles que ces incisions profondes qui se pratiquent maintenant; toutes ces cicatrices, placées différemment, affectaient des formes différentes qui demandaient des moyens variés pour surmonter les difficultés que chacune d'elles présentait.

J'avais aussi à surmonter les obstacles qu'apportaient au rétablissement du calibre de l'urètre, et les fistules, qui présentaient, dans ce canal, leur ouverture quelquefois entourée de végétations, d'autres fois revêtues de dépôts lithiques, et les fausses routes simples ou multiples résultant de cathétérismes malheureux ou de manœuvres faites par les malades inexpérimentés ou rendus maladroits par la souffrance ; fausses routes qui existaient concurremment avec un canal obstrué et perdu dans les tissus en désordre, puisqu'elles dérivaient précisément de ces difficultés ; fausses routes, enfin, qui aboutissaient souvent à des clapiers à parois épaisses, clapiers qui déviaient le canal en le comprimant dans tous les sens.

Enfin, pour finir ce tableau, que je trace pour donner une idée du travail que m'imposait le désir de vaincre tous ces obstacles par des moyens appropriés à chaque genre de difficulté, j'ai trouvé des canaux si étroits naturellement que les malades n'ont jamais uriné que par un jet filiforme ; chez ces malades, que le moindre gonflement frappait de strangurie, il a fallu aussi découvrir le moyen de les soulager (1).

---

(1) Je possède deux cas bien avérés de ces urètres naturellement presque imperforés, chez lesquels j'ai rétabli la miction ; malheureusement je n'ai pas la permission de les publier. J'en connais un troisième si étroit que le cathétérisme ne peut être pratiqué que par un instrument d'un millimètre et demi, et encore est-il accompagné d'une douleur qui ne permet pas de le compléter pour faire des recherches dans la vessie. Tous les symptômes et les circonstances commémoratives me font supposer l'existence, dans la vessie, d'une pierre parvenue au plus grand développement ; je ne fais que supposer, car je n'ai pas fait les recherches convenables, ne voulant pas laisser voir au malade le fond de ma pensée.

Je suivrai ce malade, et j'en parlerai si j'acquiers des notions plus complètes sur sa position.

1859. — Le malade que j'ai suivi n'avait pas de pierre, il n'éprouve plus de sensation pénible. Depuis 1855 j'ai eu plusieurs nouveaux cas de presque imperforation du canal.

J'ai trouvé également à corriger l'exubérance des dispositions naturelles qui nuisait à la miction facile et complète : un méat trop étroit, un nœud de gland trop prononcé et quelquefois ulcéré sur son sommet ; le repli urétral, qui rappelle l'hymen chez la femme, et que le metteur des bougies atteint si souvent ; une étroitesse congénitale d'une partie du canal, surtout à l'extrémité antérieure de la portion membraneuse ; le repli membraneux connu depuis si longtemps, qu'on appelle anatomiquement *valvule du col*, etc. (1).

---

(1) On fait beaucoup de contes, de théories et d'opérations, sur ce col ainsi modifié. Dès 1831, je scarifiais profondément cette partie hypertrophiée. On obtient bien, dans quelques cas rares, une sortie plus facile des urines en faisant la section de ces cols hypertrophiés ; mais cette section, que l'on montre à tort si communément accompagnée de succès, produit des hémorragies quelquefois considérables, hémorragies auxquelles on remédie assez facilement lorsqu'on est maitre d'un grand passage, mais qui donne plus de tourments aux chirurgiens et aux malades, lorsque le passage est étroit et le cathétérisme pénible et douloureux.

Du reste, on appelle cette hypertrophie *valvule du col*, et c'est un mauvais mot, car il rappelle le repli de la membrane muqueuse vésicale, qu'on nomme ainsi en anatomie. Or, comme, lorsque la lèvre postérieure du col s'hypertrophie, cette valvule anatomique disparait, parce que la muqueuse est distendue à cet endroit et que son repli s'efface, il s'ensuit qu'on parle de valvule précisément lorsque celle que l'on connaissait n'existe plus.

Si l'on a besoin de désigner l'effet de soupape que produit la lèvre postérieure hypertrophiée, on devrait appeler cette partie *soupape du col ;* mais le mot n'y faisant rien, je répète que l'incision même profonde de la *soupape* hypertrophiée du col donne *rarement* une issue plus facile aux urines.

Il y a, d'ailleurs, bien d'autres causes que l'hypertrophie de la *soupape* du col, et qui résident au col, qui empêchent la miction principalement chez le vieillard, et ériger en principe de fendre ou d'enlever cette partie de cette *soupape* est au moins une hérésie.

Les exigences de la pratique demandent cependant qu'on ait recours à

Si vous remarquez, Messieurs, que je rencontrais et ces excroissances spongieuses, et ces masses ulcérées, et ces gonflements variqueux, et ces valvules, et ces ulcères, et ces étranglements fibreux, et ces tubes cartilagineux, et ces cordes fibreuses, et ces bourrelets avec sécrétion, et ces dépôts lithiques pulvérulents, et ces pierres, et ces grossissements du col, et ces cicatrices et ces fistules, combinés sur le même sujet au nombre de deux, de trois, de quatre et plus, vous estimerez quelles difficultés s'élevaient contre les efforts de celui qui désirait opposer à ces obstacles un ensemble de moyens qui, s'entr'aidant l'un l'autre, feraient arriver plus sûrement et plus promptement à la guérison que par un ou deux moyens, toujours les mêmes et contre lesquels les vœux que vous formez pour des procédés meilleurs et plus philosophiques sont une suffisante protestation.

Il y a donc trente années, je voulais vaincre tous ces obstacles, que du reste je ne connaissais pas encore, avec ce vulgaire instrument qu'on appelle une *bougie*. Mais je m'aperçus bientôt que la bougie était loin de me permettre de rendre toujours aux malades le passage qui leur est si

---

ce moyen ; mais au moins deux fois sur trois on fait chou blanc, et on n'obtient rien que des désordres qui sont quelquefois fort grands.

1859. — Je persévère dans cette manière de voir, et j'ajoute que rarement le malade qui était valvulaire résiste au système de l'*authenticité suivie*. Le mieux, quand il arrive, persiste rarement.

précieux. Introduites dans les cas simples et faciles, elles rendaient bien momentanément la faculté d'uriner quand encore on parvenait à les introduire ; mais elles finissaient souvent par durcir l'obstacle mou qu'elles rencontraient et qu'elles comprimaient, et, de durcissement en durcissement, elles faisaient passer un obstacle mou et dépressible à un état de callosité, dont la rigidité pour serrer finissait par dominer et par *vaincre* l'action dilatante de la bougie : de là, fermeture complète du canal *par* et *malgré* la bougie. Je m'aperçus donc que le remède aux obstacles simples, généralement adopté, était trop souvent la cause d'un obstacle plus sérieux.

Et cela devait être.

En effet, une bougie que l'on introduit journellement, et qu'on laisse pendant un temps quelquefois fort long, détermine dans l'endroit comprimé une irritation qui, lors même qu'elle est latente, ne tourne jamais ou presque jamais au ramollissement définitif de la partie qui fait saillie ; ensuite ne semble-t-il pas qu'un corps dur, qui passe continuellement dans une ouverture à parois qui s'endurcissent tous les jours par le frottement, ne doive produire à la longue (que l'on me pardonne la comparaison) des duretés analogues à ces duretés produites sur nos orteils par une chaussure étroite qui sans cesse les frotte et les comprime?

Dès le commencement de mes travaux, je découvris donc l'inconvénient des bougies, et si depuis j'ai rencontré des malades qui aient momentanément résisté à mes moyens, tous ces malades étaient de vieux rétrécis à terrain battu et durci par cet agent de dilatation.

Je me suis donc senti autorisé, dès longtemps, non-seulement à renoncer aux bougies comme moyen de dilatation des rétrécissements de l'urètre, mais encore à renoncer à la dilatation sous une forme quelconque, et, affermi dans ma croyance par de nouveaux faits, je finis cette première partie de mon Mémoire par supplier l'Académie de prendre mon initiative en considération et de s'emparer de cette question pour la soumettre à ses recherches : *Les bougies employées pour dilater les rétrécissements ont-elles des inconvénients, et spécialement celui de convertir la portion rétrécie en callosité fibreuse qui se contracte impassiblement, et de donner lieu, sans résultat curatif, à des accès de fièvre intermittente?* (1).

---

(1) Demander à des médecins qui tous emploient les bougies et dont un nombre assez grand vit presque uniquement de l'usage facile de ce moyen de leurrer les malades d'une guérison qui n'arrive jamais, était sans doute une témérité; aussi l'Académie a fait la sourde oreille et n'a nullement pris ma proposition à cœur. Je ne crois pas qu'elle veuille jamais constater la nocuité des bougies.

Du reste, il y a quelque chose de fort remarquable qui résulte de l'innocent métier de mettre des bougies. Comme je viens de le dire, il y a des médecins qui ne font que cela, et par cela seul qu'ils ne font que cela et ne savent faire que cela, la plus grande considération s'attache à eux; car ils montrent dans leur salon une collection de malades, qu'ils dispo-

En apportant à la solution de cette question capitale une partie de l'intérêt qu'elle attache aux

---

sent généralement en espalier ou autour d'une table, sous l'apparence de lecteurs de journaux attentifs et *modestes*.

A ces malades en puissance de bougies qui les maintiennent immobiles et dans des positions gênées et douteuses, un chirurgien célèbre dans ce genre de traitement, et qui vient malheureusement de mourir, avait donné le singulier nom de *pingouins*, probablement à cause de leur ressemblance avec ces oiseaux *manchots* qui restent des journées entières immobiles et *groupés* sur certains rivages des mers lointaines.

Plus un médecin a de *pingouins* dans son salon, plus il a de réputation, et plus il doit en avoir; car chacun juge de son talent d'après l'ampleur de l'espalier ou du cercle occupé... à rester tranquille et décent.

Or, comme cette collection de malades ne vient que de ce que le chirurgien ne peut pas les guérir, et que par cela les *pingouins* s'agglomèrent, il s'ensuit que plus le chirurgien est *impuissant*, plus il a de *réputation*.

Il n'y a rien de tel pour faire fortune que de savoir bien plumer des *pingouins;* cette science consiste à tirer les plumes une à une et doucement. Je le dis encore, avec mes guérisons *immédiates*, je n'obtiendrai jamais la tendresse des *amuseurs de rétrécis*, et dans les académies il y en a beaucoup. Quand je dis *amuseurs*, je n'entends certainement pas attaquer l'intention, mais le fait; je n'entends pas non plus atteindre celui qui use de la bougie comme *palliatif* ou comme assistant les autres traitements, mais bien celui qui en use comme moyen *curatif*. Mais ce n'est pas seulement en matière de rétrécissements de l'urètre que l'*ignorance* est une cause *principale* de *réputation*.

Examinons l'ignorant sous le rapport de la maladie de la pierre.

Que l'on suppose un homme qui a la pierre, et que l'on suppose un chirurgien capable d'enlever cette pierre *immédiatement* par l'urètre, ou un chirurgien malhabile qui ne possède pas d'instruments convenables, ou qui n'a pas appris à s'en servir, ou qui n'a pu apprendre à s'en servir.

Eh bien, le malade va chez le premier chirurgien et lui conte son cas. Le chirurgien dit au malade : Il faut vous guérir; mettez-vous là. Et, effectivement, il guérit le malade. Le malade sort, rencontre un ami, lui conte qu'il vient justement d'aller consulter un chirurgien, que ce chirurgien lui a trouvé une pierre et la lui a ôtée *immédiatement*. Croit-on que l'ami admire? Pas du tout; il juge que l'opération étant si *promptement faite*, elle devait être *bien facile*, et l'on n'en parle plus. L'habile chirurgien reste dans l'ombre.

Maintenant ce même malade va consulter une mazette qui, par le fait

problèmes à résoudre sur les rétentions d'urine,
elle rendra, j'ose le lui assurer, un grand service

---

de son état de mazette, doit être ou un quart, ou un demi, ou un charlatan tout entier.

La mazette examine, sonde, fait souffrir le malade ; croit sentir ; ne le croit plus ; fait mettre le malade dans toutes les positions, lui met le doigt dans tous les trous... Il ne trouve rien, cherche encore ; et le malade de se dire en grimaçant, et avec admiration : Comme cet homme-là cherche bien !

La mazette trouve enfin une pierre, et il dit au malade, d'un air dolent mais assuré : « Hélas ! mon cher monsieur, je dois vous dire que vous avez une pierre. »

Alors le malade de s'écrier avec épouvante. «Ah ! mon Dieu, monsieur, vraiment !... j'ai une pierre ? Vous en êtes sûr ? Oh ! mon Dieu ! mon Dieu ! Et que pensez-vous qu'il faille faire ?

—Mon cher monsieur, reprend la mazette en se gourmant, c'est une question délicate à laquelle je réfléchirai. Votre pierre est assez volumineuse ; je penserai à ce qu'il faut faire. »

Alors le malade, consterné, retourne chez lui ; il conte partout que le célèbre docteur *Mazette* lui a trouvé une pierre. La femme, le père, la mère, les enfants, le portier, le frotteur, le facteur, proclament partout que le célèbre docteur *Mazette* a trouvé une pierre ; cela se répand, cela se dit, cela se redit, cela se narre, cela se raconte, et le nom célèbre vole de bouche en bouche et fait vibrer tous les tympans.

On écrit en province ; un journal du lieu met, à l'*insu* du docteur, la fatale nouvelle en entre-filet ; l'entre-filet repousse de marcotte dans les journaux de la grande ville, toujours à l'*insu* du docteur, et l'on se dit en s'abordant :

Savez-vous ? M. X. a la pierre ; il va être opéré. — Vraiment !... Par qui donc ? — Par le célèbre docteur *Mazette*.

Mais le célèbre docteur remet l'opération, drogue son malade, et le retentissement se prolonge.

Enfin le jour de l'opération est habilement fixé à *trois* jours (*) ; car, pendant ces trois jours, l'attention va se rallumer (**).

Chacun dit alors à l'autre : Dites donc, eh bien ! c'est décidé ; vous savez ? ce pauvre M. X. va être enfin opéré. — Ah bah ! vraiment ! Et qui

---

(*) Mais, monsieur le docteur *Mazette*, vous tuez votre malade en prolongeant son attente ; il s'exténue et dépense son courage, pendant que vous spéculez.

(**) Quelques-uns vont me dire, *mais c'est du savoir-faire*, et vont peut-être ajouter, en se *léchant les lèvres*, mais *c'est tout naturel!* Non, Messieurs, je ne peins pas le *savoir-faire*, car ma plume traiterait avec plus de sérieux les gentillesses que l'on appelle de ce nom ; je peins simplement un ignorant en jouissance, et non ce qui est quelquefois le fait d'un homme d'esprit et souvent le fait d'un coquin. Je reviendrai, un de ces jours, sur le *savoir-faire* et l'honnête homme au *savoir-faire*... et sur bien d'autres choses, si on m'y force.

à l'art d'abord, et ensuite à ces nombreux rétrécis qui cherchent leur guérison dans le moyen de

---

est-ce qui l'opère?—Eh! mais c'est le célèbre docteur *Mazette*. Et le nom
du docteur *Mazette* retentit encore.

L'opération se fait, le malade souffre, et chacun dit : Comme il souffrirait davantage, si ce n'était pas le docteur *Mazette!*

En sa qualité de mazette, le célèbre docteur écorne la pierre, en fait
sortir un atome, et laisse dans la vessie la pierre, qui a fait des petits.
Chacun regarde l'atome et ne voit pas la pierre; alors chacun s'extasie sur
l'adresse extrême du célèbre docteur *Mazette*.

Une seconde, une troisième, une quatrième, une vingtième opération est
nécessaire, et, entre chacune, le nom de la mazette retentit et retentira d'autant plus souvent que les opérations seront plus fréquentes. Or, comme
les opérations sont d'autant plus fréquentes que la mazette est plus mazette, et que plus les opérations sont fréquentes, plus on prononce le nom
du docteur *Mazette*, il s'ensuit que ce nom est d'autant plus connu que
la mazette est plus grande, et que plus la mazette est grande, plus le nom
est connu.

Ça va toujours comme ça.

Mais le malade meurt. Alors on dit : Il faut qu'il ait eu une bien mauvaise maladie; car c'est le célèbre docteur *Mazette* qui l'a traité, et s'il
eût dû être guéri, cela ne pouvait être que par lui.

Mais le malade guérit après douleurs, inflammations, fièvres, blessures, arrachements, contusions, qui ont cent fois fait douter de sa vie.
Alors on dit : Il fallait le fameux docteur *Mazette* pour le tirer de là.

Et le docteur *Mazette*, comme un chat, retombe toujours sur ses pattes.

Et sur ce, le docteur *Mazette* va aux nues; et l'autre docteur reste à
terre... parce qu'il guérit trop vite.

Et le docteur *Mazette* monte, monte, monte; *sic itur ad astra*.

Et là, il devient un juge et mesure le génie avec... ses oreilles.

Et il trouve naturellement le génie d'autant plus court que ses oreilles sont plus longues.

Cette histoire, qui se renouvelle tous les jours, prouve donc encore
qu'il y a beaucoup plus de chances de réputation *populaire* pour l'ignorant et le malhabile que pour le savant et l'adroit chirurgien, par la raison qu'on a plus souvent l'occasion de prononcer le nom de l'ignorant
que celui du savant.

Le public écoute le nom et ne le pèse pas, et le nom le plus souvent
entendu est à ses yeux le plus grand : le charlatan sait cela.

J'en connais d'aucuns auxquels, par cette raison, la réputation ne
manque pas, et, si quelque chose m'étonne, c'est qu'elle ne soit pas plus
grande.

se rendre malades, et cela, Messieurs, *de par la science.*

Ne prenez pas, ô lecteurs, cette historiette pour un paradoxe; croyez qu'elle est vraie et sérieuse.

Rappelez-vous surtout que ce livre n'est qu'un recueil, et qu'il permet à ma plume, dans les notes, une certaine gaieté instructive.

Puisse cette gaieté me laver à vos yeux d'une morosité dont quelques intéressés m'affublent, et vous donner à croire que, pour le moment du moins, je ne suis pas mort, comme le croit à mon endroit la jeunesse des écoles, d'ailleurs si bien instruite (*)!

Je reviendrai autre part sur cette piquante question, que je ne craindrais pas de faire dans le but de démontrer que, dans notre bienheureux état, les qualités *négatives* l'emportent beaucoup, en ce qui a rapport au succès populaire, sur les qualités *positives.*

Voyez où nous mènent, sous ce rapport, la grandeur d'âme, le désintéressement, la franchise, la vérité, le dévouement, l'honnêteté, l'aptitude à tout, etc!

Et voyez où nous mènent comparativement la bassesse, l'intérêt, la duplicité, le mensonge, la personnalité, la coquinerie, et l'aptitude même bornée à une seule chose, etc. !

Cela est en grande partie la faute des lois.

Mais je m'abandonne à parler philosophie, au lieu de parler d'urètre et de vessie.

Pardon !

(*) J'ai demandé à quelques élèves des écoles, sans me faire connaître, ce que c'était que la *lithutripsie* et quel était l'auteur des moyens qu'on mettait en usage pour la pratiquer; ils m'ont donné tout autre nom que le mien. Cela fait certainement honneur à la justice et aux connaissances des professeurs en chirurgie chargés de les instruire. Je remédierai à cela.

SECONDE PARTIE.

—

SUR LE TRAITEMENT ÉCLECTIQUE IMMÉDIAT.

Si la bougie était un mauvais élément de guérison pour les cas même simples, que devait-elle
être pour les cas de rétrécissements déjà durcis
par la nature, et hérissés de tous les produits morbides que j'ai passés en revue? Je dus donc, comme
je l'ai dit dans la première partie de ce Mémoire,
y renoncer en tant que *corps dilatant.*

Je fis aussi, comme tout le monde, usage des
caustiques; mais, vous le savez, Messieurs, les
caustiques ont également donné plus de rétrécissements qu'ils n'en ont ôtés, même lorsque, par
hasard, ils étaient bien placés. Agissant profondément, comme cela doit être pour détruire un
obstacle qui fait saillie, cet obstacle est souvent
remplacé par une cicatrice profonde, irrégulière,
que l'on ne peut conduire, et que le temps fait
aussi impassiblement contracter. Je gardai donc
le caustique pour réprimer certaines végétations

et certains ulcères, et très-rarement comme agent de destruction d'une masse importante.

Je fis encore usage des débridements des parties rétrécies de l'urètre dès 1830 ; mais, outre que ces débridements n'étaient effectifs, comme aujourd'hui, que contre les rétrécissements déjà dilatés ou très-incomplets, ils ne remédiaient pas à toutes les causes d'obstacles à la miction. Je recourais dans ce temps à des débridements, lorsque j'avais besoin d'introduire des instruments de lithotripsie et de donner passage aux fragments des pierres concassées ; mais ce débridement n'ouvrait le passage que momentanément, et cela me suffisait. Dans le 3ᵉ Mémoire (1) sur la *lithotripsie par percussion*, que je publiai en 1833, le cas d'un nommé M. Foster, rédigé par son chirurgien, M. Robert Wardy, fait voir la facilité que me donnaient ces débridements des rétrécissements pour extraire les fragments, qu'alors je ne savais pas éviter, en réduisant les pierres à l'état pulvérulent ou en extrayant immédiatement ces fragments (2).

---

(1) C'est pour ces trois Mémoires et le *perculeur courbe à marteau*, que j'obtins de l'Académie des sciences l'un de mes prix, celui de chirurgie, et de 6,000 fr. (1833).

(2) J'évite les fragments de deux manières : ou en les extrayant immédiatement ou en les réduisant immédiatement en poudre.

Comme je l'ai déjà dit, j'extrais les fragments au moyen de mon *percuteur courbe à marteau*, dont les branches sont munies de deux *cuillers* *opposées* à la place de *dents ;* ces cuillers ramènent, à chaque introduction, une quantité considérable de fragments.

Quant à la réduction à l'état pulvérulent des pierres vésicales, j'ai posé le principe de cette importante manière d'opérer les calculeux dans un Mémoire lu à l'Académie des sciences, la veille des événements de Février,

Les besoins de la lithotripsie particulièrement m'ont fait, dans le principe, avoir recours à la dilatation successive et prompte. Il m'est arrivé aussi, comme à d'autres, dans certains cas urgents de rétention, d'entrer de force et de franchir l'obstacle avec une sonde volumineuse, sans croire, comme on l'a cru depuis, que ces deux *manœuvres* fussent des découvertes nouvelles; mais je m'aperçus que ces dilatations rapides, assez immanquables, puisque le métal est plus résistant que les chairs, ne servaient, lorsqu'elles ne déchiraient pas le tissu, qu'à ouvrir une porte qui bientôt se refermait, et étaient trop souvent suivies d'une dépression profonde, d'une fièvre lente et de symptômes nerveux et cérébraux fort inquiétants, lorsqu'ils n'étaient pas mortels.

Je dus donc avoir recours à des moyens tout différents.

De même que j'avais trouvé sur la muqueuse de l'urètre des maladies analogues à celles qui affectent les membranes muqueuses en général, maladies qui plus ou moins nuisaient à la miction, de même j'arrivai à cette conclusion que, si je pouvais parvenir à traiter dans l'intérieur de l'urètre les maladies de sa membrane muqueuse,

---

Mémoire qui est inséré dans la *Gazette des hôpitaux* des 29 avril et 4 mai 1848

Le premier de ces procédés est au concours de l'Institut depuis neuf années, comme on l'a vu dans les Réflexions préliminaires; le second viendra après que l'Académie des sciences aura statué sur le premier.

par les moyens que j'employais avec succès en dehors de ce canal, sur les autres muqueuses, je parviendrais à me rendre maître de beaucoup d'affections inguérissables jusqu'alors, et à guérir promptement celles qui demandaient, avant, des soins et des douleurs prolongées.

Or que fait-on à un aphthe dans la bouche, à une ulcération sur la sclérotique, à une végétation sur le gland, à une cicatrice qui clot les paupières, à un anus imperforé, à un kyste développé dans la muqueuse, à une gencive tuméfiée, variqueuse ou ulcérée par des phosphates? On pratique sur ces grandes muqueuses ces petites opérations sans conséquences et sans suites que chacun connaît. C'est ce que j'ai essayé de faire dans l'urètre.

Mais, pour obtenir ces modifications dans un canal étroit, à diamètres et à directions changeants, contractile, hors de vue, très-long, il a fallu savoir d'abord avec exactitude où étaient les parties à modifier, quelles étaient leur nature, leur forme, leur densité, leurs dimensions, et, pour cela, il a fallu trouver des instruments et des manœuvres d'exploration dont la perfection pût permettre de remplacer la vue et le tact; il a fallu que ces instruments fussent d'une grande précision, fussent variés, pour régulariser le jugement et l'appréciation, et contrôler une sensation par une autre sensation.

Si maintenant on considère la variété extrême

de ces parties à modifier et la variété des modifications à leur faire éprouver, on concevra que
cette précision a dû être développée à un plus
haut degré dans les moyens mécaniques qui devaient faire disparaître l'obstacle, modifier les
tissus, et conduire à bien la cicatrice, dans les
cas rares où cette cicatrice devait se former, enfin
dans les moyens qui devaient exécuter dans l'u-
rètre une action d'une certaine importance.

J'ai donc été et dû être un temps fort long à
trouver, à modifier, à expérimenter, à admettre
et à rejeter tous ces moyens, ce qui ne serait
d'ailleurs resté qu'une preuve de patience, si l'efficacité de ces moyens n'était réelle.

C'est donc sur cette efficacité seule que je
prends la liberté d'appeler maintenant l'attention
et l'intérêt de l'Académie, et je lui demande la
permission d'exposer devant elle d'une manière
générale et concise les résultats que j'obtiens.

1° En général, même dans les cas les plus invétérés et dans les rétrécissements les plus étroits,
je pénètre, et j'obtiens immédiatement ou presque
immédiatement le rétablissement du cours des
urines.

2° Le cours des urines se conserve ordinairement sans soutenir l'urètre et sans corps dilatant.

3° Si les écoulements coïncident avec des obstacles matériels, ces écoulements cessent le plus
souvent lorsque l'obstacle est enlevé.

4° L'examen qui précède l'opération est quelquefois assez long, mais n'est pas douloureux. Bien souvent l'examen et l'opération sont faits en même temps, de manière que le malade sort guéri de chez moi la première fois qu'il y vient.

5° L'opération est presque instantanée ; presque toujours elle cause si peu de douleur, que le malade ne s'aperçoit pas quand je la pratique. Quelquefois, le malade sent les atteintes de l'instrument ou des instruments, s'en plaint ; mais presque toujours exprime après coup sa surprise en ces termes : *J'ai eu plus de peur que de mal.*

6° L'opération dure d'autant plus longtemps que j'ai plus de modifications à obtenir ; mais, ne procédant qu'avec lenteur et sans employer de force, elle n'est jamais bien pénible.

7° Chez les vieux rétrécis, longtemps dilatés et durcis par les bougies, et surtout incisés ou brûlés, je rétablis, comme chez tous, immédiatement le cours des urines, quand il n'existe que le rétrécissement ; mais je suis quelquefois obligé d'y revenir après quelques mois. La virole ou le cylindre fibreux, refoulé par la bougie dans l'épaisseur de la membrane propre de l'urètre, vient quelquefois faire de nouveau saillie, et demande à être retouché de nouveau ; mais, connaissant les lieux à l'avance (1), cette retouche est l'affaire

---

(1) Mes moyens d'exploration sont si précis qu'ils me permettent de prendre le déssin exact de l'urètre malade ; cela me donne la possibilité, dans le cas où l'obstacle se reproduirait de nouveau, de l'attaquer immé-

d'un instant. Quelquefois, cependant, le cercle fibreux étant fort épais, je suis forcé de modifier profondément la partie malade; alors l'opération perd de sa mansuétude (1).

8° Sur les malades nombreux dont je vais communiquer les cas, je n'ai pas observé d'orchite, même chez ceux qui avaient antérieurement éprouvé cette complication par suite de l'usage des bougies.

9° Les fièvres à accès, qui souvent accompagnent la simple introduction des bougies, sont moins fréquentes, durent moins que lorsqu'elles sont le produit de la distension. Plusieurs malades, qui ont eu antérieurement des fièvres par suite de l'introduction *inutile* des bougies, n'en ont éprouvé aucune par suite de l'opération *qui guérit.*

10° Je n'ai opéré aucun des nombreux malades desquels j'entretiendrai l'Académie chez eux, à l'exception cependant d'un (2). Tous sont venus chez moi, et, à la première visite, *j'ai renvoyé le plus grand nombre après avoir rendu leur urètre libre.*

---

diatement et sans recherches. Alors la régularisation est prompte, quelques minutes suffisent.

(1) Je perds chaque jour cette idée d'attaquer profondément les cas rendus réfractaires par l'usage des bougies, et par suite de l'épaississement et du refoulement des membranes altérées; je m'aperçois qu'en revenant à l'opération bénigne par laquelle je guéris généralement, ces tissus s'amendent et se ramollissent.

(2) Ce malade est resté plusieurs jours sans connaissance, et je l'ai opéré pendant ce temps-là (observation Guillaume).

11° Beaucoup de malades qui avaient été traités dans les hôpitaux sans résultats, bien qu'ils eussent été entourés de tous les soins donnés dans les établissements hospitaliers, et qui avaient éprouvé, sous l'empire de ce traitement, des désordres graves localement et dans leur santé générale, n'ont pas éprouvé ces désordres, quoique, après l'opération, je les laissasse ordinairement vaquer avec prudence à leurs affaires.

12° En général, l'opération n'est accompagnée d'aucune effusion de sang, lorsque le rétrécissement est simple et dur; quelquefois, quelques gouttes s'écoulent, si la partie rétrécie est spongieuse. S'il y a des développements variqueux, alors le sang coule avec plus d'abondance; mais cela est, dans ces cas, provoqué sciemment pour vider les vaisseaux gonflés qui s'opposent à la miction.

13° En général, le malade exprime éprouver plus de sensations pénibles par l'introduction d'une bougie un peu serrée que par le jeu et surtout l'introduction des instruments.

14° J'ai souvent remarqué que, contrairement à ce que l'on observe ordinairement, le passage prenait plus d'ampleur quelque temps après l'opération qu'il n'en avait immédiatement après. Quelquefois, cependant, le contraire arrive; mais, après un serrement léger, le canal se conserve et la miction continue à se faire. Pourtant quelquefois, mais rarement, je suis obligé d'y revenir.

15° Jamais je n'ai eu à regretter d'accidents locaux quelconques dépendant du jeu et de l'effet des instruments.

16° Lorsque j'ai rencontré des cas de rétrécissements compliqués de pierre dans la vessie, je suis parvenu, lorsque cette pierre n'avait pas encore acquis un grand volume, à débarrasser le malade immédiatement et de son rétrécissement et de sa pierre.

Je voudrais aujourd'hui mettre sous les yeux de l'Académie tous les malades auxquels j'ai rendu immédiatement la fonction importante qui l'intéresse à un si haut degré ; mais, outre que cela est rendu impossible par la difficulté de les rassembler, je n'atteindrais pas mon but, qui est de lui donner la conviction qui lui serait si précieuse, celle de l'existence de moyens plus efficaces que ceux connus jusqu'à présent de remédier aux rétentions d'urine.

Je me propose, dans le but de lui donner cette conviction, de lui faire mes communications relatives aux malades opérés, entourées de toutes les preuves qui, seules, peuvent en augmenter le prix. Je présenterai peu de cas à la fois, et même je présenterai quelques-uns de ces cas isolément, pour que l'attention puisse se fixer sur chacun d'eux séparément ; je risquerai d'être même prolixe relativement aux circonstances qui ont précédé mon opération, aux tentatives qui ont été faites avant moi pour obtenir la guérison. Ces

détails donneront une idée des difficultés que j'ai
dû surmonter (1).

Il est aussi d'autres détails que je ne saurais
omettre ; ce sont ceux qui tendront à éclairer l'é-
tiologie des différents obstacles à la miction et
surtout ceux qui ont rapport aux troubles généraux qui dépendent de cette cause. Il est enfin
d'autres remarques sur lesquelles j'insisterai particulièrement ; ce sont celles au moyen desquelles
je signalerai les désastreux effets de quelques
modes de traitement généralement usités, et qui
ont reçu une certaine sanction, même par les au-
torités scientifiques.

J'aurai soin de joindre aux observations les indications pour retrouver les malades opérés, afin
que l'Académie puisse suivre les résultats dans
l'avenir ; enfin, je joindrai le nom des chirurgiens
qui pourront donner sur les cas que je présenterai les renseignements utiles.

Beaucoup de mes malades ne sont venus à moi
qu'après avoir reçu les soins d'autres opérateurs ;
ce sont naturellement les cas les plus précieux
pour la science et ceux qui doivent à un plus
haut degré attirer l'attention de l'Académie. Je
citerai les noms de ces chirurgiens, parmi les-

---

(1) On excusera donc la longueur de certaines des observations que je
publie ; car, dans des études précises et détaillées des malades rétrécis, il
y a beaucoup d'éléments d'instruction. Je reviendrai sur ces observations
lorsque je m'occuperai, d'une manière générale, des maladies concomi-
tantes des rétrécissements et dépendantes de cette affection.

quels il en est d'ailleurs qui ont bien voulu m'a-
dresser leurs malades réfractaires, mais dans la
seule intention de prouver que, si des hommes
d'une grande habitude et d'une grande adresse
ont échoué, il a fallu que les moyens qui m'ont
fait réussir aient réellement une importance digne
d'attirer l'attention de l'Académie.

J'ai l'espoir que les chirurgiens distingués que
je citerai verront, dans la mention que je me permettrai de faire d'eux, une preuve de considération, car on ne saurait être fier d'avoir obtenu
des succès là où auraient échoué des hommes sans
renommée et surtout sans mérite ; ils y verront
aussi une preuve de convenance, car je ne saurais
avec justice placer devant l'Académie des détails
que je ne tiens que des malades, sans donner à
ceux qui y sont intéressés la possibilité de contrôle.

Si j'obtenais les résultats dont j'ai eu l'honneur
d'entretenir l'Académie dans ce Mémoire avec un
seul moyen, un seul instrument et une seule manœuvre, je m'empresserais de mettre ces détails
sous ses yeux ; mais malheureusement le but que
je me proposais d'atteindre exigeait des moyens
variés et conséquemment nombreux. J'en présen-
terais bien l'ensemble à l'Académie ; mais, outre
que je craindrais de lui donner une idée fausse
par une exhibition en bloc, je craindrais aussi de
donner lieu à cette critique empressée que pourrait faire naître un coup d'œil général sans exposé

de but et de motif, et surtout sans application. Or cette critique si prompte, bien que certainement toujours *sincère*, n'en a pas moins de fâcheux effets.

Je crois donc être plus conforme aux prudentes et bienveillantes intentions de l'Académie en lui faisant *une communication séparée de chacune de ces combinaisons, en même temps que j'en publierai le dessin*; c'est, je crois, le seul moyen de me rendre lucide et précis, sans trop fatiguer son attention, et aussi de conserver, s'il est possible, mes justes droits mieux que je ne les ai conservés jusqu'à présent (1).

En attendant cette publication, j'ai l'honneur de déposer, dès à présent, entre les mains de M. le président, un paquet cacheté contenant l'indication des procédés que j'emploie (2).

Comme je ne voudrais pas faire croire à l'Académie à des succès en lui présentant des moyens qui, certainement à mon insu, pourraient fort bien ne pas guérir, je la supplierai de ne pas tenir compte, quant à présent, des communications que je lui ferai relativement à mes procédés. Il existe maintenant dans la science, ou plutôt dans la publicité, assez de combinaisons sans ré-

---

(1) On a vu en quoi mes justes droits ont été lésés, et on me pardonnera ma prudence.

(2) L'Académie m'a opposé, comme on l'a vu, son usage de connaître les *moyens* avant de *constater* les résultats; or, comme d'en agir autrement était la *condition* que je mettais à la communication de mes procédés, j'ai retiré mon paquet. Je mettrai d'autres conditions.

sultat pour que je désire ne pas paraître, même un moment, en augmenter le nombre (1). Je dé--

------

(1) Il se commet, au moyen des communications faites à l'Académie des sciences et à l'Académie de médecine, de bien fâcheux abus. Ces abus, qui font que le vrai producteur jette son eau pure dans un bourbier, consistent à présenter à ces corps savants de faux instruments, de faux moyens, de faux mémoires, etc., pour s'en faire l'étoffe d'une affiche à bon marché; cela est annoncé ordinairement *in extenso* dans les journaux médicaux et, par suite, reproduit au besoin dans les grands journaux, et fait gonfler le nom du spéculateur. Si ces honnêtes gens communiquaient des *faits de guérisons prouvées*, au lieu de *faux moyens*, le public médical ne serait pas trompé; car le fait *de guérison constatée* est de sa nature *pur* et sans *tache*. On voit le genre de contact que j'ai voulu éviter en demandant à l'Académie de *constater d'abord mes faits*.

Ce n'est pas tout : comme ces spéculateurs se font ainsi la réputation d'inventeurs, bien qu'il ne reste rien des *riens* affichés, il s'ensuit que, s'il paraît une œuvre utile, ces messieurs la disputent à son auteur au moyen de ressemblances qui ne peuvent manquer de se rencontrer, car un instrument qui parcourt l'urètre ressemble un peu à un instrument construit dans le même but; de là, des luttes que l'honnête homme abandonne avec son œuvre, et dont l'autre homme sait profiter.

Bien heureux encore l'auteur, si le spéculateur n'emploie pas clandestinement l'œuvre utile, n'en tire des résultats heureux, et n'attribue ces résultats à ses ineptes affiches, qui, sanctionnées par cette tromperie, vont empoisonner la pratique générale.

Bien plus heureux encore cet auteur, si son œuvre *corrigée* n'est pas mal employée, et si l'ignorant maladroit ne s'en prend pas à l'œuvre qu'il détruit plutôt qu'à ses sottes modifications.

Ceux-là étranglent le travailleur; mais il en est d'autres, moins cruels, qui ne laissent pas de le tourmenter, et de rendre sa vie nébuleuse, houleuse et nauséeuse. — Le savant à science incertaine qui lui fait concurrence avec des livres de commande qu'il ne sait même pas lire; — celui qui, menteur impudent, lui oppose de faux résultats et arrête la science; — celui qui, déshonnête, le dépouille par le simple changement du nom de son œuvre; — celui qui, pauvre de chez lui, se fait à lui-même supposition de paternité; — celui qui fait une édition à son nom de l'œuvre qui paraît; — celui qui lutte avec lui, et qui remplace le mérite par l'affectueuse salutation, les tendresses de main, les yeux suppliants, et les doux sons du violon; — celui qui spécule en lectures académiques, et qui enterre de vrais travaux sous le fumier de ses affiches; — celui qui, filou honteux, tait le nom de l'auteur en employant son moyen; — celui qui bêtement estropie l'auteur et lui reproche de ne pas marcher; — celui qui nie l'invention à l'inventeur qui le nourrit; — celui qui l'entraîne, pour

sire donc que l'Académie veuille bien CONSTATER, D'ABORD, si les guérisons sont obtenues, si elles sont obtenues dans la plupart des cas aussi

---

revendiquer son bien, dans la fange d'une polémique réprouvée; — le lâche qui ameute contre lui le peuple en colère; — celui qui enlève l'œuvre à force ouverte pour avoir l'avantage d'être appelé fripon, afin qu'on ne l'oublie pas; — l'homme vil qui cherche à capter sa confiance pour en mésuser; — le pseudo-spadassin-double-lièvre qui, pour conserver les fruits d'un vol, l'insulte avec bruit, fait les gros yeux, et puis va se cacher; — le méchant homme qui fait la mauvaise action avec décorum, et qui se met à l'abri de *sa dignité* lorsqu'on le fustige; — celui qui dérobe une idée dans le silence, la déflore sans fruit, et qui *exclame* avec bruit, sous la vivacité du reproche; — celui qui fait de gros livres, pour que sa nullité se perde dans l'espace; — celui qui ne semble pas comprendre qu'un travail confié à des juges est un dépôt inviolable, et qui viole ce dépôt; — celui qui bave l'injure et le mensonge de si bas que l'indignation, fuyant devant le dégoût, ne peut plus descendre jusqu'à lui; — le déshérité de sens moral dont le contact le remplit d'horreur; — le libelliste qui traitreusement use contre lui d'une arme qui ne peut servir à l'honnête homme; — l'afficheur qui se présente aux académies pour faire croire à des droits; — l'âne qui y entre effectivement pour y balancer ses oreilles; — celui qui dérobe le titre d'un travail utile pour dorer des niaiseries; — les pamphlétaires associés qui se soufflettent pour profiter du bruit; — le sot qui prend du corps par le mutisme; — le brutal qui joue l'infaillible; — le faux sensible qui geint en chevrottant pour confisquer le malade attendri, — le roué qui le dupe, — le madré qui le joue, — l'envieux qui le rabaisse, le calomniateur qui l'assassine, le menteur qui le ruine, l'afficheur qui l'efface, l'intrigant qui le domine, l'audacieux qui l'écrase, le soudoyé qui l'attaque; le vil simoniaque qui le vend; le plus cruel de tous enfin, celui qui salit et qui offense de ses louanges impures et de ses tendresses empoisonnées l'homme qu'il a trahi, qu'il a calomnié, qu'il a blessé, et qui le méprise. Tous ces frelons armés de venin, qui, sans produire, bourdonnent sans cesse, ces vers qui grouillent et dévorent, semblent être ici-bas destinés à s'engraisser des fruits du travail d'autrui, travail que souvent ils ne comprennent pas et que toujours ils déshonorent.

Que pouvait donc faire un pauvre auteur en si honnête société? Que pouvait-il faire, si ce n'est de se résoudre, pendant dix années, à un silence tristement contemplatif? Que peut-il faire, maintenant que par devoir il faut parler, si ce n'est de *cacher* ses œuvres jusqu'à ce qu'elles aient reçu par les *faits patents* une sanction *reconnue* ?

Est-il donc juste qu'à la fatigue et aux sacrifices qu'il a dû supporter il s'ajoute d'autres fatigues et d'autres sacrifices? L'auteur utile est-il

promptement que je le lui dis, et alors elle s'occupera d'examiner plus particulièrement les moyens que j'emploie et les effets de ces moyens (1), sans courir le risque de perdre un temps précieux. *Il est logique, je crois, de mon-*

---

donc une proie, et est-ce ainsi qu'on veut lui prouver la reconnaissance publique?

Oh! gouvernants, quand voudrez-vous donc faire des lois?

(1) Je n'aurais pas permis et je ne permettrai d'étudier autrement les *effets* de mes *moyens* que lorsque *d'abord* et *avant tout* ils seront employés *publiquement*, par mes *propres mains*, dans un *service spécial*, et loin de tout *contrôle*.

La constatation *préliminaire* de mes *faits de guérison* que je voulais obtenir de l'Académie de médecine eût légitimé cette conduite de la part de l'administration. Tant qu'il n'en sera pas ainsi, mon œuvre pourra être compromise comme est *compromise et déshonorée* maintenant *ma lithotripsie*, et je dois, dans l'intérêt de la science, persister dans ma détermination.

C'est donc une condition *sine qua non* que je mettrai à la communication de mes procédés.

J'ai trop souffert d'avoir agi autrement, et on ne peut se figurer le tourment qu'éprouve un auteur de procédés, et de procédés aussi composés que ceux qui font l'objet de mes études, de voir appliquer gauchement, lourdement, et incomplétement, ce qu'il a mis tant de temps à étudier et à perfectionner. C'est un supplice à ne pas le croire.

Et dire que tout cela se fait *avec autorité, avec despotisme,* par des messieurs qui se supposent et que l'on croit intelligents, parce qu'ils ont fait preuve de *mémoire;* qui se supposent adroits, parce qu'après dix ans d'exercice ils sont parvenus à vaincre la *difficulté* d'amputer une jambe ou un sein, d'ouvrir un abcès ou de lier la sous-clavière ou la crurale; qui se supposent le droit de s'établir maîtres et juges de ce qu'ils ne se donnent pas la peine d'étudier, et conséquemment de ce qu'ils ne comprennent même pas; qui se supposent connaître la fine chirurgie, parce qu'ils ont appris à faire la grosse! Je dis cela avec un peu d'humeur, parce que ces messieurs sont parfois trop entiers et trop intolérants.

J'ai, pour mon malheur, assisté à deux opérations de LITHOTRITIE faites devant moi, à titre de *compliment*. J'ai d'abord eu beaucoup de peine à faire comprendre aux opérateurs que les instruments et les procédés qu'ils employaient ne ressemblaient nullement aux miens, dont ils voulaient me faire voir l'emploi comme en étant l'inventeur. Bon gré mal gré, il a fallu que j'en passasse par là, et que je me laissasse per-

trer d'abord les effets pour intéresser à la cause.

Que l'Académie, pleine d'une patience dont je la remercie, me permette une dernière observation.

Il est un point d'une haute importance en fait

---

suader que j'étais l'auteur des ridicules engins qui fonctionnaient devant moi.

Bref, je sentis, pendant les manœuvres orageuses qui furent faites, des palpitations de cœur, des étouffements, des étranglements, et des mouvements d'entrailles à ne pouvoir définir, et que je dus dissimuler sous une charmante apparence de satisfaction et même d'admiration *pressée*, ainsi que le voulaient la politesse et mon indisposition.

Je le dis, la situation était vraiment cruelle ; je n'y pense pas sans frémir. Cela a passé avec difficulté pour la première fois, mais, à la seconde, je me suis bien promis qu'on ne m'y reprendrait plus. C'est pour cela qu'on ne me voit pas dans les endroits où l'on m'exécute avec si peu de charité.

Y a-t-il quelque chose qui soit plus contre le bon sens que de donner l'emploi d'un moyen de guérir dans les hôpitaux à un autre qu'à celui qui l'a inventé ; et, de la part de celui-là, y a-t-il outrecuidance à *exiger* qu'il en soit autrement? Sans doute il faut que le moyen soit généralement employé, mais encore faut-il un contrôle dans l'intérêt de la science et de l'auteur, et quel contrôle plus légitime que l'emploi *comparatif* fait par l'auteur lui-même ?

Vous donnez les places d'hôpitaux à la *mémoire*, et vous les refusez au *génie* ; vous n'êtes pas conséquents, car *l'invention précède et domine la mémoire*, et l'inventeur utile a droit de se plaindre et de refuser son concours.

Voyez la position que vous faites à l'homme utile qui découvre ou qui invente ; vous le mettez dans la main du premier *sansonnet* venu, et cela, sans qu'il ait à répondre et à résister à la *démolition* de son œuvre ; c'est encore pis lorsque vous confiez, sans contrôle, l'application générale de cette œuvre à un homme qui n'est pas même un *sansonnet*, et qui quelquefois pourrait bien être un homme complétement nul, si ce n'est pis.

Je ne parle pas ici pour moi, qui ne veux pas de place dans les hôpitaux ; mais pour arriver à cette conclusion : *qu'il devrait exister une institution où tout docteur en médecine pourrait employer publiquement sur ses propres malades, et au même titre que les chirurgiens d'hôpitaux, les moyens de guérir résultant de son invention, et professer sur lesdits moyens.*

de traitement des obstacles à la miction, c'est celui qui est relatif à la durée du bien-être qui suit le traitement. Cette considération est une circonstance qui remet sans doute à bien loin l'appréciation complète de mes procédés par l'Académie ; cependant je ne puis omettre de dire maintenant que je compte des malades guéris, et sans récidive, déjà depuis quinze années. Ce sont des malades que j'ai opérés à l'étranger ; quant à ceux que j'ai opérés en France depuis mon retour (1), il en est dont la guérison date déjà de plusieurs années. Du reste, il est dans l'effet de mes procédés une circonstance qui doit frapper sous ce rapport l'attention de l'Académie : *je rends immédiatement la faculté de miction.* Si effectivement mes procédés ont cette propriété, ne puis-je pas, si cette faculté se perd de nouveau, la rendre de nouveau avec la même promptitude? En cela seul n'y a-t-il pas pour le malade, comparativement aux autres traitements, économie de temps, d'ennui et de souffrances ? n'y a-t-il pas bienfait, lors même que, semblables aux autres traitements connus, mes guérisons manqueraient de permanence?

Pour désigner le traitement que je mets en usage d'une manière qui fasse bien comprendre et son esprit et son but, je l'appelle *éclectique immédiat. Éclectique,* parce que je choisis le pro-

---

(1) Je suis de retour en France depuis 1845.

cédé selon la modification à obtenir ; *immédiat*, parce que mon but, auquel je parviens presque toujours, est d'obtenir la guérison immédiate.

A un obstacle physique j'oppose le moyen physique qui doit le surmonter ; ainsi, il y a effet immédiat : *sublata causa, tollitur effectus*. Cela explique la promptitude de mes résultats.

Ce Mémoire n'étant que l'*introduction* à l'exposé d'un système nouveau, je demande à l'Académie de ne nommer des rapporteurs que lorsque mon exposition sera complétée et par la communication de l'histoire des malades opérés, par celle des instruments que j'emploie, et par celle des manœuvres qui rendent l'action de ces instruments peu douloureuse et productive de bons effets (1).

J'ai l'honneur de mettre sous les yeux de l'Académie les observations de malades guéris avec la promptitude que je lui ai annoncée.

---

(1) Ce Mémoire a été lu devant l'Académie impériale de médecine, la première partie, dans la séance du 22 août, et la seconde partie, dans la séance du 29 août 1854.

1859. — Je prie mes lecteurs de vouloir bien faire accorder le paragraphe auquel tient cette note avec le NON AVENU de M. le président, NON AVENU qui décore mon introduction à cette deuxième édition.

SÉRIE DE 1855.

OBSERVATIONS

DE MALADES OPÉRÉS EN 1855,

PUBLIÉES EN 1855,

AVEC L'ÉTAT DANS LEQUEL SE TROUVENT CES MALADES
EN 1859.

OBSERVATIONS

POUR PROUVER LA POSSIBILITÉ DE RÉTABLIR

IMMÉDIATEMENT ET AVEC PERMANENCE

LE CALIBRE DE L'URÈTRE

DANS LES CAS DE RÉTRÉCISSEMENTS

OU

AUTRES OBSTACLES MATÉRIELS AU COURS DES URINES.

Plusieurs blennorrhagies. — Rétrécissement depuis vingt ans. — Traite-
ment par les bougies. — Fièvre d'accès venant après les introductions de
bougies. — Rétrécissement composé. — Poche profonde. — Opération
le 23 avril 1853. — **Rétablissement immédiat.** *— Bien-être conti-*
nuant depuis six ans et demi.

(Envoyé par M. le Dr Huguier.)

Le 22 avril 1853, M. Dupoux, sergent de ville, demeurant à
Batignolles, grand'rue, 23, m'est amené par un malade que j'a-
vais guéri, M. Dambrin (observation, p. 118), et de la part de
M. Huguier. Je lui dis de revenir le lendemain 23, pour être
opéré. Effectivement le lendemain je l'opérai, et je lui rendis la
liberté de son canal.

Quelques mois après l'opération, je lui demandai de me dire
les circonstances qui avaient précédé cette opération, et voilà ce
qu'il me raconta :

« Je suis âgé de 48 ans, et, depuis l'âge de 21 ans, j'ai eu plu-
« sieurs blennorrhagies. Mon canal se rétrécit pendant vingt ans,

« sans que je m'en aperçusse ; cependant je sentais bien, sans
« m'en rendre compte, que, de jour en jour, j'étais plus long à
« rendre mes urines. Il y a à peu près deux années, ma difficulté
« d'uriner s'accrut tellement, que je fus obligé de mettre des
« bougies ; je les entrai facilement, et cela me donnait plus de
« jet. Cependant il arriva un moment où je *ne pus pas* les intro-
« duire (1). Je restai cinq mois sans en mettre, et bientôt, mes
« urines coulant de plus en plus difficilement, j'insistai sur la
« bougie, mais je me *blessai* et je me fis saigner.

« Je pris une *fièvre violente* ; je fis appeler M. le Dr Lecomte,
« des Batignolles, qui me traita de la fièvre, et non du tout du
« rétrécissement. Au bout de deux mois environ, lorsque je fus
« guéri de ladite fièvre, je fus consulter M. Huguier, à l'hôpital
« Beaujon, qui m'introduisit une très-petite bougie, que l'on me
« dit être dans la vessie ; mais je n'en pissai pas mieux (2), et je
« repris une *fièvre violente*, avec grands frissons et sueurs. Trois

---

(1) On croit généralement que les bougies viennent toujours à bout *de
dilater les rétrécissements*, c'est une grande erreur ; bien souvent elles
sont *vaincues* par le rétrécissement ; on en verra de fréquents exemples si
on lit les observations qui suivent. Il restera acquis, après cette lecture,
que puisque les rétrécissements marchent souvent, *quand même*, et malgré la bougie, ils se durcissent et deviennent calleux, tout en devenant
plus étroits ; car le combat entre la bougie et le rétrécissement ne peut
que produire cet effet.

Ainsi la bougie : 1° souvent ne dilate pas le rétrécissement ; 2° souvent
ne l'empêche pas de se contracter impassiblement ; 3° très-souvent, si ce
n'est toujours, le durcit et le rend calleux, et 4° très-souvent donne de
terribles fièvres.

Pour prévenir cela, les exemples ne manqueront pas ; et, dans le cours
des observations, je soulignerai les endroits qui mettront en lumière cette
grande et importante vérité.

(2) Il faut bien se rappeler que je fais la guerre aux bougies, et que
j'ai en vue de démontrer leur impuissance et leur nocuité. Pour donner
cette démonstration, il faut que je les prenne en flagrant délit dans les
plus habiles mains ; car de ce qu'une personne maladroite n'introdui-
rait pas une bougie, cela ne prouverait rien contre elle. Si donc une bougie ne fait pas uriner les malades et leur donne la fièvre dans les mains
de mon adroit et expérimenté confrère, elle faillira dans les mains de
bien d'autres, comme elles ont failli du reste dans les miennes, lorsque
autrefois je n'avais que ce moyen de remédier aux angoisses des rétrécis.

« jours après, je retournai à l'hôpital Beaujon rendre compte à
« M. Huguier de ce qui s'était passé ; il me conseilla de rester à
« l'hôpital et m'assura qu'il me guérirait. J'y restai douze jours,
« au bout desquels je déclarai à ces messieurs que je ne pouvais
« plus supporter la présence des petites bougies, qui chaque fois
« me donnait *la fièvre* et ne m'avançait à rien.

« M. Huguier m'accorda la sortie, en me conseillant de m'a-
« dresser à M. le baron Heurteloup, de sa part.

« C'est ce que je fis. Je me rendis chez ce médecin le 22 avril
« 1853 ; il me conseilla de prendre pour le lendemain un bain
« et un lavement, et de me rendre chez lui le lendemain
« 23 avril.

« Je me rendis chez M. Heurteloup avec M. Dambrin (obser-
« vation, p. 118), qui venait d'être opéré et d'être guéri par le
« même chirurgien, et qui, de même que moi, lui avait été en-
« voyé par M. Huguier. Entre deux et trois heures, M. Heurte-
« loup me rendit la faculté d'uriner, par une opération qui me
« parut *moins douloureuse* que lorsqu'on m'introduisait la moin-
« dre bougie. Cette opération ne fut accompagnée d'aucune
« effusion de sang, et, à ma grande surprise, *ne me donna*
« *aucune fièvre.*

« Après cette opération, je repris mon service de sergent de
« ville aux Batignolles ; seulement, je pris quelques jours de
« repos pour me remettre des accès de fièvre que m'avaient cau-
« sés les introductions des bougies qui avaient été faites avant
« l'opération qui m'avait guéri.

« Aujourd'hui, 20 mai, je me trouve encore quelque peu sous
« l'influence des suites de ces fièvres, mais le jet de mes urines
« est plein, facile, et je vide ma vessie avec promptitude et sans
« aucune douleur. »

Aujourd'hui, 3 août 1854, quinze mois après l'opération,
M. Dupoux continue à se bien porter, à bien uriner, est devenu
un homme vigoureux, de squelette qu'il était, et demeure maintenant au commissariat de police à Batignolles.

Son rétrécissement commençait à 10 centimètres ; de 10 centimètres à 14, valvules enchevêtrées et fibreuses ; de 14 à 16 centimètres 1/2, rétrécissement fibreux de 2 centimètres, recevant
à peine un calibre de 2 millimètres. Outre cela, poche profonde

au niveau du ligament triangulaire, que j'ai dû modifier plus tard, purement pour plaire au malade, car la miction s'opérait bien.

Aujourd'hui, 7 décembre 1854, M. Dupoux est dans un état parfait.

Cité Rodier, 10.

1859.

Voici la réponse de M. Dupoux aux trois questions contenues dans la note de la page 9 pour constater son état actuel.

Paris, ce 28 mars 1859.

Monsieur le Baron,

En réponse à votre lettre, je viens, par la présente, vous prier de vouloir bien recevoir mes très-humbles actions de grâce et remerciments du bien-être que j'éprouve depuis votre opération. Je continue d'aller très-bien et ne puis revenir de l'étonnement du peu de souffrance que j'ai éprouvée pendant l'opération ni de la suite ; quand je pense que l'introduction de la moindre bougie me faisait souffrir mille fois plus, et la fièvre qui en était toujours la suite... Enfin, soyez béni.

Je regrette, Monsieur le Baron, que mon service me laisse si peu de temps, car j'irais vous remercier souvent moi-même, dussé-je me rendre importun.

Agréez, Monsieur le Baron, les très-humbles respects de votre serviteur,

DUPOUX.

Rue Rodier, 10.

Trois blennorrhagies, dont la dernière en 1847. — Diminution du jet de l'urine arrivée à son maximum en cinq années. — Rétention complète. — Rétrécissement de 3 centimètres à valvulettes fibreuses.—Opération. — **Rétablissement immédiat.** *— Persistance du bien-être depuis cinq ans.*

(Amené par M. Jules ISAAC, son médecin.)

M. BÈCHE (Hippolyte), 32 ans, serrurier, rue Fontaine-au-Roi, 40, ancien militaire ayant servi en Afrique, bonne constitution, quoique très-nerveux, a contracté en 1847 une blennorrhagie pour la troisième fois. Entré à l'hôpital militaire d'Alger pour se faire traiter, il y resta deux mois. Depuis 1847, époque à laquelle l'écoulement fut arrêté, M. Bêche ne s'aperçut pas d'une manière bien évidente d'une diminution dans le volume du jet de ses urines; cependant cette diminution s'opéra; car, il y a quatre mois (en octobre 1852), il commença à éprouver des douleurs en urinant, douleurs qui le déterminèrent à porter son attention sur la manière dont l'acte d'uriner s'opérait. A sa grande surprise, il s'aperçut que le jet de ses urines, qu'il avait connu autrefois large et puissant, était arrivé à un degré de ténuité extrême. Pendant quatre mois, M. Bêche urina avec une difficulté croissante, jusqu'à ce que le jet devînt de la grosseur d'une *aiguille à tricoter*, jet qui se changeait en gouttes sortant avec difficulté et grand ténesme. Cet état dura jusqu'au 8 mars 1853, époque à laquelle il fut pris d'une rétention complète, qui engagea son médecin, M. Jules Isaac, à me l'amener.

Je trouvai, à 3 centimètres au delà du ligament triangulaire, un rétrécissement de 3 centimètres de longueur, parsemé de valvulettes fibreuses que je fis disparaître immédiatement sans grande sensation pénible et peut-être en faisant perdre une goutte de sang.

M. Bêche, de retour chez lui, se vit *possesseur* d'un jet d'urine comme (suivant son expression) il ne se *rappelle pas en avoir vu un pareil.*

Le lendemain, 9 mars, je corrigeai quelques irrégularités et je le déclarai guéri.

L'obstacle qui empêchait la miction chez ce malade était fibreux, en ligne droite, très-étroit, admettant serrée une bougie d'un millimètre 1/3. La sensibilité était peu grande, aussi fut-il promptement opéré et guéri. L'opération dura deux minutes, et l'examen huit ou dix.

Aujourd'hui 3 juillet 1854, je reçois la réponse de M. Jules Isaac, médecin de M. Bêche, auquel j'avais écrit pour avoir des nouvelles de son malade. M. Jules Isaac m'écrit que M. Bêche, qu'il est allé voir exprès, a continué *à se bien porter depuis l'opération*, qu'il continue *à uriner très-largement, et que, en un mot, mon opération a eu un plein succès.*

Aujourd'hui 8 décembre 1854, M. Bêche continue à se bien porter.

Il demeure toujours rue Fontaine-au-Roi, 40.

1859.

Je n'ai pu retrouver M. Bêche, et pour avoir de ses nouvelles, je me suis adressé à son médecin ordinaire, duquel j'imprime la réponse. D'après cette réponse, on voit que le bien-être de M. Bêche a duré bien longtemps, et que sa guérison peut être comptée au nombre des *guérisons permanentes.*

Paris, ce 2 avril 1859.

Mon cher Baron,

J'ai perdu de vue votre malade, M. Bêche; il ne demeure plus où il demeurait. Tout ce que je puis vous dire, c'est que je l'ai suivi, jusques il y a dix-huit mois, à peu près, et qu'alors son état était en tout semblable à celui dans lequel vous l'aviez mis et que je constatai dans le temps.

Le capitaine J..., que je vous ai envoyé dernièrement, va au mieux, est tout enchanté, et s'étonne que vous l'ayez mis aussi vite et si doucement dans l'état prospère où il se trouve.

Votre bien dévoué,

J. Isaac, médecin.

Rue Saint-Louis, 88 (au Marais).

J'ai dit plus haut que la guérison de M. Bêche pouvait être comptée au nombre des *guérisons permanentes*. Je profite de cette occasion pour poser ici une des bases du système de l'*authenticité suivie* appliqué à la constatation des résultats de la thérapeutique. Je considère les faits de guérison sous trois points de vue principaux : 1° sous le point de vue de la promptitude, dont le mot *immédiat* indique la perfection ; 2° sous le point de vue de la durée, dont le mot *permanence*, étayé de la date, exprime le degré ; et 3° sous le point de vue de la perfection de la guérison, dont le mot guérison *radicale* exprime le fait.

En logique, il n'y a que la mort *naturelle* du malade opéré qui puisse autoriser à prononcer les mots *guérison radicale ;* car il n'y a que la mort qui puisse autoriser à dire que le mal ne reviendra pas. Je parle ici de rétrécissements de l'urètre seulement. Cet aperçu, appliqué aux autres maladies, ne manquerait pas de présenter des points intéressants à examiner.

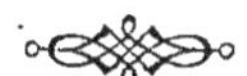

*Blennorrhagie à 20 ans. — Rétrécissement depuis trente-deux ans. —
Débridement par le procédé de M. Guillon. — Perte du testicule. —
Retour du rétrécissement avec tissu cicatriciel. — Tentatives réitérées
pour le franchir. — Insuccès. — Envoi à M. Heurteloup. — Opération
le 12 mai 1855. —* **Rétablissement immédiat.** *— Bien-être persistant
depuis six ans et demi.*

(*Envoyé par* MM. les Drs GUILLON et COSSON.)

M. FRAIGNEAU, rue de Clichy, 20, 52 ans, rentier, a contracté
une blennorrhagie à l'âge de 20 ans; cette blennorrhagie est la
seule qu'ait eue le malade ; elle dura quatre années, malgré les
traitements les plus énergiques qui lui furent administrés dans
le temps, spécialement par M. le Dr Burel, de Rouen. Cette
blennorrhagie cessa enfin, mais seulement lorsque M. Fraigneau
eût été atteint d'une violente fluxion de poitrine, inflammation
qui mit ses jours en danger pendant plusieurs semaines. Ce qui
fut remarquable, c'est que la cessation de cette pneumonie fut
accompagnée d'une recrudescence de l'écoulement par la verge,
qui dura quelques jours; cet écoulement fut si considérable que
le premier matelas du lit en fut, suivant le dire du malade,
traversé. *Après cette recrudescence,* la pneumonie *cessa entièrement.*

Cette cessation de l'écoulement ne fut accompagnée, à ce que
pensait alors M. Fraigneau, d'aucune diminution dans le jet de
l'urine; mais, en 1836, il fut détrompé, car il fut pris subitement d'une rétention complète. Il consulta M. le Dr Cosson,
qui lui conseilla l'usage des bougies, que M. Fraigneau parvint
à s'introduire, mais dont il fut forcé de *diminuer* le volume à
mesure que le rétrécissement prenait de *la dureté* et de l'étroitesse (1).

M. Fraigneau vécut ainsi jusqu'en 1846, époque à laquelle
le rétrécissement était devenu si considérable qu'il interceptait
presque complétement le cours des urines. Alors il se décida à

---

(1) Voilà encore une fois le rétrécissement vainqueur de la bougie.

se mettre entre les mains de M. le Dr Guillon, qui commença
par introduire des petites bougies de baleine dont il augmenta
progressivement le volume. Ce traitement préparatoire *dura
deux mois* (1), pendant lesquels M. Fraigneau allait se faire
dilater *tous les deux jours*. Cette dilatation fut accompagnée
de maux de reins considérables; et, au bout de ces deux mois,
M. le Dr Guillon introduisit dans l'urètre un instrument armé
de lames, avec lesquelles le canal fut divisé dans plusieurs directions à l'endroit du rétrécissement. Cette opération produisit une perte de sang qui, suivant le malade, ne fut pas
considérable (pas le quart d'un verre); elle fut assez pénible,
quoique la douleur fût supportable; seulement, cette douleur fut
assez vive, lors de l'émission des urines, pour arracher des larmes
au malade.

M. Fraigneau, après avoir été opéré ainsi, fut pris inopiné-
ment d'une grande douleur testiculaire, accompagnée de gonflement. M. Guillon, appelé, ordonna des applications froides;
mais le malade, s'en étant trouvé plus mal, appela M. Cosson,
qui employa des moyens largement antiphlogistiques, qui firent
cesser les accidents aigus. Nonobstant, un abcès se forma dans le
testicule, qui fut ouvert par M. Cosson; par l'ouverture faite, la
substance testiculaire sortit sous forme de filaments, et le malade
perdit cet organe.

M. Fraigneau se rétablit de cet accident, et conserva son canal deux ou trois ans en s'introduisant des sondes pour en maintenir le calibre; mais le rétrécissement revint soit malgré les
sondes, soit aussi parce qu'il négligea de les employer. (M. Fraigneau, qui me dicte son cas, aurait peut-être raison de dire, *soit
à cause des sondes*; encore une fois, la plus grande cause de la
dureté du rétrécissement est la sonde.)

Il fallut donc en venir à se soumettre à un nouveau traitement, et M. Fraigneau se décida, après plusieurs jours d'hésita-
tion, à aller retrouver M. Guillon.

« M. Guillon (dit textuellement M. Fraigneau) me sonda huit
à dix fois sans aucun résultat, et, voyant qu'il n'arrivait à rien,

___

(1) Je répète que jamais je ne fais de ces traitements *préparatoires* qui
durent si longtemps; je procède immédiatement à désoblitérer le canal.

il me dit : « Il y a vingt-sept ans que je traite ces maladies, et il
« ne m'est jamais arrivé ce qui m'arrive avec vous... Je vais main-
« tenant vous parler en ami, et non en médecin. Je vous engage
« à aller trouver M. Heurteloup, rue Louis-le-Grand, 31 ; on dit
« qu'il possède des moyens plus efficaces que les miens pour
« traverser les rétrécissements et arriver à la vessie. »

Cependant, avant de venir à moi, M. Fraigneau se mit entre
les mains de M. le Dr Matis, qui le sondait deux fois par jour
avec des bougies en cire, qu'il introduisait dans le commencement du rétrécissement. Les bougies en baleine furent également
mises en usage pour pénétrer ; mais, chaque fois qu'elles étaient
employées, le malade avait la *fièvre* (1).

Il renonça donc à ce traitement, et, sur l'invitation pressante
de M. Cosson, il vint me trouver le 16 avril 1853.

Alors les urines s'écoulaient goutte à goutte, avec des ténesmes violents, de grands efforts ; la vessie était distendue par
les urines accumulées ; des douleurs vives se faisaient sentir dans
les flancs et dans l'hypogastre ; le malade était amaigri, défait et
sans force ; il répandait une odeur d'urine.

J'examinai M. Fraigneau les 19 et 24 avril, et ayant besoin
de modifications à des instruments que nécessitait le cas que
j'avais sous les yeux, je ne pus opérer que le 12 mai 1853 (2).

Je trouvai un canal converti en une corde fibreuse de 13 centimètres jusqu'au col ; cette corde était percée dans sa longueur
d'un pertuis d'un millimètre au plus. Je détruisis progressivement

---

(1) La fièvre d'accès qui suit l'introduction des bougies est d'autant plus
imminente que la bougie est plus dure. La bougie de baleine la produit
plus que toutes les autres. La bougie de cire passe mieux, parce que,
molle, elle se prête aux sinuosités du canal, mais elle est très-irritante ;
elle est souvent employée, à cause de la facilité de son introduction dans
un canal assez ouvert. Les chirurgiens *peu adroits* la préfèrent, mais, encore une fois, elle est très-irritante, et développe plus que les autres les
accès de fièvre intermittente.

N'employant jamais de bougies pour dilater et faisant de suite un passage, j'ai rarement des fièvres d'accès.

(2) Malgré le grand nombre d'instruments que je possède, je suis,
comme on le voit, quelquefois forcé d'en faire disposer pour des cas particuliers.

et promptement cette paroi fibreuse, et j'arrivai, dans la même séance , dans la vessie , et je pus introduire une sonde de gomme de 6 millimètres de diamètre , que le malade place, aujourd'hui 20 avril 1854, simplement pour montrer le diamètre de son canal, avec la même facilité qu'immédiatement après l'opération.

La miction s'opère parfaitement bien.

Une pneumonie qui *rappelle* un écoulement urétral est une chose d'autant plus rare que c'est le contraire qui arrive ordinairement ; il faut donc remarquer cette circonstance dans le cas de M. Fraigneau.

Ce qui est encore à remarquer, c'est que, pendant le temps que je faisais faire les instruments qui m'étaient nécessaires , M. Fraigneau, pressé par une forte envie d'uriner, fit usage de sa bougie pour donner issue à l'urine. Il eut, par suite de cette tentative, *une fièvre* à intermittence qui dura *plusieurs* jours. On a vu qu'en général, chez ce malade, les tentatives d'introduction de bougies dures produisent les mêmes accès... Eh bien, *l'opération qui guérit* M. Fraigneau fut tout à fait exempte d'un semblable accident; il n'eut pas le moindre frisson ni le plus petit dérangement dans sa santé.

Un mois après l'opération, M. Fraigneau avait repris un embonpoint et une fraîcheur remarquables.

Aujourd'hui, 6 novembre 1854, M. Fraigneau m'écrit *que ses voies urinaires sont en très-bon état, que sa santé est tout à fait rétablie,* et que, depuis mon opération, *il n'a éprouvé aucune indisposition ni aucune des fièvres qu'il avait continuellement.* Il demeure toujours rue de Clichy, 20.

***

1859.

Voici la lettre de M. Fraigneau, en réponse aux questions posées dans la note de la page 9.

Paris, ce 16 avril 1859

Monsieur le Baron ,

Depuis l'opération que vous m'avez faite il y a cinq ans, je me suis toujours bien porté ; les fièvres et les coliques se sont passées, enfin toutes

les autres maladies occasionnées par cette défunte rétention sont disparues.

Il faut réellement avoir bien peu de courage, ou se faire une chimère
d'une opération si simple et si peu douloureuse, telle qu'est la vôtre, pour
ne pas y recourir, et se servir comme je l'ai fait à mon vif regret, avant
cette époque, de bougies qui m'ont fait uriner, il est vrai, mais aussi qui
m'ont donné une inflammation dans la vessie et n'ont pas eu le pouvoir
de me guérir.

Votre visite, cher Monsieur, ne devait avoir pour but que de vous complaire dans votre œuvre, car depuis votre opération, je n'ai rien ressenti, et ne vous en suis que plus reconnaissant.

J'ai l'honneur d'être, Monsieur, votre tout dévoué,

FRAIGNEAU.

Rue de Clichy, 20.

Rétrécissement fibreux de 2 centimètres à 7 centimètres 1/2. — De 1 millimètre 1/4 d'étroitesse. — Jet filiforme. — Trois valvules fibreuses à 14 centimètres 3/4. — **Rétablissement immédiat.** — *Conservation du bien-être pendant cinq ans et demi.*

Venu à moi directement.)

M. Germain, employé du cercle, boulevard Montmartre, vient me consulter le 28 août 1853, pour une rétention d'urine causée par un rétrécissement de l'urètre ; son jet est filiforme. Je l'examine, je l'opère, et le renvoie guéri.

Près d'un an après, je le prie par lettre de m'écrire les détails qui ont précédé mon opération, et il m'envoie la lettre suivante :

« Paris, 10 juillet 1854.

« Monsieur le Baron ,

« Vous désirez que je vous raconte les diverses phases de la « maladie dont vous m'avez si heureusement et si habilement « délivré.

« Voici donc l'époque où j'ai commencé à en souffrir , et les « diverses gradations qu'elle a suivies.

« Ce fut en 1838 que je ressentis les atteintes d'un rétrécisse-« ment dans le canal de l'urètre ; j'y fis peu d'attention, et le mal « fut en empirant jusqu'en 1840, que j'en arrivai au point de ne « plus pouvoir uriner. Je fis appeler un médecin, qui m'ordonna « une application de 20 sangsues au périnée, et des bains pen-« dant plusieurs jours ; ce traitement me permit d'uriner, mais « un mince filet. Cet état de choses dura plusieurs années, avec « des alternatives de mieux ou de pire.

« Vers 1851, je me trouvai dans cette position, que je ne pou-« vais uriner que goutte à goutte, et seulement au moyen de « bains et de cataplasmes. Je sentais bien qu'il fallait pourtant « prendre un parti ; mais, vous l'avouerai je ? ce que j'entendais « raconter par des malades qui avaient été ou étaient dans le « même cas que moi, était peu encourageant. Plusieurs, qui « avaient été traités par des médecins réputés les plus habiles

« dans cette spécialité, étaient estropiés après avoir énormément
« souffert ; d'autres, après un traitement excessivement doulou-
« reux, avaient été obligés de s'arrêter, non pas guéris, mais un
« peu plus malades qu'avant.

« J'étais donc dans une cruelle incertitude, lorsqu'au commen-
« cement d'août 1853 , ma maladie ayant fait des progrès
« effrayants, et ne pouvant aller plus loin, j'entendis parler
« d'une opération que vous aviez pratiquée sur M. Fraigneau,
« propriétaire, rue de Clichy, 20. J'allai voir M. Fraigneau ; il me
« raconta la manière presque miraculeuse dont vous l'aviez
« opéré, et ce, après avoir épuisé la science des plus habiles pra-
« ticiens et subi les plus douloureuses opérations : il ne lui res-
« tait plus qu'à mourir. Il me parla avec une telle conviction et
« une si grande expression de reconnaissance envers vous, et
« voyant surtout gras et frais et parfaitement portant un homme
« qui, avant votre opération, ne pouvait, me dit-il, ni manger,
« ni dormir, ni marcher, que je me décidai sur-le-champ à m'a-
« dresser à vous.

« Cependant j'avais consulté M. le Dr Lesaulnier, qui m'avait
« ordonné un traitement à peu près pareil au premier que j'a-
« vais déjà suivi, et qui n'avait été, en résumé, qu'un palliatif.
« Je voulais en finir cette fois ; pourtant je lui fis part de ma ré-
« solution de me faire opérer par vous. Ce qu'il me dit n'était pas
« encourageant ; car il me fit entrevoir une opération excessive-
« ment douloureuse, et je me retrouvai encore frappé d'incerti-
« tude. Enfin, le 27 août, n'y pouvant plus tenir, j'arrêtai avec
« vous le jour de l'opération, qui fut fixé au lendemain.

« Maintenant, Monsieur, je ne puis vous dépeindre mon admi-
« ration pour le procédé inconnu dont vous usez. Tout ce que je
« puis dire, c'est qu'après moins d'une heure, pendant laquelle
« je n'ai pas ressenti la moindre douleur, à ce point que je me
« demandais quand commencerait l'opération, je me suis trouvé
« opéré, à mon grand étonnement ; que j'ai pu uriner en proje-
« tant un magnifique filet gros comme le petit doigt ; que j'ai pu
« rentrer chez moi à pied, et que je n'ai pas ressenti une minute
« de fièvre. Depuis ce temps , voici bientôt un an, je n'ai plus
« ressenti la moindre incommodité, et mes urines sortent aussi
« abondamment qu'il y a vingt-cinq ans.

« Voilà, monsieur le Baron, le résultat que vous désiriez con-
« naître. Veuillez me pardonner si je ne vous ai pas rendu plus
« souvent des visites que j'aurais craint de rendre importunes,
« et daignez agréer l'expression de ma vive reconnaissance et de
« mon entier dévouement.

    « Je suis avec un profond respect,

            « Monsieur le Baron,

        « Votre très-humble et très-obéissant serviteur.

                                    « GERMAIN.

« Rue Blanche, 100. »

La cause de la rétention, le rétrécissement, commençait à 7
centimètres 1/2, et elle s'étendait à 9 centimètres 1/3. Le rétrécissement était fibreux et fort étroit ; je le fis disparaître, et je
pénétrai plus avant, après avoir calibré la partie que je venais de
rétablir au diamètre de 5 centimètres. De 9 centimètres 1/2 à
14 centimètres 3/4, le canal était du calibre naturel ; mais, à
cette dernière profondeur, je rencontrai trois valvules très-fortes
que j'enlevai. Comme on le voit par la lettre écrite par le
malade, le succès fut prompt et ne fut pas acheté par trop de
douleurs.

1859.

M. Germain a conservé sa faculté de miction jusqu'à la fin de
ses jours. Lorsque je l'opérai en 1853, il souffrait déjà des douleurs qui annonçaient la carie des os des vertèbres ou du bassin.
Cette carie a été déterminée par l'habitude qu'il avait prise depuis
longtemps de se livrer à l'exercice de la pêche, qui l'obligeait
souvent à rester la partie inférieure du corps immergée dans
l'eau. De là, les abcès par congestion qui ont causé sa perte, cinq
ans après que je l'eus guéri.

Voici la lettre de son médecin, qui lui donna les derniers
soins ; cette lettre prouve que la miction s'était conservée facile
chez M. Germain, puisqu'elle se continua, même dans le grand

état de langueur qui longtemps précéda sa mort; elle est écrite par M. le Dr Pietra Santa, l'un des médecins par quartier de l'Empereur :

Paris, ce 12 mars 1859.

Très-honoré confrère,

En réponse à la demande que vous m'avez adressée au sujet de M. Germain, employé au cercle du boulevart Montmartre, je dois dire que, pendant les quarante jours où j'ai été appelé à lui donner des soins, après que le professeur Jobert de Lamballe lui avait ouvert à la partie externe de la cuisse droite un abcès par congestion, je n'ai jamais eu à me préoccuper de l'état des voies urinaires.

Voilà tout ce que mes souvenirs me permettent de dire au sujet de ce malade.

Veuillez agréer, très-honoré confrère, l'assurance de mes sentiments les plus distingués,

Dr PIETRA SANTA.

*Plusieurs blennorrhagies. — Rétrécissement légèrement fibreux à 11
centimètres, de 2 centimètres 1/2 de longueur, de 1 millimètre 1/4 de
calibre. — Quelques cordes fibreuses. — Opération le 11 juin 1853. —*
Rétablissement immédiat. *— Conservation du bien-être depuis six
ans et demi.*

(*Venu à moi directement.*)

M. L*** (1), employé, rue d'Enfer, 25, vint me consulter le
11 juin 1853. Il m'est envoyé par M. D***, également employé,
et que j'avais opéré et guéri huit mois auparavant. (Observation,
page 142.)

Ce malade a 53 ans, a toujours été sédentaire, et n'a eu d'autres maladies que des oppressions qui ont cessé, pour faire place
à une éruption dartreuse erratique qui a été un sujet de tourments pour lui. Cette éruption a à peu près cessé, non pas, suivant le malade, sous l'empire des moyens de la médecine ordinaire, quoique employée par le Dr Cazenave, si versé dans ces
maladies, mais, dit-il, sous l'empire de la médecine homœopa-
thique.

M. L*** a eu une première blennorrhagie à l'âge de 22 ans;
cette blennorrhagie fut suivie de trois autres; la dernière se déclara à l'âge de 40 ans. Ces blennorrhagies furent traitées par
les moyens ordinaires, qui furent ordonnés par M. Ricord.

Le canal de M. L*** commença à être fort rétréci, il y a onze
années, deux ans après l'apparition de sa dernière blennorrhagie; ce rétrécissement alla toujours en augmentant jusqu'à la
grosseur d'un bon fil, c'est-à-dire que le jet avait ce volume;

---

(1) Je n'ai pas mis le nom de M. L*** parce que cela n'est pas nécessaire,
puisque ma première édition le mentionne, et qu'ainsi *l'authenticité
suivie* n'est pas interrompue. Bien qu'on me permette de faire usage
d'une publicité entière, je dois n'en pas faire abus. Je ferai disparaitre
quelques autres noms de ma deuxième édition pour la même raison, et
cela ne m'empêchera pas d'avoir consacré authentiquement une vérité,
c'est-à-dire le bien-être obtenu *immédiatement* et *persistant*. C'est tout ce
que peuvent désirer les médecins, et cela me suffit.

les urines s'écoulaient alors avec douleurs, épreintes, efforts douloureux.

Le 11 juin 1853 je rendis à ce malade la *faculté d'uriner*, qu'il conserve intacte jusqu'à aujourd'hui, 27 octobre 1854.

Le cas de M. L*** était, sous le rapport du rétrécissement, très-simple ; ce rétrécissement avait seulement un peu de longueur, il avait 2 centimètres 1/2, était très-étroit et à peu près fibroso-vasculaire ; cependant il ne s'écoula qu'une ou deux gouttes de sang, ce qui prouve que la trame fibreuse était prédominante.

1859.

Voici la réponse de M. L*** à mes trois questions de la page 9 :

Paris, 9 juin 1859.

Monsieur,

Je viens vous remercier des soins que vous m'avez donnés, et vous dire que je me suis bien trouvé de l'opération que vous m'avez faite, opération douloureuse sans doute, mais qui n'a eu aucune suite fâcheuse, et ne m'a occasionné ni fièvre ni malaise aucun.

Recevez, je vous prie, Monsieur, mes sentiments de gratitude et de haute considération.

E. L***.

M. L*** est, comme on peut s'en assurer, le seul malade qui ait trouvé mon opération douloureuse ; mais que l'on remarque qu'il est venu à moi sans avoir mis des bougies, et qu'il a naturellement trouvé pénible le premier contact d'un corps étranger quelconque, surtout avec la sensibilité exceptionnelle présentée par ce malade. Du reste, M. L*** a conservé son canal depuis six années sans mettre de bougies, et est en parfaite santé, et enfin sa guérison est permanente. C'est ce que j'ai à prouver.

Je me trouve d'ailleurs bien heureux de voir que mon opération n'ait eu *aucune autre suite fâcheuse*..... que la *guérison*.

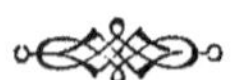

Blennorrhagie virulente en 1847. — Injection de nitrate d'argent. — Fâcheux résultats. — Rétention complète. — Traitement par les bougies rigides et la cautérisation par l'azotate d'argent. — Fièvres violentes. — Abcès au périnée. — Entré dans le service de M. Robert, à Beaujon. — Tentatives inutiles de traitement par les bougies. — Fièvres. — Sortie de l'hôpital. — J'opère le 1er avril 1854. — **Rétablissement immédiat.** *— Conservation du bien-être depuis huit mois. — Traité sans succès par M. le D^r *** et par la méthode Lallemand.*

(Envoyé par M. le Dr Robert.)

Le 1er avril 1854, M. Arthur Luciani, de l'île Maurice, étudiant en médecine, vient me trouver pour le débarrasser d'un rétrécissement de l'urètre. Après avoir été traité à l'île Maurice, il vint en France, à Toulouse, pour y étudier la médecine et aussi pour se faire traiter ; mais, ne jugeant pas que dans cette ville on pût le débarrasser de son mal, il vint à Paris, où il se fit traiter par deux chirurgiens distingués ; ces traitements n'ayant pas réussi, il vint me demander mes soins.

Je l'opérai aussitôt et le guéris immédiatement.

M. Luciani retourna, quelques jours après, à Toulouse, pour y continuer ses études, et, sur ma demande, il m'envoya la rédaction de son observation, que je transcris ici :

« Après un coït suspect qui eut lieu dans la nuit du 21 sep-
« tembre 1847, j'aperçus le matin, à mon réveil, une goutte
« blanche que la pression de la base du gland faisait sourdre de
« l'urètre. Tout inquiet, je ne fis qu'un bond de la maison où
« j'étais à la demeure de l'un des médecins les plus en renom de
« l'île Maurice. Après m'avoir soigneusement examiné, M. X...
« me dit : Vous avez une blennorrhagie qui s'annonce mal ; il
« faut vous astreindre à une diététique sévère, purement émol-
« liente, et à la médication que je vais vous prescrire : vous
« prendrez des bains de son et des tisanes rafraîchissantes ; puis,
« aussitôt que l'inflammation sera calmée, vous commencerez
« l'usage du copahu et du poivre cubèbe... Huit jours durant, je
« suivis la prescription susdite ; l'inflammation cessa, mais l'écou-
« lement continua. Voyant qu'après deux mois je n'arrivais à
« aucun résultat, je me fis donner, par un pharmacien de mes

« amis, le moyen thérapeutique que tous les médecins de mon
« pays employaient dans les inflammations chroniques de l'urè-
« tre, l'injection au nitrate d'argent du formulaire... Époque
« fatale ! deux ou trois injections suffirent pour me faire éprou-
« ver tous les *symptômes d'une rétention ;* quand, après quelque
« temps, je parvenais à pisser, mon jet titubait à gauche et à
« droite, s'épanchant souvent comme d'un crible, et cela quoi
« que je fisse pour neutraliser cet effet singulier.

« Quelques années s'écoulèrent ainsi avec progrès incessants
« de l'hypertrophie de la membrane interne de l'urètre. Le mo-
« ment vint où l'oblitération me laissait si peu de trêve, qu'il
« fallut requérir de nouveau l'aide de l'art.

« Arrivé depuis quelque temps à Toulouse, où je faisais mes
« études médicales, je pensai cependant que je trouverais à
« Paris une guérison plus prompte et plus certaine ; je partis
« donc pour Paris le 7 novembre 1853, à l'effet de me confier à
« M. le Dr X...

« Ce praticien employa les moyens suivants pendant la durée
« de son traitement : explorations avec bougies en gomme élas-
« tique ; au fur et à mesure de la pénétration de l'une d'elles,
« sonde correspondante rigide ; l'azotate d'argent, porté direc-
« tement sur les points affectés (méthode Lallemand) (1). Pour
« auxiliaires du traitement chirurgical, bains et abondantes bois-
« sons rafraîchissantes. Cette médication violente ne me causa
« cependant aucun trouble fonctionnel les quinze premiers jours ;
« mais, à compter de ce temps, la fièvre m'envahit et ne me
« quitta plus. Quarante-cinq jours après le commencement des
« manœuvres, un gonflement prodigieux de la région périnéale
« et des bourses annonça une nouvelle complication.

« Nous étions au 5 janvier : j'avais passé deux mois à user ma
« santé générale pour soutenir la lutte, mes ressources en ar-

---

(1) Maintenant que Lallemand est mort, on peut le dire sans le cha-
griner, chose que j'ai toujours évitée, sa méthode est quelquefois désastreuse, et *sa manière* de porter le caustique dans l'urètre est la plus
irrationnelle que je connaisse. Son livre sur le traitement des pertes sé-
minales est un *roman* au moins pour les neuf dixièmes, et encore je suis
indulgent.

« gent étaient épuisées; ce que voyant, je requis de la bien-
« veillance de M. X... de me recommander à l'une de ses con-
« naissances des hôpitaux; il m'envoya à M. le Dr Robert, à
« Beaujon, qui voulut bien m'accepter dans son service. Je fus
« visité le même soir par l'interne de garde, qui m'ouvrit l'ab-
« cès considérable que j'avais au périnée.

« Le lendemain, M. Robert tenta d'introduire dans mon urè-
« tre une bougie conique en cire, presque filiforme; il réussit;
« il me commanda de la garder, mais il me fut impossible de la
« tolérer plus que quelques minutes (1). Je le dis à M. Robert,
« qui n'insista pas et qui me recommanda de ne pas me tracas-
« ser de ce résultat négatif. Il s'en tint aux cataplasmes sur le
« périnée et aux boissons mucilagineuses pendant un mois. Ce
« temps suffit pour me ramener à la santé et me mettre à même
« de prendre des bains pour parachever le ramollissement des
« tissus indurés, et permettre à M. Robert de tenter de nouveau
« un moyen de guérison du rétrécissement. Mais, ô déception !
« rien ne fit; des bougies de toutes sortes vinrent *s'humilier* au
« seuil de l'obstacle (2) !

« L'insuccès des tentatives de M. Robert me décida à lui de-
« mander mon *exeat*; je l'obtins, et M. Robert me conseilla
« d'aller trouver de sa part M. Heurteloup.

« Je me rendis avec d'autant plus d'empressement à cet avis,
« que, quelques jours avant ma sortie, j'avais fait la connaissance
« d'un malade (M. O***, obs. p. 161) qui avait été guéri par
« M. le Dr Heurteloup, me donnant pour certaine ma guérison,
« si je faisais la démarche de me présenter chez lui. Je me rendis
« en toute sécurité chez ce chirurgien, que je connaissais, en ma
« qualité d'étudiant, comme l'inventeur de la lithotripsie.

« Arrivé chez M. Heurteloup, il m'envoya prendre un bain

---

(1) Voilà une bougie qui ne guérit pas et qui est plus difficile à supporter que mon opération, qui guérit immédiatement.

(2) Beaucoup de chirurgiens parlent d'inciser sur le rétrécissement, et
c'est ce que mon habile confrère, M. Robert, fait aussi bien et même
mieux qu'un autre; mais on voit qu'il faut d'abord dilater l'urètre pour
pouvoir introduire l'instrument tranchant. Je n'ai jamais besoin de dilater, et je rends le canal libre presque toujours de suite, et quelle que soit
son étroitesse.

« d'une demi-heure, et, à mon retour, il me fit coucher sur un
« meuble approprié sur lequel tous mes membres étaient dans le
« relâchement. L'opération commença, et, chose merveilleuse,
« je sentis bientôt des bougies de tout calibre glisser dans mon
« urètre (1), comme s'il était à l'état de parfaite perméabilité ;
« puis des instruments suivaient le même mode de pénétration,
« sans que j'eusse d'autre sensation qu'une pesanteur vers le
« périnée et une traction légère du ligament suspenseur de la
« verge. Cette sensation était pénible, mais d'une manière très-
« peu intense. Quoi qu'il en soit, je me trouvai guéri, c'est-à-
« dire que, me présentant une cuvette pour uriner, M. Heurte-
« loup n'eut pas le temps de me la passer ; le jet d'urine se fit
« jour et alla inonder le tapis, à quelque distance de moi. Deux
« mois se sont écoulés depuis ce mémorable événement (heureux
« s'entend), et la miction se maintient tout comme après l'opé-
« ration. »

Le mal de M. Luciani consistait en plusieurs rétrécissements
qui commençaient à 12 centimètres 1/2. Ces rétrécissements
fibreux, très-près l'un de l'autre, avaient quelques millimètres
de longueur chacun ; mais leurs ouvertures, très-petites (1 millimètre 1/2), ne se correspondaient pas. Ces rétrécissements
disparus, il resta deux énormes onglets en panier à pigeons, un
partant du haut du canal, l'autre du bas. Dans ces onglets,
les bougies pochaient et ne pouvaient pénétrer dans la vessie.
Voyant que la miction s'opérait parfaitement bien, je laissai là
ces onglets. Il s'ensuit que le malade jouit d'une miction complète, quoiqu'on ne puisse pas introduire de bougies. J'ai plusieurs malades dans ce cas. Si l'on considère maintenant qu'il
est beaucoup de malades chez lesquels on introduit des bougies
énormes, sans que pour cela ils en pissent mieux, on en conclura
que l'*introduction* possible de la bougie ou la *non-introduction*
ne sont pas absolument une preuve ni de la restauration ni de la
perte de la faculté de miction.

---

(1) M. Luciani, qui est un étudiant en médecine, doit peser tout ce
qu'il dit ; et cependant il exprime son étonnement *de sentir d'abord parcourir son urètre par des bougies.* Eh bien, puisque j'introduisais des
bougies de tout calibre, je l'avais donc opéré ; il ne l'avait pas senti !

Aussitôt après la guérison de M. Luciani, je l'ai envoyé à l'hôpital Beaujon, pour se soumettre à l'inspection de M. Robert, mais il ne l'a pas trouvé. M. Luciani s'est présenté à M. Pain, interne.

Pressé de retourner à Toulouse pour continuer ses études, M. Luciani est parti quelques jours après son opération.

Aujourd'hui 26 juillet 1854, M. Luciani m'écrit qu'il se porte *parfaitement bien*, que le résultat de mon opération marche toujours *en sens prospère*, et qu'il demeure à Toulouse, rue Pargamminières, 57.

Aujourd'hui 26 octobre, huit mois après l'opération, M. Luciani est dans un état parfait, comme on peut s'en assurer.

1859.

Malgré toutes mes recherches, je n'ai pu retrouver M. Luciani. J'ai écrit à l'île Maurice, on n'a pu me donner de ses nouvelles. Si ce livre tombe dans ses mains, je lui serai obligé de vouloir bien m'écrire un mot et me dire où il en est; je publierai sa lettre dans ma troisième édition, quoique j'aie bien peu d'espérance, en considération des grands désordres que présentait ce malade, de recevoir l'assurance qu'il ait conservé sa faculté de miction; j'accepterai avec reconnaissance les détails qu'il voudra bien me donner à ce sujet. Placé par suite des épreuves qu'il a subies avant d'être soumis à mon traitement dans les cas où je dois interférer à plusieurs reprises pour obtenir la guérison, il ne doit pas craindre de me rendre un compte défavorable; car je n'ai pas la prétention de lui avoir rendu pour toujours la faculté de miction sans y revenir. Pour peu que la fonction s'exécute à un petit degré, je me sentirai satisfait, car, en fait de rétrécissements, il y a une bien grande différence entre *peu* ou *pas du tout*.

*Rétrécissement depuis six mois. — Grande anxiété. — La partie rétrécie
située à 14 centimètres. — 2 centimètres de longueur. — Étroit de 2 millimètres serrés. — Opération le 21 novembre 1853. —* **Rétablissement
immédiat.** *— Canal conservé depuis six années.*

(Envoyé par M. le Dr Cosson.)

M. B*** (1), employé, demeurant impasse d'Argenteuil, 7,
42 ans, m'est envoyé par M. le Dr Cosson, le 17 novembre 1853;
je lui dis de revenir le 21, et ce jour je l'opérai et le guéris.
Je fis disparaître un rétrécissement situé à 14 centimètres, de
2 centimètres de longueur, fibreux, mais peu dur. Ce rétrécissement était très-étroit et recevait une bougie de 2 millimètres
serrée; la miction se faisait fort mal.

L'opération faite, je renvoyai M. B*** en lui recommandant
de ne rien faire, de ne pas surtout se mettre de bougies, et
de continuer à vivre comme à son ordinaire, observant seulement de rester plus tranquille le jour de l'opération et le lendemain : c'est ce qu'il fit.

Je n'en avais plus entendu parler, lorsque je lui écrivis, le
28 juillet, de m'envoyer de ses nouvelles, et d'y ajouter la relation de son cas; il me répondit par la lettre suivante :

« Paris, 1er août 1854.

« Monsieur le Baron,

« J'étais absent de Paris lorsque votre lettre me parvint; je
« m'empresse d'y répondre article par article.

« La date précise du commencement de ma maladie est diffi-
« cile à fixer. Autant que je puis me le rappeler, la difficulté
« d'uriner remonte bien à six années; cette difficulté a toujours
« été en augmentant, jusqu'au mois d'août 1853 : à cette épo-
« que, la difficulté était telle que je mettais bien cinq minutes à
« uriner. J'en causai alors avec notre ami commun, le Dr Cosson,
« qui me conseilla, dès le mois d'août, d'aller vous trouver pour

---

(1) Voir la note de la page 105.

« me confier à votre talent. Obligé de m'absenter pendant le
« mois de septembre, je remis à mon retour à aller vous rendre
« visite, et ce n'est que le 21 novembre 1853 que je vins enfin
« vous trouver, alors que la difficulté d'uriner était telle qu'il
« me fallait attendre dix minutes, au moins, avant qu'un jet à
« peine visible sortît du canal ; la douleur, pendant que j'urinais,
« était telle, à cette époque, qu'il me fallait un point d'appui
« pendant cette opération.

« Jusque-là, je n'avais rien fait pour me soigner ; je pensais
« que des bains suffiraient pour me soulager; je m'abstenais
« seulement de café, de liqueurs; mais lorsque, sur l'avis du
« Dr Cosson, je vins vous rendre visite, j'étais depuis quinze
« jours atteint par la fièvre causée par les douleurs de vessie.

« J'avais toujours reculé ma visite, ne pouvant croire que vous
« faisiez de suite et si promptement l'opération, et craignant
« d'être obligé de faire un traitement pendant plusieurs mois;
« enfin, j'arrivai chez vous le 21 novembre, à deux heures de
« l'après-midi, et après une heure environ passée sur le lit de
« douleur (1), je fus bien étonné et bien heureux de me voir

---

(1) Je laisse ce mot de M. B***, pour faire remarquer qu'un petit lit
commode pour opérer, tant relativement au malade qu'au chirurgien,
n'est pas un *lit de douleur*, mais un lit *qui empêche la douleur*. Je fais
cette observation parce que, quelque opération que je fasse, je me place
toujours dans les circonstances les plus favorables au succès de mon opération. Il est bon de combattre ce préjugé qui fait fuir un malade devant
le lit de douleur qui *prévient* les douleurs, pour aller se fourrer dans les
mains d'un chirurgien qui donne d'horribles douleurs parce qu'il place in-
commodément son malade, sur le premier lit venu. J'opère toujours les
malades atteints de rétrécissements, de pierre et de toute autre maladie des
organes génito-urinaires, sur un *lit de douleur*, et l'on verra que tous
disent qu'ils ne souffrent pas.

1859. — Je voulais donner dans cette édition les principes qui me di-
rigent dans mes opérations, et commencer par parler de la position que
je donne au malade, et des raisons de cette position. Je voulais en conséquence faire dessiner le petit lit duquel je fais usage, mais j'ai renoncé
à cette idée, pour parler du système en général dans un seul et même
ouvrage. Si l'on voulait cependant avoir une idée exacte du lit dont il est
question et que j'appelle *lit statique*, on le trouvera dessiné à la page 26
de mon travail sur l'*Art de broyer la pierre dans la vessie*, duquel je
place le titre dans la note de la page 18 du présent livre.

« uriner comme aux beaux jours de ma jeunesse. Cette opéra-
« tion, que je redoutais tant, puisque le rétrécissement du canal
« avait plusieûrs lignes de longueur, a été pour vous un jeu :
« ainsi, après une demi-heure de travail, vous êtes arrivé à
« m'élargir tellement le canal, que les bougies de 6 millimè-
« tres 2/3 entraient sans la moindre difficulté, tandis qu'avant
« l'opération, une bougie de la grosseur d'une aiguille ne pou-
« vait arriver au fond du canal.

« L'opération a eu lieu sans une goutte de sang; j'ai été plu-
« sieurs jours un peu fatigué et obligé de marcher très-peu;
« mais depuis la fin de l'opération, je n'ai éprouvé aucune diffi-
« culté pour uriner, et depuis neuf mois je n'ai pas ressenti la
« moindre douleur, je ne me suis pas aperçu que le canal se ré-
« trécît le moins du monde; enfin rien, jusqu'à présent, n'a pu
« me faire douter d'une guérison complète.

« Voici, mon cher docteur, la relation bien exacte de l'état de
« ma vessie avant ma visite, et de son état actuel. Je ne puis que
« vous renouveler tous mes remercîments et vous assurer de ma
« reconnaissance.

« ALPH. B***.

« Impasse d'Argenteuil, 7. »

Aujourd'hui, 8 décembre 1854, M. B*** continue à se bien
porter.

1859.

Voici la réponse de M. B*** à mes trois questions de la page 9.
Cette réponse fait connaître son état actuel.

Paris, 14 mai 1859.

Mon cher Docteur,

*En réponse à votre lettre, dans laquelle vous me demandez dans quel
état je me trouve relativement à l'opération que vous m'avez faite,*

*Cet état est satisfaisant, je ne saurais que m'en louer; cependant, bien
que le jet se soit conservé, je commence cependant à éprouver un peu plus*

*de difficultés pour uriner ; j'irai un de ces jours vous demander un peu
plus de passage.*

*Quant à la douleur que j'ai éprouvée pendant votre opération, la lettre
que je vous ai écrite le 1er août 1854 et que vous avez publiée, indique
assez qu'elle n'a pas dû être bien grande ; s'il avait dû en être autrement,
le docteur Cosson, qui m'a adressé à vous, ne l'aurait pas fait.*

*Je vous renouvelle, mon cher Docteur, tous mes remerciements et l'as-
surance de mes sentiments affectueux,*

Alph. B***.

Impasse d'Argenteuil, 7.

Puisque M. B*** n'est pas venu me redemander *un peu plus
de passage,* c'est probablement pour deux raisons : 1° parce qu'il
n'est pas bien pressé, et 2° parce qu'il sait qu'il peut l'avoir en
un moment. Or, quand on constate d'après l'affirmation du malade que ce moment est à peine accompagné de douleur, cela est
certainement remarquable. Mais, tel qu'il est, ce cas ne prouve
pas moins qu'en un moment, M. B*** a acquis pendant cinq années la faculté de miction, et qu'il conserve encore en grande
partie cette faculté qui était complétement perdue, comme l'a
constaté M. le Dr Cosson, et comme le dit M. B*** lui-même.

Depuis que j'ai opéré M. B***, M. le Dr Cosson est mort d'une
affection de poitrine, et je profite de cette occasion pour rappeler qu'il fut un homme excellent, un bon praticien et un médecin bienfaisant.

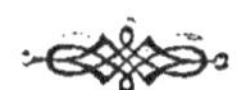

Valvules et rétrécissement fibreux, chez un phthisique au 3ᵉ degré, situé à 14 centimètres 1/2, et dans une longueur de 3 centimètres. — Opération malgré l'état avancé de la phthisie. — **Rétablissement immédiat** *du cours des urines, sans aucune aggravation de l'état général.*

(*Amené par* M. le Dʳ DUFOUR, de Villefranche.)

Dans le mois de février de l'année 1851, M. le Dʳ Dufour (de Villefranche) fut appelé par M. FONDRIAT, maître bourrelier, rue Cadet, 20, pour le soigner d'une affection de poitrine ancienne. M. Dufour prescrivit le traitement en usage dans ces cas et recommanda, en partant, au malade de se garder de s'exposer au froid. La femme du malade, à cette recommandation, dit que son mari ne pouvait la suivre, attendu que depuis dix années il était obligé de se lever onze à quinze fois la nuit pour uriner debout, et qu'elle-même devait lui donner des soins, car le peu d'urine que son mari rendait avec effort était souvent accompagnée de déjections alvines qui demandaient l'intervention de la pauvre femme. M. Dufour aussitôt examina l'urètre du malade, et n'ayant pu introduire la bougie la plus fine, il me l'amena le lendemain de sa visite, en me priant de lui rendre le cours des urines facile, afin que lui pût, avec quelque chance de succès, traiter le malade de sa maladie de poitrine.

L'examen que je fis de M. Fondriat me fit dire à M. Dufour qu'il m'amenait là un phthisique au troisième degré, et que je craignais que, bien que l'opération que j'avais à faire fût ordinairement innocente, l'état général du malade ne lui donnât plus d'importance.

A cette observation mon confrère me répondit que sans doute ma crainte était fondée, mais qu'il n'y avait pas moyen de remettre à un autre temps le soin de donner au malade la faculté d'uriner, et qu'il fallait opérer, *quand même.*

Je gardai donc le malade et l'opérai le même jour. Je trouvai à 14 centimètres 1/2 une série de valvules fibreuses enchevêtrées, terminées par un cylindre fibreux. Je fis disparaître ces obstacles, qui avaient, à peu près, 3 centimètres de longueur, par les

moyens appropriés, et je renvoyai immédiatement le malade
chez M. Dufour, en lui recommandant de lui montrer comment
la miction s'opérait ; c'est ce qu'il fit, à la grande surprise de
mon confrère.

M. Fondriat n'eut aucune fièvre, aucun malaise, et M. Dufour
continua le traitement de la phthisie.

Depuis l'opération, la miction s'opéra largement, sans douleur, et cet état de bien-être prolongea probablement les jours
du malade, qui vécut encore quinze mois.

1859.

Je n'ai rien à ajouter ici, si ce n'est de dire que M. Fondriat
doit compter parmi les malades guéris *radicalement*, d'après la
remarque que j'ai placée page 95, pour indiquer ce que signi-
fiaient les mots guérison *immédiate*, — guérison *permanente*, —
guérison *radicale*.

*Blennorrhagie et rétrécissements multiples fibro-vasculaires. — Tissus ci-
catriciels produits par des cautérisations antécédentes. — Fièvres produites par des bougies introduites sans résultats heureux. — Entré à
l'hôpital Beaujon, sous les soins de M. Huguier. — Le malade m'est
envoyé après un an de séjour dans cet hôpital.— Opération le 19 mars.
— Guérison des rétrécissements et de la blennorrhagie. — **Rétablissement immédiat.** — Bien-être persistant depuis sept années.*

(Envoyé par M. HUGUIER.)

Le 19 mars 1853, mon distingué confrère Huguier, chirurgien
de l'hôpital Beaujon, m'envoya un malade qu'il avait depuis
longtemps sous ses soins à l'hôpital Beaujon, et dont la maladie
avait persisté. Ce malade, ancien juge de paix, et homme de
beaucoup d'intelligence, m'arriva à *deux heures* de l'après-midi,
et je le renvoyai guéri à *trois heures et demie*, heûre à laquelle
il fut de retour à l'hôpital.

Je demandai, quelques mois après, à M. Dambrin qu'il voulût
bien me donner l'histoire de sa maladie ; il me remit un exposé
assez long, mais que je transcris littéralement, parce qu'il est
rempli de détails qu'il importe de publier comme *émanant* des
chirurgiens qui ont pris son observation à l'hôpital Beaujon.

« DAMBRIN (Pierre-Désiré), âgé de 55 ans, est entré à l'hôpi-
« tal Beaujon le 12 octobre 1852, pour y être traité d'un rétré-
« cissement de l'urètre.

« D'un tempérament sanguin, facilement irritable, il est doué
« d'une bonne constitution. Cependant il a toussé et craché toute
« sa vie ; il pense devoir la susceptibilité de sa poitrine à son
« père, mort à 25 ans d'une phthisie pulmonaire non hérédi-
« taire, il est vrai, mais accidentelle ; sa mère a vécu 74 ans
« sans autre maladie qu'une fluxion de poitrine, dont elle est
« morte.

« A dix-huit ans, il contracta une maladie syphilitique, mala-
« die qu'il traita par les moyens ordinaires.

« Jusqu'à l'âge de 30 ans, il jouit d'une excellente santé, ha-

« bitant la campagne, faisant un fréquent usage de l'équitation,
« alternant avec le travail de cabinet ; il ne se plaignait que d'une
« surabondance de sang, ce qui le forçait à s'en faire tirer deux
« fois par an.

« A la fin de 1828, il eut une blennorrhagie suivie de violentes
« douleurs articulaires qui le retinrent plusieurs mois au lit, et
« ne cédèrent qu'à l'emploi de nombreux bains sulfureux et de
« vapeur. Quant à la maladie occasionnelle, elle fut, à peu près,
« abandonnée à elle-même et se guérit comme elle put.

« En 1829, nouvelle blennorrhagie accompagnée des mêmes
« effets, du même traitement, et suivie du même résultat.

« A peine convalescent, il prit une voiture pour s'en retourner
« dans son pays ; mais, en route, il fut pris d'un violent point de
« côté. Forcé de s'arrêter, il eut une fièvre putride dangereuse,
« mais dont il se tira heureusement.

« A la fin de 1831, le jet d'urine, qui diminuait chaque jour,
« s'arrêta tout à coup ; on envoya chercher le premier médecin
« venu, qui pratiqua le cathétérisme, non sans peine. M. Dam-
« brin continua pendant un mois à introduire tous les deux jours
« des sondes qui dilatèrent un peu le canal.

« En 1834, il vint à Paris exprès pour se faire traiter par un
« chirurgien en renom. Adressé à Breschet, celui-ci le cautérisa
« sept fois avec le nitrate acide de mercure réduit à l'état de
« pâte. Chaque fois l'opération amena le frisson et une *fièvre*
« *violente* dont la durée était de *plusieurs semaines*. Les quatre
« premières cautérisations réussirent assez bien, mais les trois
« dernières n'eurent aucun résultat, *tant* le sang sortait abon-
« damment au seul contact de la sonde.

« L'exploration du canal, faite avant la cautérisation, avait
« signalé un rétrécissement en avant de la prostate, à sept pou-
« ces 1/2 de profondeur, ayant une forme conique.

« En 1838 et 1841, le malade eut encore deux blennorrhagies,
« toujours accompagnées de douleurs articulaires et toujours
« abandonnées à elles-mêmes, c'est-à-dire sans traitement autre
« que l'usage abondant d'orgeat et de sirops analogues.

« Du reste, à aucune époque, le malade dit n'avoir jamais fait
« d'injections.

« Depuis la cautérisation, cinq fois le malade a eu recours à la

« chirurgie pour son rétrécissement. Traité chaque fois par la
« dilatation au moyen de bougies et de sondes, soit à demeure,
« soit intermittentes, traité une fois avec des bougies aluminées,
« une autre par des injections de ratanhia, il a *toujours* éprouvé
« *des fièvres* plus ou moins longues, plus ou moins dangereuses ;
« une fois entre autres, en 1847, en voulant persister dans le
« maintien des sondes, malgré l'état fiévreux du malade, il sur-
« vint des abcès au périnée, qui mirent sa vie en danger (1).

« Un fait à signaler, c'est que depuis plus de vingt ans, *il sort*
« *de l'urètre* du malade une matière jaunâtre, glutineuse, ta-
« chant ses chemises, et qui, d'après ce qu'il nous dit, sort si
« abondamment tous les ans au printemps, qu'on croirait qu'il
« a une chaude-pisse (2) ; seulement l'émission se fait sans dou-
« leur, et cet état dure à peine une semaine.

« A son entrée dans le service de M. Huguier, le 18 octobre
« 1852, le malade urinait goutte à goutte ; parfois même l'urine
« ne passait pas du tout, ce qui nécessitait l'emploi fréquent des
« bains et des cataplasmes.

« Le même jour on lui introduisit, non sans peine, une bougie
« de la plus petite dimension ; puis, quelques jours après, une
« autre un peu plus forte, *qui donna de la fièvre*. Alors on sus-
« pendit le traitement, pour le recommencer une semaine après,
« avec le même résultat.

« Étant survenu au malade d'abord un violent rhume de poi-
« trine, puis une diarrhée persistante, qui ne permirent plus
« l'emploi des bougies qu'à de rares intervalles, sur un homme
« si irritable, il se trouvait, *après cinq mois de séjour à l'hôpi-
« tal*, à peu près dans le même état qu'à son entrée, seulement
« avec la fatigue et le découragement de plus ; lorsque M. Hu-
« guier l'engagea fortement à se mettre entre les mains de
« M. Heurteloup, dont il lui avait déjà parlé plusieurs fois. Le
« malade se décida, et le 19 mars 1853 il alla trouver M. Heur-

(1) Encore des fièvres graves par les bougies.

(2) On verra que mon opération a enlevé et la blennorrhée habituelle
et la blennorrhée si abondante du printemps. Voilà déjà un printemps de
passé ; je suivrai le malade les autres printemps, et j'en rendrai compte
dans mes revues rétrospectives.

« teloup; comme nous n'étions pas présent à l'opération prati-
« quée par ce chirurgien, nous laisserons parler le malade.

« Il s'exprime ainsi :

« Arrivé chez M. Heurteloup, il me plaça commodément sur
« son lit à opérations, m'explora le canal, puis il m'introduisit
« un instrument dont je ne vis ni la forme ni la nature, ma vue
« étant cachée par un petit rideau (1) ; je sentis pénétrer l'ins-
« trument dans la partie rétrécie, puis la franchir, et aussitôt
« je fus soulagé ; M. Heurteloup retira l'instrument, et m'in-
« troduisit immédiatement une bougie d'une dimension corres-
« pondante que je *gardai un instant*. Une seconde opération,
« faite exactement de la même manière, avec des instruments
« d'un plus fort calibre, produisit les mêmes effets ; l'instru-
« ment retiré, on me mit de suite une très-grosse sonde que je
« gardai *un instant* ; puis je me levai et tout fut fini.

« Les deux opérations durèrent à peine 2 à 3 minutes (2).

« Il sortit quelques gouttes de sang, mais en très-petite
« quantité.

« Je revins aussitôt à Beaujon, en assez bon état de corps et
« d'esprit pour pressentir qu'il ne surviendrait aucun accident.
« Je me couchai et me mis à boire beaucoup de thé ; j'urinai
« plusieurs fois dans la soirée et dans la nuit ; les deux pre-
« mières fois seulement avec une douleur assez vive, occasion-
« née sans doute par un caillot de sang que je rendis la seconde
« fois. La nuit a été bonne, cependant j'ai peu dormi.

« Le 20 mars. Ce matin M. Huguier visite le malade, qui est
« très-calme et n'a pas de fièvre. Nous sommes témoins de l'état
« de l'opéré, puisqu'il s'est introduit avec facilité, au moment
« de la visite, la grosse bougie que M. Heurteloup lui avait mise
« hier, avec recommandation de ne la garder qu'une minute au
« plus.

---

(1) Je place ce rideau pour empêcher le malade de voir les mouvements de mes mains ; car, lorsqu'il voit ce mouvement, il se contracte
involontairement et me fait sentir des saillies qui véritablement n'exis-
tent pas.

(2) M. Dambrin, en contant l'opération que je lui fis à M. l'interne
qui écrit son cas, parle seulement du temps que je mis à faire disparaitre
la partie rétrécie, et non pas de l'examen préliminaire, qui fut plus long.

« Le 21. Le malade est très-bien ; un sommeil profond de
« sept heures consécutives lui donne l'aspect d'un homme en
« parfait état de santé. La miction se fait bien, mais elle est ac-
« compagnée d'un peu de douleur. Le malade n'a pu introduire
« la bougie d'hier ; il a eu recours à une autre d'un plus faible
« calibre. Du reste, nul symptôme de fièvre ; le malade se lève
« et marche comme à son ordinaire.

« Le 22. Même état qu'hier ; le malade éprouve un peu de
« chaleur dans l'urètre.

« Le 23. Réintroduction avec facilité de la grosse bougie du
« premier jour. La miction se fait de mieux en mieux ; le jet
« d'urine est fort et vigoureux ; toute douleur a presque cessé.

« Le 26. Même état que les jours précédents. Le malade se
« trouve si bien qu'il a manifesté le désir de sortir ; mais M. Hu-
« guier l'engage à rester encore pour juger de l'effet à venir de
« l'opération.

« Le 1er avril. Aucun changement ; le jet d'urine continue à
« être fort et vigoureux ; l'introduction *momentanée* de la grosse
« sonde a toujours lieu sans difficulté.

« Le 12. Rien de nouveau, si ce n'est que le malade nous si-
« gnale que *l'écoulement continuel qui tachait sa chemise semble*
« *avoir disparu.* Il est remarquable, en effet, que rien sur sa
« chemise, qu'il porte depuis une semaine, n'indique de trace
« d'écoulement purulent ou muqueux (1).

« Le 29. Le malade est sorti, sur sa demande, en parfait état
« de santé. Depuis un mois qu'il est opéré, le jet d'urine n'a pas
« diminué ; la grosse bougie passe toujours facilement ; du reste,
« il ne se l'introduit que pour sa satisfaction et ne la garde
« qu'un instant. Il nous promet de venir nous mettre au courant
« des changements qui pourraient survenir dans sa situation de
« santé.

---

(1) Bien souvent il en est de même, j'enlève l'écoulement avec la partie
rétrécie. Cela arrive fréquemment dans les *gouttes militaires* pour parler
militairement ; dans ces cas le malade n'a qu'un rétrécissement très-léger,
et alors il s'exténue à se traiter inutilement par les médicaments internes et
les injections, lorsqu'il lui faudrait le traitement *éclectique immédiat*.
Cependant je dois dire que, pour ces gouttes militaires, je ne réussis pas
toujours.

« Le 15 mai. Nous avons revu le ci-devant malade ; il jouit
« d'une excellente santé. Le jet d'urine est toujours fort et vi-
« goureux, et, pour nous servir de son expression, il pisse
« comme à vingt ans. »

J'apprends aujourd'hui que M. Dambrin continue à se bien
porter ; il demeure chez M. Lefort, rue Neuve-des-Petits-
Champs, 76.

1859.

Voici la lettre que m'adresse M. Dambrin, en réponse à mes
questions de la page 9 de cette édition, réponse qui fait connaître son état actuel.

Paris, ce 12 avril 1859.

Monsieur le Baron,

Vous désirez savoir dans quel état je me trouve, par suite de l'opéra-
tion que vous avez pratiquée sur moi il y a sept ans.

Depuis cette opération l'urine sort sans effort comme sans douleur, et
sinon aussi abondamment, du moins assez pour m'éviter l'emploi des
sondes ou des bougies, auxquelles, avant l'opération, j'étais forcé d'avoir
recours très-souvent.

Depuis sept ans je n'ai cessé de considérer comme un bienfait inappré-
ciable l'opération aussi prompte que peu douloureuse qui a mis fin dans
une minute à un mal insupportable, contre lequel jusque-là avaient
échoué tous les moyens employés par les sommités de la science.

J'ai conservé une vive reconnaissance, dont je vous prie d'agréer de
nouveau l'expression.

Recevez, monsieur le Baron, l'assurance de mes sentiments les plus
distingués,

DAMBRIN.

Rue Neuve-des-Petits-Champs, 76.

*Blennorrhagie permanente. — Rétrécissement fibreux ancien, durci par l'usage des sondes, situé à 10 centimètres, s'étendant de là jusqu'au col. — Perforation avec un mandrin d'acier, et communication de l'urètre avec l'intestin. — Écoulement des urines par l'anus. — Je fais l'opération. — **Rétablissement immédiat du canal,** suppression **immédiate** de la blennorrhée, et fermeture **immédiate** de la fistule. — Traité infructueusement par MM. Ségalas et Tanchou. — Bien-être persistant depuis quatre années.*

(Amené par M. le Dr DUFOUR, de Villefranche.)

Le 10 janvier 1851, M. le Dr Dufour (de Villefranche) vint me présenter un malade, M. Racine, en me disant qu'il n'en serait pas de même de ce malade que d'un autre qu'il m'avait précédemment amené (il s'agit de M. Fondriat, page 116), c'est-à-dire que je ne le lui renverrais pas guéri en aussi peu de temps. Je voulus examiner M. Racine, et lorsque je lui demandai d'uriner dans une cuvette, M. Dufour me dit qu'il fallait une cuvette par devant et une par derrière : effectivement, M. Racine rendait ses urines un peu par la verge, goutte à goutte, et tout le reste par l'anus.

Je dis à mon confrère que cela ne me paraissait pas absolument impossible de guérir ce malade comme l'autre, et que je lui rendrais une réponse dans la journée. M. Dufour laissa donc le malade avec moi, et je demandai à M. Racine l'histoire de son infirmité.

« J'ai, me dit M. Racine, 54 ans ; j'ai contracté, à l'âge de « 17 ans, une blennorrhagie que je traitai, suivant l'avis de l'un « de mes camarades, en avalant une boisson que j'obtins en fai- « sant infuser dans de l'eau une coloquinte concassée. Ce trai- « tement me produisit une horrible purgation accompagnée de « déjections sanguines et d'affreux ténesmes. Mon inflammation « de l'urètre n'en continua pas moins, et je la conservai *toute la* « *vie ainsi que l'écoulement ;* cependant de loin en loin cela s'ar- « rêta, mais pendant un temps fort court.

« En 1828, étant pris d'une rétention complète, j'appelai

« M. le Dr Lalourcey, qui me sonda et me fit uriner pendant
« quelque temps avec moins de difficulté.

« Je vécus dans cet état précaire jusqu'en 1830, époque à la-
« quelle je consultai M. le Dr Ségalas, qui, après avoir pris une
« empreinte avec une bougie de cire, m'introduisit dans l'urètre
« une bougie d'un très-petit diamètre qu'il me fit garder *une*
« *journée*. Il procéda ensuite à la cautérisation, qui fut répétée
« plusieurs fois; après ce traitement, qui fut *très-long*, je rendis
« mes urines par un jet assez fort, mais bientôt mon canal *se*
« *rétrécit de nouveau*.

« En 1840, une rétention complète survint; elle dura vingt-
« quatre heures. M. le Dr Tanchou, que je demandai, introduisit
« l'extrémité d'une petite bougie jusque dans la partie rétrécie,
« l'y laissa à demeure pendant un temps assez long, et je parvins
« à rendre mes urines goutte à goutte. Au bout de quelque
« temps, une petite sonde de gomme fut introduite et ma vessie
« fut vidée. M. Tanchou m'engagea à introduire journellement
« des bougies pour garder le passage qui était fait; c'est ce que
« j'exécutai *pendant dix années*, mais je fus de jour en jour
« *forcé de diminuer le calibre des bougies* (1); le rétrécissement
« marchait toujours.

« Pendant tout le temps de mes traitements et dans la plus
« grande partie de leurs intervalles, je *conservai* mon écoule-
« ment, qui, quelquefois, était fort considérable.

« Depuis six mois, *j'en étais à rendre mes urines involontai-*
« *rement* par suite de la distension de ma vessie, lorsqu'il m'ar-
« riva un grave accident.

« En passant une de mes petites bougies au moyen d'un fil
« d'acier, je fus arrêté, et en forçant un peu, je sentis une
« espèce de craquement (2). Ayant eu, quelques moments après,

---

(1) Encore les bougies vaincues par le rétrécissement; elles ne dilatent
donc même pas dans un grand nombre de cas.

(2) Lorsque les malades usent journellement de bougies, et surtout lorsque, pour introduire les bougies, ils mettent dedans, pour leur donner
de la résistance, un fil d'acier, ils butent souvent, et ordinairement au
même endroit. De là vient qu'il se forme une petite ulcération par suite
du contact répété du bout de la bougie; cet endroit devient mou et fon-

« un violent besoin d'uriner, je sentis une douleur très-forte à
« l'endroit où la bougie s'était arrêtée. Cette douleur devenant
« plus violente, je pensai à m'introduire dans l'anus une pom-
« made calmante de Raspail, lorsque, avec l'extrémité de mon
« doigt, que j'enfonçais profondément pour introduire la pom-
« made, je sentis le mandrin d'acier de ma sonde avec lequel je
« m'étais perforé le canal; ce mandrin avait pénétré dans mon
« intestin.

« Dès lors, le cours des urines s'établit moitié par cette voie,
« moitié par l'urètre, et bientôt presque tout s'écoula par l'anus.»

Après avoir pris ces détails, je procédai à l'opération de
M. Racine, et, le soir, j'eus la satisfaction *de me rendre chez
M. le Dr Dufour, de le mener chez le malade,* et de lui faire
constater le rétablissement de son canal.

Les urines ne s'écoulèrent *plus par l'anus dès le premier
moment, et depuis elles n'ont jamais repris cette voie insolite.*

L'écoulement si tenace et si prolongé *n'a pas reparu* (1).

Le rétrécissement consistait en un cylindre fibreux induré,
qui commençait à 10 centimètres moins un quart et s'étendait
jusqu'à 3 centimètres du col. Ce rétrécissement recevait seulement un calibre de 1 millimètre 1/2; je donnai immédiatement
au canal une largeur de 5 millimètres 1/2.

Depuis quatre années, M. Racine vide sa vessie par son canal;
mais M. Dufour me dit, aujourd'hui 29 avril 1854, qu'il me ra-
mènera le malade un de ces jours, car le jet est diminué.

En quelques minutes, et quand cela conviendra à M. Racine,
je lui ferai faire un nouveau bail de quatre années avec le jet
plein et vigoureux qu'il n'aurait pas vu diminuer, si les circonstances ne l'avaient pas empêché de venir me voir depuis que
je l'ai opéré, et s'il n'avait pas obéi, malgré mes recommandations, à sa mauvaise habitude de mettre des bougies (voyez le
cas de M. Berthet, page 136).

---

gueux, et se prête avec facilité à ce que la bougie fasse fausse route et
produise l'accident arrivé à M. Racine; du reste, ce cas est un bel exemple
de l'*innocuité* des bougies.

(1) Encore un écoulement enlevé par le traitement *éclectique immédiat.*

Aujourd'hui, 1er novembre 1854, M. Racine vide toujours sa vessie et ne juge pas encore utile de venir me trouver.

1859.

M. Racine a conservé son canal jusqu'à la fin de ses jours, ainsi que le constate la lettre suivante écrite par M. le Dr Dufour (de Villefranche), son médecin ordinaire.

Par s 6 avril 1856.

Cher Baron et très-honoré confrère et ami,

M. Racine, notre malade, duquel vous me demandez des nouvelles, jouissait toujours du bénéfice de votre opération, lorsqu'il y a six mois il a succombé à une fluxion de poitrine.

Seulement il mettait de temps en temps une bougie, pour éviter que la fistule dont vous l'aviez débarrassé ne reparût.

Votre opération a donc été pour lui d'un grand soulagement, puisqu'elle a rendu perméable son urètre, qui ne l'était plus depuis longtemps.

Agréez mes compliments,

· F. Dufour.

Rue Lamartine, 46.

Comme on le voit, M. Racine, après avoir cru que son canal se rétrécirait, et avoir projeté de venir me trouver de nouveau, n'a pas eu besoin de le faire : il a gardé jusqu'à la fin celui que je lui avais donné, et est mort en état de *guérison radicale*, suivant la règle posée page 95.

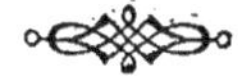

*Blennorrhagie. — Traitements multipliés. — Obstacle au cours des urines.
— Traitement par les bougies et la cautérisation, par M. Robert. —
Insuccès. — Traitement par les bougies médicamenteuses, par M. Leroy
d'Étiolles. — Rupture d'une bougie dans l'urètre. — Insuccès. — Traitement par les injections, par M. Ricord. — Insuccès. — Traitement par
la scarification, la cautérisation, les bougies et les injections, par
M. Delcroix. — Insuccès. — La blennorrhagie persiste, pissement de
sang. — Traitement par plusieurs autres médecins. — Insuccès. — Traitement par M. Huguier. — Insuccès. — M. Robert propose une nouvelle
cautérisation. — Refus du malade. — J'opère. — Je trouve une végétation ulcérée que l'on prenait pour un rétrécissement, je la fais disparaître. —* **Rétablissement immédiat.** *— Bien-être persistant. — Ni
retour de rétrécissement ni retour d'écoulement.*

(Envoyé par M. le Dr Robert.)

Un malade sorti de l'hôpital Beaujon, où il était resté un
temps assez long, vint me trouver, le 9 août 1853, de la part de
M. Robert; *je le guéris le même jour*, et après l'avoir opéré je
le priai de m'écrire toutes les phases de sa maladie. Quelques
jours après, il me remit l'exposé suivant. Cet exposé est long,
mais fort curieux; c'est toute une odyssée, et montre à quel feu
d'artifice et de médicaments et de manœuvres est exposé un
malheureux malade dont on méconnaît la lésion. Cet exposé fait
voir aussi, ce qu'il importe de démontrer, que les maladies de
l'urètre sont bien peu connues, puisqu'une affection qui n'est
pas bien rare a été méconnue par beaucoup de médecins d'expérience et de renom.

« Je me nomme Jomard (Jean), je suis né à Maxilly-sur-
« Saône (Côte-d'Or), je suis âgé de 34 ans, et je suis valet de
« chambre; je demeure rue Blanche, 4.

« Doué d'une bonne constitution, je n'ai jamais eu de mala-
« die. A l'âge de 30 ans, en février 1850, je contractai une blen-
« norrhagie qui était peu douloureuse; l'écoulement était peu
« abondant. Je traitai immédiatement cette affection par des
« tisanes de chiendent et de graine de lin pendant cinq semaines;
« au bout de ce temps, je n'éprouvai plus aucune souffrance,

« l'écoulement avait presque disparu, et le peu qui restait était
« très-clair et incolore.

« C'est alors que je me décidai à aller trouver un pharmacien,
« rue Neuve-Coquenard, 1, qui me donna un élixir couleur de
« vin de Madère, mais dont je ne puis dire la composition, à
« prendre, plein une cuiller à bouche dans un demi-verre de vin
« blanc, le matin, à jeun ; je suivis ce traitement pendant quinze
« jours, qui n'eut d'autre résultat que de m'avoir donné une
« diarrhée très-abondante. N'ayant pu obtenir un résultat satis-
« faisant, j'allai consulter un médecin, qui me prescrivit des in-
« jections de vin aromatique trois fois par jour ; je n'obtins de
« ce traitement aucun résultat que de m'avoir fait beaucoup
« souffrir ; l'écoulement durait toujours. C'est alors que, sur la
« recommandation de Mme la duchesse de Valmy, ma maîtresse,
« j'allai, le 10 mai 1850, consulter le Dr Denis, rue du Bac, qui
« me prescrivit des injections d'un liquide couleur et odeur de
« rose, mais dont je ne puis dire la composition ; je m'injectais
« trois fois par jour ; cela me faisait souffrir horriblement, et
« provoquait l'envie d'uriner et d'aller à la garde-robe. Pendant
« trois mois, je suivis ce traitement, sans obtenir de résultat ;
« l'écoulement continuait toujours. Je fus obligé de quitter Paris
« pour suivre mes maîtres à la campagne ; je tombai malade
« d'une fluxion de poitrine ; pendant que j'étais au lit, l'écoule-
« ment était devenu plus abondant, mais moins douloureux. Le
« médecin qui m'avait traité pour ma fluxion me prescrivit des
« injections au sulfate de zinc et un opiat ; pendant un mois, je
« suivis cette médication, qui fut infructueuse.

« Le 1er octobre 1850, je revins à Paris ; je fus consulter
« M. Robert, qui fit l'exploration de l'urètre avec une bougie
« à tête olivaire. M. Robert constata l'existence d'un rétrécisse-
« ment, m'ordonna l'usage de bougies en cire tous les matins et
« soirs pendant cinq minutes, plus deux boîtes de pilules de co-
« pahu solidifié et un opiat, vingt sangsues au périnée. Après
« *deux mois* de traitement infructueux, M. Robert m'engagea
« à entrer dans son service, hôpital Beaujon, objectant que mes
« occupations étaient le seul obstacle à ma guérison. Le 15 no-
« vembre 1850, j'entrai dans le service de M. Robert, sous le
« n° 258 ; je suivis toujours le même traitement, passant des bou-

« gies en gomme élastique, et prenant un grand bain tous les
« deux jours ; l'écoulement continuait toujours. M. Robert pra-
« tiqua la cautérisation avec le nitrate d'argent au col de la ves-
« sie, qui n'eut d'autre résultat que de déterminer une grande
« *inflammation* dans tout le canal et un *pissement* de sang qui
« dura plusieurs jours. L'écoulement avait un peu diminué, sans
« avoir complétement disparu.

« Après un mois environ de séjour dans le service de M. Ro-
« bert et d'un traitement infructueux, je fus mis par M. Robert
« lui-même entre les mains de M. Leroy *d'Étiolles*. M. Leroy
« me fit passer des bougies *à têtes* enduites d'une pommade cou-
« leur amarante dont je ne puis dire la composition ; ces bou-
« gies provoquaient des érections qui étaient *très-douloureuses.*
« Je fus forcé d'abandonner ce traitement, après l'avoir suivi
« pendant trois semaines environ, n'ayant eu pour résultat que
« de m'avoir fait souffrir horriblement et d'avoir déterminé une
« très-grande inflammation dans le canal, sans que l'écoulement
« eût cessé *un instant*, plus une bougie qui cassa en la retirant ;
« car il est à remarquer que chaque fois que je retirais la bougie,
« le canal était *toujours plus serré qu'en l'introduisant* (1).

« Le 20 janvier 1851, je sortis de l'hôpital Beaujon, sans avoir
« obtenu ma guérison. Je fus consulter M. Ricord, qui me pres-
« crivit l'usage d'eau de goudron avec le sirop de bourgeons de
« sapin ; quinze jours après, il me prescrivit des injections dont
« je ne puis dire la composition ; pendant dix jours, je fis des
« injections qui n'eurent aucun résultat. M. Ricord m'engagea
« à ne plus *m'occuper* de mon canal, que cela disparaîtrait
« *seul* (2).

---

(1) Ici il s'agit de bougies enduites de *médicament*, ce qui est, pour le
temps où nous sommes, un curieux traitement ; mais il est renouvelé
des anciens, qui ignoraient. Quand on traite par les bougies, bien souvent, effectivement, la bougie qu'on retire est bien plus serrée que lorsqu'on l'a entrée. Or, si elle est plus serrée, elle n'a donc pas dilaté, et si
elle n'a pas dilaté, qu'a-t-elle fait, si ce n'est durcir la place qu'elle a
touchée ?

(2) Conseil commode d'un chirurgien qui s'avoue battu, et ce chirurgien
est cependant un homme de talent, outre son esprit. Il y avait donc un
certain mérite à guérir ce malade-là.

« Sur l'avis de M. Ricord, je cessai donc tout traitement ; je
« restai jusqu'au mois de mai 1851, vivant d'un régime très-
« doux, ne faisant aucun excès en boissons, et m'étant abstenu
« complétement de tout rapport avec aucune femme depuis le
« commencement de ma blennorrhagie.

« Au mois de mai 1851, au commencement des premières cha-
« leurs, je ressentis, de nouveau, de vives douleurs dans toute
« l'étendue du canal que je comparai à une forte cuisson ; j'éprou-
« vais de fortes douleurs pendant et après l'émission de l'urine ;
« cette émission se faisait assez facilement ; cependant l'écoule-
« ment *continuait toujours*.

« Je fus consulter M. le Dr Delcroix, rue Neuve-des-Petits-
« Champs, qui constata la présence de *trois* rétrécissements dans
« l'urètre ; il pratiqua la scarification, plus une cautérisation au
« nitrate d'argent dans la même séance ; il me mit à l'usage de
« bougies en gomme élastique, plus des injections au sulfate de
« zinc, de plomb et de nitrate d'argent. Il me fit prendre des
« dragées Fortin ; après mon opération, j'eus la nuit une forte
« fièvre.

« Étant parti pour la campagne au mois de juin, j'y continuai
« les injections et les dragées Fortin, qui me donnaient beau-
« coup de tiraillements d'estomac ; l'écoulement revint *plus abon-*
« *dant*, et l'émission de l'urine très-douloureuse. Je tombai ma-
« lade.

« Sur l'ordonnance de M. Pitton, de Marly-le-Roi, je cessai
« le traitement ; ce médecin me prescrivit une purgation, des
« injections émollientes, desquelles je me trouvai très-bien ;
« l'écoulement avait presque disparu. Je restai dans cet état,
« suivant un régime très-doux ; je ne prenais aucune boisson al-
« coolique. Je restai dans cette position, vivant toujours de ré-
« gime, jusqu'au mois d'avril 1852, conservant toujours ma
« *goutte militaire*.

« C'est alors que, sur l'avis d'un de mes amis, pharmacien,
« M. Bugeot, à la Croix-Rouge, je pris des pilules de fer, du si-
« rop de proto-iodure de fer ; des injections dont je ne puis dire
« le nom, mais qui me faisaient beaucoup souffrir. Je suivis ce
« traitement jusqu'au mois de juillet, jusqu'à ce que je fusse
« forcé de l'abandonner, à cause d'un *pissement* de sang et

« d'une *forte inflammation* du canal. Je retombai malade ; je fis
« appeler le Dr Seguin, qui me trouva une forte fièvre qui dura
« plusieurs jours ; j'éprouvais des douleurs dans le cordon du
« testicule. M. Seguin me prescrivit des grands bains, du sulfate
« de quinine, des injections, de la tisane de bourgeons de sa-
« pin, du sirop de goudron, de la salsepareille, du chiendent, et
« de la réglisse. Je fis ce traitement jusqu'au mois de décembre
« 1852, sans avoir obtenu ma guérison : je conservai *toujours*
« l'écoulement.

« Vers le 15 août 1852, je fus consulter le pharmacien Sampso,
« rue de Rambuteau, qui me vendit deux flacons d'une injection
« dont il est l'auteur, appelée pierre divine, duquel je n'obtins
« aucun résultat. Je dois dire que je n'éprouvai aucune douleur
« de ce traitement, mais aussi l'écoulement continua *toujours*.

« Au mois de janvier 1853, je cohabitai avec une femme qui
« avait des flueurs blanches occasionnées par une perte : mon
« écoulement devint plus abondant, l'émission de l'urine était
« assez douloureuse ; je me remis à la tisane.

« Au mois de juin 1853, je fus consulter un médecin, qui me
« prescrivit des injections dont je ne puis dire le nom, des grands
« bains, des lavements émollients ; il constata, en outre, que j'avais
« la glande *prostate malade* (1). Sur la déclaration que je lui
« avais faite qu'après avoir uriné il sortait du canal une espèce
« de liquide roussâtre, assez épais, ce médecin m'engagea à aller
« consulter les chirurgiens en renom.

« En juin 1853, je fus consulter M. Huguier, qui me prescrivit
« des capsules de Mothes (2), des lavements froids ; je n'obtins

---

(1) Pauvre prostate ! Lorsque le chirurgien ne peut *pas sonder, c'est la
prostate ;* y a-t-il un écoulement intarissable, *c'est la prostate ;* y a-t-il
rétention qu'on ne *peut* surmonter, *c'est la prostate ;* y a-t-il une pierre
introuvée, c'est la prostate, et toujours la prostate.

(2) Je ne puis laisser passer les *capsules de Mothes* sans faire connaître
que je suis le premier inventeur de ces capsules. En 1824, et conséquemment bien avant que M. Mothes ne songeât à mettre du copahu dans une
capsule, j'en administrais à quelques malades ; seulement, la manière dont
je les faisais n'avait rien d'attrayant. C'était tout simplement avec des in-
testins de volaille ou de chat que je les fabriquais. Je gonflais ces intes-
tins, les liais pour en faire de petites boules que je laissais sécher et que

« aucun résultat. M. Huguier me fit entrer dans son service, hô-
« pital Beaujon, 1er pavillon, n° 216 ; il me prescrivit des sang-
« sues tous les quatre jours, au périnée et tout le long du canal ;
« des pilules de térébenthine, de copahu solidifié, la potion Cho-
« part, et un emplâtre de poix de Bourgogne sur le ventre. De
« ce traitement je n'obtins qu'un léger soulagement ; j'éprouvais
« de la douleur dans le canal, qui depuis si longtemps était le
« siége d'une grande inflammation, et mon écoulement *persis-*
« *tait.*

« Par une vacance forcée de M. Huguier, je fus visité par
« M. Robert, qui me proposa de nouveau une cautérisation au

---

j'emplissais de copahu par un trou que je faisais avec la tête d'une épin-
gle rougie au feu. Je bouchais le trou avec un petit rond de baudruche,
que je collais avec de la gomme arabique. Comme on voit, j'avais déjà reconnu la possibilité de renfermer le copahu dans un corps insoluble pour
lui. J'ai laissé cela là, comme beaucoup d'autres choses, et notre ingé-
nieux M. Mothes a mis ma pensée à exécution, probablement sans la
connaitre. L'honneur de l'invention lui reste donc. Les docteurs Baude
et Thibert ont été témoins de mes hauts faits en capsules, ainsi que notre
si distingué confrère Caventou, l'habile chimiste et l'illustre *inventeur*
du précieux sulfate de quinine. Que M. Pelletier me pardonne, je l'ou-
bliais.

A propos de ces capsules, j'ai eu à leur sujet une curieuse conversation
avec Percy. Je conterai cela plus tard.

1859. — Puisque je dispose d'une place dans cette deuxième édition,
je vais être fidèle à ma promesse. Lorsque j'eus fabriqué quelques-unes
de ces capsules au copahu, j'allai les montrer à Percy. Percy était alors
dans toute sa ferveur pour faire un rapport sur le broiement de la pierre
qui venait d'être pratiqué pour la première fois. Il paraît que ce qui le
frappait le plus particulièrement dans cette invention était l'argent qu'elle
ferait gagner, car il me dit aussitôt que je lui eus montré mes capsules :
« Vous croyez gagner de l'argent avec cela? Ah! bien oui, comptez là-des-
« sus. A la bonne heure avec la lithotritie. » J'eus beau dire à Percy que
je n'envisageais pas les capsules que je lui présentais sous le point de
vue du lucre, mais sous celui de l'utilité ; mais il ne voulut pas en dé-
mordre..... Les capsules ne devaient pas rapporter d'argent, et.........
elles n'étaient pas utiles.

Et cependant Percy était un homme d'une haute intelligence. Il se
trompa dans cette occasion, car l'invention des capsules répandue sur le
monde entier a remué des millions..... Ce que c'est pourtant que notre
jugement!..... Le fait..... le fait.

« nitrate, au col de la vessie, et je refusai, n'ayant pas été assez
« heureux aux précédentes. Après tant de traitements qui tous
« avaient été infructueux, je vis que je ne pouvais espérer une
« guérison par aucune de ces médications, et je sortis de l'hôpi-
« tal pour , sur l'avis de M. Robert , m'aller confier aux soins
« d'un chirurgien qui avait guéri déjà plusieurs malades qui
« étaient avant moi à l'hôpital Beaujon.

« Je me présentai donc, le 9 août 1853, chez M. le baron
« Heurteloup , et le même jour ce chirurgien m'examina et
« m'opéra. Il me fit placer sur un petit lit ; il mit devant mes
« yeux un petit rideau qui m'empêchait de voir ses mouvements
« (voir la note 1, p. 121). Après un instant, je sentis à peine pé-
« nétrer dans mon canal un instrument dont je ne puis dire le
« nom ni la forme ; bientôt cet instrument fut retiré, et M. le
« baron me dit : C'est fini, et en me mettant un petit morceau
« de chair dans la main, il ajouta : Et voilà ce qui vous empê-
« chait de guérir. Quant aux rétrécissements, vous n'en avez
« jamais eu. L'obstacle n'était autre chose qu'une excroissance
« de chair qui avait été enlevée par M. le baron. Depuis ce mo-
« ment, je n'éprouve plus aucune douleur. Je ne puis dire
« qu'une chose, c'est que je ne sais pas ce qui m'a été fait ; mais
« ce que je sais bien, c'est qu'enfin je suis guéri *sans avoir souf-*
« *fert.* ».

La cause de l'écoulement et de l'obstacle à la miction qui fati-
guaient depuis si longtemps M. Jomard, était une végétation
molle que j'ai trouvée à la jonction de la partie membraneuse et
de la partie bulbeuse de l'urètre. Cette végétation tenait par un
large pédicule à la partie droite et supérieure du tube urétral ;
elle avait le volume d'une très-petite noisette, et examinée au
microscope, on voyait sur la surface, qui devait être libre dans
l'urètre, de très-petites granulations qui sécrétaient le liquide
de l'écoulement. Cette excroissance ne flottait pas dans l'urètre
comme si elle avait été attachée par un pédicule étroit ; elle
semblait être formée d'une substance spongieuse qui devait être
susceptible de décroître et de s'augmenter. C'est ce qui en a
imposé probablement pour les rétrécissements que quelques
chirurgiens de mérite ont cru reconnaître, et auxquels ils adres-
saient leur médication. La seule extraction de cette végétation a

mis fin à l'écoulement (1); c'est la preuve que c'est de cette petite tumeur seule que provenait la sécrétion puriforme observée pendant la maladie; l'ulcération en était le point de départ.

M. Jomard a continué à se bien porter. Il ne demeure plus rue Blanche, 4, et je n'ai pu connaître sa nouvelle adresse; mais aussitôt que j'aurai pu me la procurer, je la tiendrai à la disposition des personnes qui ont intérêt à constater la persistance de son bien-être.

***

1859.

Malgré mes recherches, je n'ai pas pu retrouver ce malade; mais cela n'est pas bien important pour prouver ce que j'ai à prouver, à savoir que l'on peut guérir d'une manière *immédiate* et *permanente* les rétrécissements de l'urètre. Or, M. Jomard avait un polype, duquel j'ai fait l'extraction, et il n'est pas probable qu'il soit revenu, car le malade serait venu me retrouver. Depuis, j'ai eu plusieurs cas de polype, et un, entre autres, où tout l'urètre en était parsemé. Ce dernier malade avait été traité longtemps et inutilement par plusieurs princes de la *science*..... sans principauté.

---

(1) Encore une blennorrhée enlevée avec ce qui faisait obstacle au cours des urines.

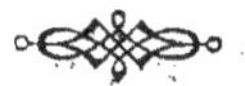

Deux blennorrhagies, il y a 38 ans. — Rétrécissement depuis 30 ans. — Traitement par la dilatation et la cautérisation pendant quelques mois. — Amendement. — Retour d'un rétrécissement beaucoup plus étroit et plus dur. — Usage de petites bougies pendant 25 ans. — Opération sous une certaine condition, le 6 mai 1853. — **Rétablissement immédiat** *du cours des urines, et guérison d'un catarrhe chronique avec urines purulentes et nauséabondes. — Traité sans succès par MM. Civiale et Pasquier. — Bien-être persistant depuis dix-sept mois.*

(Venu à moi directement.)

M. P. Berthet, homme de lettres, 58 ans, rue Caumartin, 28, a contracté en 1816 une blennorrhagie, et une autre en 1820. Ces blennorrhagies furent traitées par les moyens ordinaires, le copahu, les injections styptiques, le tout aidé du traitement antiphlogistique. En 1824, à la suite d'un grand dîner, M. Berthet fut pris subitement d'une rétention d'urine presque complète, ce qui lui donna lieu de supposer qu'un obstacle s'était formé dans l'intérieur de l'urètre. Cette circonstance attira son attention, et ayant fait part de ce fait au Dr Gillet, il fut conduit par ce dernier chez le Dr Civiale.

M. le Dr Civiale examina le malade et reconnut un rétrécissement. Il fit usage de bougies de *cire* qui rapportaient l'*empreinte* de la partie rétrécie lorsqu'on retirait la bougie. Quelquefois la traction pour la retirer était fort considérable; très-fréquemment la bougie de cire (1), que le malade gardait 20 mi-

---

(1) Encore une fois la bougie de cire est de toutes les bougies la plus mauvaise, l'acide que contient la cire la rend très-irritante. Lorsque autrefois je mettais des bougies pour traiter les rétrécis, j'en ai fait usage quelque temps; mais j'ai dû y renoncer, tant, comparativement aux bougies *dites de gomme*, elles produisaient d'accidents; mais, comme leur forme et leur flexibilité leur permettent de serpenter dans le canal, elles enfilent ceux qui ne sont pas difficiles; c'est ce qui les rend chères à certains chirurgiens manchots. La bougie de cire a aussi l'inconvénient de *s'étrangler* dans le rétrécissement, par suite de la mollesse de sa substance, et de devoir être *arrachée*, quand on la laisse ainsi prendre *une empreinte*.

nutes à peu près, était retirée le bout *tout contourné*. M. Civiale fit, à plusieurs reprises, usage de la cautérisation. Ce traitement dura *quelques mois*, après lesquels M. Berthet resta deux ou trois ans, urinant tantôt bien, tantôt mal, mais conservant une douleur assez vive dans le rein droit toutes les fois qu'il se livrait à la miction.

Cependant, en 1828, le passage devint si étroit, que M. Berthet ne put plus uriner autrement qu'en se mettant de petites bougies, qu'il prit l'habitude de s'introduire très-fréquemment, mais seulement jusque dans la partie rétrécie. Souvent il lui arrivait de garder ces bougies pendant *plusieurs jours* et *plusieurs nuits;* par ce moyen il obtenait un peu d'amélioration momentanée. Jamais M. Berthet ne pouvait pénétrer dans la vessie qu'au moyen d'un mandrin.

M. Berthet, en 1836, ennuyé de son état, consulta le Dr Pasquier, qui lui *conseilla* de *continuer* à se mettre des *bougies*, comme il en avait l'habitude. M. Pasquier voulut revenir aux cautérisations, mais M. Berthet ne jugea pas à propos de s'y soumettre, et resta à l'état de rétréci, ne pouvant uriner qu'en s'introduisant journellement de petites bougies, qui lui permettaient un jet, à peu près filiforme.

M. Berthet resta dans cet état jusqu'au 6 mai 1853, jour où il se décida à se mettre entre mes mains, car depuis longtemps il m'avait parlé de son mal. Dégoûté de l'insuccès de ses traitements précédents, il craignait que je ne réussisse pas mieux ; et puis, s'il faut tout dire, l'idée d'être guéri *immédiatement* lui faisait supposer une opération d'une *certaine importance* (1).

Or cette *empreinte*, qui frappe beaucoup les *pingouins* (voyez la note 1, p. 64), est, comme on voit, un *accident*, et non pas un *tour d'adresse*, comme ces messieurs se l'imaginent. Bien souvent la bougie de cire s'émousse et se tirebouchonne au-devant de l'obstacle, quand le malade a affaire à un maladroit, et alors le *pingouin* se croit à l'état de *dilaté*, s'endort là-dessus en lisant ses journaux, va se faire *détirebouchonner* pour revenir le lendemain se faire *retirebouchonner*, et comme je l'ai dit dans l'histoire véridique du Dr Mazette, *ça va toujours comme ça*, et pendant des mois, et puis des mois..... pour recommencer toujours... Renoncez donc à un instrument si *utile!*

(1) Beaucoup de malades me viennent ayant cette idée, dont ils recon-

Cette pensée lui donna l'idée de me proposer de ne lui faire qu'un passage *justement suffisant* pour qu'il pût uriner sans peine et vider sa vessie. De cette manière, disait M. Berthet, je ne risquerai pas autant que si vous me donniez un passage complet.

Bien que je trouvasse la proposition assez peu avantageuse pour le malade, je me décidai cependant à l'accueillir, car je n'avais jamais essayé de guérir *un peu* un rétréci, et jamais je n'avais trouvé un malade qui eût la singulière idée de revenir plusieurs fois à se laisser faire une opération qui pouvait le guérir en une seule (1).

J'examinai donc, le 6 mai 1853, M. Berthet, et je trouvai une énorme virole fibreuse, *virole façonnée par les bougies si long-temps portées*. Cette virole était située à 16 centimètres, et elle avait 3 centimètres de longueur. Cette virole commençait abruptement et finissait de même ; elle était dure et criait sous l'instrument. Le trou qui la parcourait était central et recevait, très-serrée, une bougie d'un millimètre et quart.

Je donnai immédiatement un calibre de 3 millimètres et demi à ce passage, et j'abandonnai le malade, qui, dès ce moment, urina confortablement par un petit jet à la vérité, mais suffisant pour bien vider sa vessie.

---

naissent bientôt la fausseté, et ils regrettent de ne pas s'être fait débarrasser plus tôt, par une opération qui dure quelques minutes et qui cause généralement très-peu de douleur, d'une infirmité qui dure toujours et qui donne beaucoup de douleur. Du reste, ces personnes craintives ont la ressource de faire comme M. Berthet.

(1) Lorsque j'ai écrit ce passage, je manquais de mémoire. J'ai eu affaire à un malade très-méticuleux et très-craintif, qui m'a fait la même proposition, à laquelle j'ai accédé. Ce malade, qui avait eu une fistule urinaire, craignait par-dessus tout de la voir reparaître, et il craignait (bien à tort), qu'en lui ouvrant un large passage, la fistule ne revînt. Élargi comme il le désirait, il retourna à Saint-Pétersbourg qu'il habitait. Certes, ce malade n'aurait pas permis de le toucher, s'il n'eût été poussé à se mettre entre mes mains par ses deux frères, que j'avais opérés, quelque temps avant, et dont je ne donne pas les curieuses observations, parce que cela ne m'est pas permis. Un de ces messieurs était marié, n'avait pas d'enfants, et en désirait vivement ; dix mois après l'opération, il était père.

M. Berthet resta dans cet état jusqu'au 18 juillet 1853, et continua à uriner avec la même facilité pendant ce temps.

Ce jour même, le 18 juillet 1853, ce malade m'arriva en me disant qu'il se sentait en bonne disposition, et que, si je voulais lui donner encore un peu plus de passage, je lui ferais plaisir.

Je pratiquai immédiatement la petite opération nécessaire, et je portai le calibre du petit trou central au cylindre fibreux à 5 millimètres. Alors le jet prit une largeur suffisante pour que la miction s'exécutât franchement et promptement.

Le 31 mai 1854 (dix mois après la seconde opération), M. Berthet est venu se soumettre à mon examen. La miction s'exécute presque avec la même franchise, et je trouve le calibre au même état ; il a peut-être perdu un cinquième de millimètre. Le malade se contente de ce qu'il a, dit qu'il ne se soucie pas d'uriner mieux, et, si son calibre diminue, il viendra, dit-il, me voir *en passant* pour que je le lui rende.

Une remarque très-importante à faire, c'est que M. Berthet, malgré ma recommandation, a voulu *essayer de recourir* à des bougies pour augmenter son calibre ; mais le canal *s'est rétréci* et la miction s'est plus mal faite. Il a cessé l'usage des bougies et tout s'est *rétabli au degré où je l'avais mis.*

Cette observation est très-importante, car elle montre que le passage peut être donné, par la méthode *éclectique immédiate*, à un degré restreint et qu'il se conserve à ce degré ; or c'est un avantage lorsque les malades sont craintifs, et que, comme M. Berthet, ils aiment mieux procéder par gradation.

Le mauvais effet des bougies est également remarquable.

Depuis le commencement de son rétrécissement, M. Berthet a été souvent pris de catarrhe vésical, et lorsque je l'opérai, ce catarrhe ne le quittait plus et donnait lieu à des dépôts purulents et fétides. Tout cela disparut aussitôt que le cours des urines fut rétabli.

Aujourd'hui, 29 octobre 1854, M. Berthet est en voyage et m'a fait savoir qu'il continuait à rendre ses urines à son entière satisfaction.

1859.

M. Berthet a conservé son canal jusqu'à la fin de ses jours, ainsi que l'a constaté la lettre suivante, écrite par M. le Dr Duchesne-Duparc, qui, il y a un an, lui a donné les derniers soins pour une inflammation purulente du rein dépendant d'une affection calculeuse.

Paris, le 14 mars 1859.

Vous me demandez, très-cher et honoré confrère, dans quel état était le canal de l'urètre chez M. Berthet, 28, rue Caumartin, qui a reçu mes soins pour une néphrite calculeuse purulente à laquelle il a fini par succomber; ma réponse à cette question est des plus faciles : ayant eu deux ou trois fois occasion de le sonder, j'ai constamment trouvé le canal parfaitement libre et sans trace aucune d'ancien rétrécissement. Seulement, au lieu d'uriner, il livrait passage à du sang et à du pus.

Agréez l'assurance de mes meilleurs sentiments, et me croyez votre très-dévoué confrère,

DUCHESNE-DUPARC.

D. M. P.

Ainsi donc le canal de ce malade s'était conservé ; non-seulement il s'était conservé, mais il s'était élargi depuis l'opération, puisque, comme on l'a vu dans la relation du cas, M. Berthet ne m'avait permis de lui donner *qu'un peu de canal*, et que M. Duchesne-Duparc affirme avoir, en sondant ce malade, trouvé son canal *parfaitement libre et sans trace aucune d'ancien rétrécissement*. Eh bien, je doute qu'immédiatement après mes deux petites opérations, qui donnèrent cependant lieu à la libre expulsion des urines, faculté qui s'est conservée, l'introduction d'une sonde eût été aussi facile. Le canal s'est donc amélioré après mon opération, au lieu de se rétrécir de nouveau, comme cela arrive ordinairement.

J'ai parlé dans mon Introduction à cette deuxième édition, page 5, des désordres profonds qu'apporte dans les organes annexes l'existence d'un rétrécissement. M. Berthet en est un exemple, car l'usage prolongé des bougies s'accompagna de temps en temps d'une purulence de la membrane vésicale et de douleurs de reins, qui montrèrent tous leurs désordres, désordres qui furent si fatals, longtemps après le rétablissement de la miction par mon opération.

Il est donc bien important d'arrêter les progrès du rétrécissement de l'urètre dans son commencement, par un traitement qui le fait disparaître, et non par un traitement qui l'assure, le développe et le fortifie. Je parle ici du traitement par les bougies.

*Blennorrhagie à répétition datant de huit années. — Strangurie. — Quatre rétrécissements fibroso-vasculaires à 6, 10 et 15 centimètres. — Deux opérations, l'une le 2 novembre 1853, et l'autre le 6. — **Réta-blissement immédiat** et bien-être persistant depuis trois ans.*

(*Amené par son médecin, M. Jules* ISAAC.)

M. D*** (Hippolyte) (1), 29 ans, contracta une première blennorrhagie, il y a huit années; cette blennorrhagie fut suivie de plusieurs autres que le malade attribue à la répétition de la première plutôt qu'aux causes ordinaires de cette affection. Forcé de se livrer dans la campagne, pendant deux mois, à des mensurations pour l'établissement d'un chemin de fer, et dans des lieux où il ne pouvait prendre pour boisson que du genièvre et de la bière, il vit ces blennorrhagies secondaires se développer d'une manière considérable. Pendant quatre années, M. D*** vécut avec le tourment attaché à cet état et aussi à une strangurie (impossibilité d'uriner) qui venait souvent l'atteindre et qui deux fois mit ses jours en danger.

Enfin, à bout de patience, M. D*** vint me trouver, le 2 novembre 1851, avec son médecin M. Jules Isaac.

Je procédai de suite à l'opération, dans laquelle je fis disparaître deux rétrécissements, l'un à 6 centimètres et qui avait 1 centimètre 1/2 de longueur, et un autre à 10 centimètres, de 1 centimètre 1/4 de longueur; ces deux rétrécissements étaient très-étroits, mais pouvaient se dilater à 2 millimètres 1/2.

Je trouvai un autre rétrécissement à la hauteur de la fin du bulbe, à l'endroit où le canal passe par le ligament triangulaire; mais je m'arrêtai ce jour-là, et remis la fin de l'opération à quelques jours.

Effectivement, quatre jours après, M. D*** revint, et je fis disparaître le rétrécissement correspondant au ligament triangulaire, rétrécissement encore plus fort que les deux premiers; et enfin, après avoir détruit un quatrième placé à 2 centimètres du précédent et qui avait 1 centimètre de long, je

---

(1) Voir la note de la page 105.

pénétrai dans la vessie avec une sonde de 6 millimètres de diamètre.

Toutes ces opérations furent faites, sans que le malade perdît plus de 7 ou 8 gouttes de sang, et avec une douleur assez vive, mais qui ne fut qu'instantanée.

Le 31 décembre 1852, quatorze mois après l'opération, M. D*** se présente chez moi dans un état parfait, et la miction s'opérant d'une manière aisée et complète.

Aujourd'hui, 13 novembre 1854, trois ans après son opération, M. D*** continue à vider sa vessie ; cependant il m'écrit qu'aussitôt que ses occupations le lui permettront, il viendra me demander un peu plus de passage. C'est ce que je ferai, aussitôt que M. D*** viendra ; ce sera l'affaire de quelques minutes.

Si on remarque les désordres considérables qui existaient chez ce malade, qu'il avait quatre parties rétrécies à différentes places dont l'ensemble faisait 5 centimètres de longueur, on s'étonnera que le traitement *éclectique immédiat* ait fait un passage qui soit resté trois années sans avoir besoin d'être retouché.

1859.

Je joins ici la lettre en réponse aux trois questions de la note de la page 9.

Paris, le 4 mai 1859.

Mon cher Docteur,

Je vous remercie de vous informer de ma santé. Grâce à Dieu et à l'opération que vous m'avez faite, mon canal s'est bien conservé. Seulement, il y a quelques mois, j'ai eu un empêchement subit pour uriner, mais la simple introduction d'une bougie a remis le tout dans son état normal.

Je ne puis donc que me féliciter de vous avoir été adressé, puisque votre opération m'a rendu immédiatement la faculté de pisser, et que la douleur qu'elle fait éprouver pendant un laps de temps, comparativement très-court, n'est rien auprès de celles que l'on éprouve par l'introduction fréquente des bougies.

Agréez donc, mon cher Docteur, les salutations empressées et les remerciments sincères de votre dévoué,

D***.

6, rue des Jardins, à Nogent-sur-Marne.

Ce cas, bien que simple en apparence, est cependant très-important ét demande qu'on en tienne note. On a vu qu'en 1854, M. D*** m'écrivait *qu'aussitôt que ses occupations le lui permettraient, il viendrait me demander un peu plus de passage.* Comme on l'a vu, j'attendais M. D***; eh bien, il n'est pas venu, et, d'après sa lettre de 1859, on voit que la miction s'est conservée et même s'est améliorée à la satisfaction du malade. De là ne faut-il pas conclure que, sans mettre de bougie et sans autres secours que les effets consécutifs de l'opération, le canal s'élargit? Ce fait, rapproché de beaucoup d'autres, ne donne-t-il pas à conclure que dans le traitement *éclectique immédiat* il est quelque chose de particulier qui ne se rencontre pas dans les autres traitements ?

On a remarqué sans doute que M. D*** s'est introduit *momentanément* une bougie pour remédier à un *empêchement subit* au cours des urines. Cela prouve que la bougie passe facilement et que le canal est libre. Du reste, cet *empêchement subit* si facilement surmonté était dû à un peu de mucus aggloméré; c'est ce que m'a dit M. D***, auquel j'ai adressé quelques questions à ce sujet.

*Rétrécissement très-dur et très-étroit, produit par une cause traumati-
que. — Traitement par les bougies. — Insuccès. — Destruction du tissu
cicatriciel placé à 12 centimètres du méat. — Opération le 27 février
1848. — Traité par MM. les Drs Deval (de Gien) et Blandin. — Bien-
être persistant depuis onze ans et trois mois.*

(*Je ne me rappelle plus si le malade est venu à moi directement, ou s'il m'a été
envoyé par* BLANDIN.)

LEPRON (Amable), 31 ans, vigneron, de Saint-Gondon, canton
et arrondissement de Gien, département du Loiret, chef-lieu
Orléans, vient me trouver le 27 février 1848.

Le 7 novembre 1847, ce malade, en passant la nuit un gué
sur une planche placée en travers, rencontra un piquet de bois
qui maintenait la planche et se frappa violemment le périnée,
juste au milieu du scrotum, qui ne fut cependant pas entamé;
seulement il se forma à cette place une ecchymose peu étendue.
Pendant quatre jours, le sang coula de temps à autre par l'u-
rètre, et souvent en assez grande quantité pour emplir, suivant
le dire du malade, un verre à boire. L'acte d'uriner provoquait
cette hémorrhagie; elle était également déterminée, mais à un
plus haut degré, par l'érection de la verge. Quinze jours après
l'accident, le jet de l'urine diminua de calibre, et, au bout d'un
mois, l'urètre était complétement bouché, au point que le malade resta quarante-huit heures sans pouvoir uriner, à l'exception de quelques gouttes qui étaient rendues avec les plus violents efforts. M. Lepron s'adressa alors à M. le Dr Deval, médecin
à Gien, qui, après plusieurs tentatives, parvint à introduire une
bougie filiforme, et après quelques jours, il en introduisit une
plus volumineuse, ce qui donna au malade la faculté d'uriner
assez librement. Cependant, après avoir essayé d'en introduire
une assez volumineuse, cette bougie fut retenue dans la partie
cicatrisée de l'urètre avec une telle force, que le malade ne put
s'en débarrasser que par une *traction violente*. M. Lepron revint
donc aux bougies de plus petit calibre, mais sans obtenir de dilatation; au contraire, *malgré l'introduction de ces bougies, le*

calibre de l'urètre diminuait toujours (1). Cela engagea M. Lepron à venir à Paris se mettre sous les soins de Blandin : il entra à l'Hôtel-Dieu, salle Saint-Jean, n° 23, le 15 février 1848. Blandin introduisit une bougie fine, comme l'avait fait M. le D\ Deval, pour commencer le traitement; mais le 24, les événements de Février étant survenus, Lepron fut obligé de quitter l'hôpital pour faire place aux blessés ; il vint me trouver, et *je lui fis un canal* le même jour 27 février.

L'examen me fit découvrir une très-forte saillie, très-dure, qui se projetait au dedans du canal et qui l'obstruait. Cette saillie, placée à 12 centimètres du méat, dont on sentait la dureté à travers l'urètre, avait 1 centimètre à peu près de longueur. Aussitôt qu'elle fut détruite, ce qui se fit sans le moindre écoulement de sang, je pus introduire, dans la partie de l'urètre qui y correspondait, une bougie de 7 millimètres de diamètre, et le cours de l'urine fut immédiatement et complétement rétabli.

Ce cas est remarquable en ce que le retrécissement de M. Lepron était traumatique. Il est aussi très-remarquable en ce qu'on voit l'impuissance des bougies pour dilater un tissu cicatriciel ; loin de se dilater, ce tissu combat avec avantage la bougie et a le dessus.

M. Lepron a continué jusqu'à présent à uriner parfaitement, ainsi que le constate une lettre qu'il m'a écrite de Saint-Gondon, le 6 novembre 1854, et qui contient ces mots : « L'opération « que vous m'avez faite s'est très-bien conservée. Voilà bientôt « sept ans que vous m'avez opéré et je ne m'en suis jamais senti « d'une minute; le jet d'eau est aussi fort qu'avant la chute (que « M. Lepron fit sur le piquet qui le blessa), et je suis radicale- « ment guéri. »

---

(1) Voilà encore une bougie vaincue par le rétrécissement; elles ne dilatent donc pas.

1859. — Je cesserai, dans la seconde série des observations, de relever dans des notes les cas où les bougies ont été vaincues par les rétrécissements. Mon but, en faisant ma première édition, était de faire voir combien cela était fréquent. Or ce but est atteint, puisque le fait que je signale se reproduit, à peu près, dans toutes les observations

1859.

M. Lepron a toujours continué à se bien porter depuis mon opération. Voici sa réponse aux trois questions posées dans la page 9.

Saint-Gondon, le 12 avril 1859.

Mon cher Monsieur,

Je vous écris ce petit billet pour vous souhaiter le bonjour, et ensuite pour vous donner de mes nouvelles, qui sont très-bonnes. Mon cher Monsieur, je suis bien content de l'opération que vous m'avez faite en 1848 ; ma guérison a été parfaite, mon canal est aussi bien conservé ; le jet d'eau est aussi gros comme avant d'avoir attrapé ma chute. Tant qu'à l'opération que vous m'avez faite, je n'ai souffert aucun mal, pas plus qu'une piqûre de puce.

Le traitement de la sonde et de la bougie m'ont fait grandement souffrir pendant longtemps, tandis que votre opération a été si prompte et si douce.

Mon cher Monsieur, j'ai été cent fois heureux d'avoir rencontré une main aussi légère et aussi habile que la vôtre ; sans vous, je serais perdu.

Mon cher Monsieur, si ma position me permettait de vous être reconnaissant, je le serais d'un bon cœur ; je serais content aussi de faire un voyage à Paris pour avoir le bonheur de vous voir.

Votre tout dévoué et reconnaissant serviteur,

A. LEPRON.

Le cas de M. Lepron est remarquable, en cela que son rétrécissement était dû à une cause agissant de dehors en dedans, et que, malgré cette circonstance, qui impliquait un tissu cicatriciel profond en considérant l'urètre de dedans en dehors, la miction s'est conservée. Il y aurait des considérations assez importantes à faire sur la différence présentée, sous le rapport de la *persistance de la guérison*, entre la *stricture* produite par cause traumatique externe et celle résultant de l'inflammation blennorrhagique du canal. Je pencherais à considérer la cause traumatique comme donnant lieu à moins de récidives. Outre qu'elle est plus identique dans ses effets, elle produit toujours le tissu fibreux qui est le plus régulièrement modifiable, et qui garde le plus longtemps les modifications qu'on lui imprime.

J'ai plusieurs exemples de cela.

*Plusieurs blennorrhagies. — Rétrécissement datant de vingt années. —
Hémorrhoïdes: — Traitements variés. — Écoulement chronique. —
Santé générale profondément altérée. — Traitement par les bougies,
donnant lieu à des fièvres d'accès. — L'obstacle au cours des urines
augmente jusqu'à produire des rétentions complètes. — Opération pratiquée pendant que la santé est délabrée. —* **Rétablissement immédiat
du cours des urines.** *— Disparition prolongée des hémorrhoïdes. —
Presque disparition complète de l'écoulement. — Rétablissement prompt
de la santé générale. — Bien-être persistant depuis six ans et demi.*

(Venu à moi directement.)

Le 16 août 1853, M. Guérard, rue du Faubourg-Saint-Jacques, 77, employé à la Ville, affecté d'une rétention d'urine,
vint me consulter. Sa santé est si délabrée que je me refuse à
l'opérer avant qu'il soit dans un état meilleur. Après un traitement approprié, il revint le 8 novembre 1853 ; bien que très-
malade encore, je l'opère, et l'obstacle au cours des urines étant
enlevé, la santé générale se remet promptement. M. Guérard,
rétabli, m'apporte, le 5 décembre 1853, la relation de son cas.
C'est cette relation que je transcris littéralement ici ; elle est importante à lire dans ses détails, car elle est écrite par un malade
qui sait s'observer, ce qui est rare, et elle montre quels désordres
peut apporter dans l'économie générale un empêchement au
cours des urines, et quel effet extraordinaire a, sur le rétablissement de la santé, l'enlèvement de cet obstacle.

« Guérard, préposé au poids public de la ville de Paris ; 54 ans.

« 1818. Une première blennorrhagie un peu cordée. Traite-
« ment avec de la tisane, la liqueur de Van Swieten, le baume
« de copahu. Durée, 2 mois.

« 1823. Second écoulement très-virulent. Traitement par les
« boissons, les poudres rafraîchissantes, les pilules de poudre de
« guimauve imprégnée de chlorhydrate de morphine, par le
« baume de copahu, la poudre de cubèbe, et terminé par des
« injections au nitrate d'argent. Durée, 4 à 5 mois.

« Après ce traitement, le jet d'urine n'est pas sensiblement

« diminué, mais l'émission cause parfois de la cuisson. Après
« quelques années, la miction nécessite quelques efforts et est
« souvent suivie de quelques éblouissements.

« 1835. Nouvel écoulement, assez facilement guéri par l'em-
« ploi de tisanes, pilules de Belloste, injections à l'acétate de
« plomb et au sulfate de zinc. Durée, 1 mois 1/2 environ.

« A cette époque, le jet d'urine diminue progressivement de
« volume, il commence à dévier et à se diviser : efforts plus fa-
« tigants pour uriner; douleur dans l'urètre, mêlée souvent
« d'élancements. Un suintement de l'urètre commence déjà à
« déterminer, sur la partie de la cuisse en contact avec le méat
« urinaire, une sorte de dartre farineuse qui me cause de vives
« démangeaisons.

« En août 1850, après un excès de table et un abus de coït,
« je contracte une blennorrhagie violente; le début en est très-
« douloureux; mon urètre, contracté sur lui-même, forme une
« sorte de chapelet, et, malgré les bains multipliés et tous les soins
« possibles, la période inflammatoire dure un mois. Une boîte de
« pilules mercurielles m'est administrée comme traitement, puis
« on tente le desséchement de l'écoulement, devenu moins abon-
« dant, par des injections composées d'eau de roses fortement
« opiacée et chargée d'acétate de plomb et de sulfate de zinc, à
« haute dose.

« L'écoulement a presque entièrement fini par céder; on veut
« en finir totalement en augmentant la dose des sels : il s'ensuit
« immédiatement un écoulement nouveau, passant par toutes les
« phases qu'avait suivies le premier (1).

« C'est depuis ce temps surtout que le jet des urines, devenu
« de plus en plus fin, commence à s'éparpiller en girandole, et
« que des douleurs anales, que j'avais déjà ressenties antérieure-
« ment, accompagnées d'hémorrhoïdes, se reproduisent avec
« plus d'opiniâtreté. Les exercices violents auxquels m'obligent
« mes travaux aggravent de jour en jour cet état, lorsque, en no-

---

(1) Combien y aurait-il moins de rétrécissements, si on ne faisait pas
un usage aussi fréquent des injections styptiques, qui, comme on voit,
au lieu d'arrêter l'écoulement, lui donnent quelquefois une activité nouvelle !

« vembre 1850, à la suite de courses excessives, je suis pris
« d'une douleur violente dans le rein droit ; cette douleur s'étend
« à l'uretère droit, puis gagne le rein et l'uretère gauches ; je
« marche quelques jours ployé sur moi-même ; la vessie devient
« douloureuse. Des bains généraux prolongés, des boissons diu-
« rétiques légères, et une diminution de régime alimentaire,
« dissipent ces accidents ; mais ils se reproduisent ensuite moins
« intenses, à chaque fatigue nouvelle que j'éprouve. Dans ces
« moments de souffrances, mes urines deviennent constamment
« colorées en jaune foncé, légèrement albumineuses, et très-
« fétides.

« En juillet 1852, je tente de me guérir sans suspendre mes
« travaux. M. le Dr Jozan, auquel je m'adresse, m'assure que dès
« qu'il aurait calibré l'urètre, la maladie cessera. Il me sonde
« deux à trois fois par semaine, au moyen de bougies olivaires
« coniques, dites en gomme élastique. La première fois, il tenta
« inutilement d'en faire pénétrer dans la vessie une, presque fili-
« forme. Je souffris beaucoup et rendis du sang (1).

« Nonobstant, M. Jozan continua l'emploi des bougies ; mais,
« arrivé au n° 18, je ressentis au fond de l'urètre une douleur
« lancinante si atroce, que je faillis entrer en syncope. Je fus
« me mettre au bain : mais *la fièvre se déclara avec violence,*
« *suivie de vomissements persistant* pendant trois jours, sans que
« rien pût les arrêter, d'insupportables douleurs dans l'estomac,
« le ventre, et surtout toute la colonne vertébrale ; engourdisse-
« ment et battement au cervelet, céphalalgie violente et persis-
« tante occupant le front et les yeux ; finalement, épuisement et
« maigreur. Le tout me retient au lit pendant tout le mois de
« septembre de cette même année (2).

« Après cette crise, je fus assez bien pendant quelques mois ;
« mais bientôt revinrent les maux de reins, la fétidité des urines,
« et les douleurs produites par le rétrécissement de l'urètre.

« Le 11 mars 1853, je m'adresse à M. le Dr Michon, qui me
« conseille des sondages avec les *bougies* tous les deux jours, l'eau
« de Rabel, le repos. Mes occupations forcées m'empêchent de

---

(1) Et l'on croit les bougies innocentes !
(2) Voilà encore une bougie qui produit de graves accidents.

« suivre cette prescription, qui, du reste, me conduit au même
« traitement que ceux que j'ai déjà faits sans succès.

« Le 16 août, j'allai vous consulter ; vous me trouvâtes dans
« un si mauvais état, que vous ne voulûtes rien entreprendre
« sans m'avoir rendu un peu de forces et de calme. Vous me
« fîtes des prescriptions dans ce sens, je m'en trouvai bien ; mais
« le 21 octobre, m'étant donné un coup violent à la tête, ma
« santé périclita encore, et je ne pus aller vous retrouver que le
« 8 novembre.

« Alors, bien qu'infiniment mieux, ma santé était encore dans
« un grand désarroi ; j'éprouvais une irritation presque conti-
« nuelle de tout le canal, et une sensation plus douloureuse dans
« la portion contiguë au rectum ; inflammation de l'anus, hé-
« morrhoïdes, blennorrhée plus abondante dans les périodes d'ir-
« ritation, venant souvent sans cause apparente.

« Dès que les organes s'affaissaient sous l'influence du som-
« meil, une douleur sourde se manifestait près du col de la ves-
« sie, correspondait à l'intestin, et semblait s'irradier, d'une
« part, dans la fesse jusqu'au pli, quelquefois dans la partie pos-
« térieure de la cuisse gauche ; d'autre part, dans toute l'étendue
« de la colonne vertébrale, mais principalement dans la portion
« sacro-lombaire. Les battements du cervelet devenaient forts et
« causaient un bourdonnement dans les oreilles ; le cauchemar
« arrivait presque toujours, et je me réveillais ayant la langue
« appliquée au palais, la bouche très-mauvaise ; un engourdisse-
« ment s'était emparé de presque tout mon corps, et des spasmes
« nerveux agitaient les extrémités, les inférieures surtout, et celles
« de gauche à un plus haut degré ; le ventre était douloureux, et
« des gargouillements s'y produisaient autour de la vessie ; quel-
« quefois douleur d'irritation à l'épigastre. Ces symptômes se
« dissipaient presque entièrement avec l'état de sommeil ; mais
« ce qui persistait avec le plus d'opiniâtreté, c'était un grand
« dépérissement et une douleur sourde affectant la profondeur
« de l'urètre. Cette douleur paraissait être le point de départ des
« maux de reins que j'éprouvais avec une intensité variable. »

Malgré cette santé délabrée, je jugeai à propos de passer outre et d'opérer le malade, dans l'espérance qu'une des causes
principales de tous les désordres était dans l'occlusion du canal.

Je pratiquai cette opération le même jour, 8 novembre 1853 : je trouvai plusieurs parties fortement rétrécies assez rapprochées l'une de l'autre ; une bougie de 1 millimètre passait à peine. Le premier de ces rétrécissements était à 10 centimètres 1/2, et le dernier à 15 centimètres ; au delà le canal était libre. Dès que l'opération fut terminée, M. Guérard urina à plein canal, et depuis a éprouvé une amélioration notable dans sa santé, et principalement, tous les symptômes ne se sont plus montrés ou se sont considérablement amoindris.

Depuis son opération, j'ai vu deux fois M. Guérard, et à chaque fois il a ajouté la note suivante à la feuille sur laquelle est écrite son observation :

« Aujourd'hui, 5 décembre 1853, je me présente à M. le baron « Heurteloup, pour lui dire que mon jet se conserve admirable- « ment bien, quoique l'opération qui m'a été faite le 8 novem- . « bre dernier n'ait duré que peu d'instants, ce qui établit une « grande différence entre les procédés de M. Heurteloup et le « traitement par les bougies que j'employais auparavant. »

« Le 19 août 1854, je viens dire à M. le baron Heurteloup que « mon canal s'est parfaitement bien conservé ; que seulement « mes accidents nerveux, qui s'étaient sensiblement améliorés « après l'opération, ont repris depuis deux ou trois mois. A « certaines époques, dès que je cède au sommeil, des spasmes « nerveux et un engourdissement des extrémités supérieures « me réveillent, et s'évanouissent souvent en reprenant l'état de « veille. »

Aujourd'hui, 26 octobre 1854, M. Guérard est toujours tourmenté par ses désordres nerveux, mais la miction s'exécute toujours largement, et cette faculté donnée à M. Guérard a rétabli sa santé générale pendant neuf mois, et maintenant même, elle reste améliorée.

Ainsi voilà une opération faite dans des circonstances déplorables, avec un succès qui persiste ; car, comme dit le malade, son canal s'est parfaitement bien conservé.

M. Guérard demeure toujours rue du Faubourg-Saint-Jacques, 77 ; son cas est intéressant à suivre (1).

---

(1) Cependant je dois ajouter que la blennorrhée, qui a d'abord cédé

1859.

Lorsqu'on lit l'observation qui concerne M. Guérard, on doute que le bien-être puisse se conserver dans des circonstances si défavorables. Eh bien ! voilà la lettre qu'il m'écrit, en réponse aux trois questions posées dans la note de la page 9. Elle n'a pas besoin de commentaires.

Paris, le 4 avril 1859.

Monsieur le Baron et très-honoré Docteur,

Si j'ai été aussi longtemps sans vous donner de mes nouvelles écrites, c'est que je regarde ma guérison comme cause jugée et gagnée.

Voilà cinq ans passés que vous m'avez opéré d'un rétrécissement complet qu'avaient rendu intolérable des fatigues excessives et surtout l'introduction barbare des bougies, dont l'une avait fait fausse route entre les mains de l'opérateur.

En quelques minutes, vous m'avez rendu un jet convenable, et avec incomparablement moins de douleur que ne m'en avait occasionné l'introduction des premières bougies (et je ne parle pas ici de celle qui s'est fourvoyée).

Je ne sais encore ce que je dois le plus admirer de l'habileté de l'opérateur ou des merveilles de l'opération, quand je me rappelle :

Que celle-ci n'a pas même interrompu notre conversation d'un moment, si ce n'est pendant la seconde où vous avez enlevé l'obstacle ;

Que je m'étais transporté chez vous à pied, et que j'en suis revenu de même, après avoir largement uriné, ce qui ne m'était pas arrivé depuis près de vingt ans ;

Que mon état d'épuisement et de désordre nerveux n'aurait pas même souffert l'introduction d'une bougie de petit calibre, et que j'ai supporté sans douleur notable l'introduction des instruments passablement gros qui vous étaient nécessaires pour m'opérer ;

Et enfin, quand je contemple l'état de plus en plus prospère de ma santé si gravement compromise alors et si complétement rétablie.

Sachez donc que j'urine aujourd'hui avec la même abondance et la

---

au traitement éclectique immédiat, laisse encore des traces. Comme je l'ai déjà dit, toutes ne sont pas enlevées. Je persisterais bien pour la faire disparaître complétement, mais la santé générale du malade me commande la prudence.

même amplitude de jet qu'après votre opération, et j'espère bien que rien ne viendra plus troubler l'harmonie de l'organe que vous avez si savamment restauré.

Puissé-je vous le dire encore dans un quart de siècle, en vous donnant un nouveau gage de la gratitude et des sentiments respectueux avec lesquels j'ai l'honneur d'être,

Monsieur le Baron, votre très-obligé et affectionné,

GUÉRARD,

Employé à la Caisse de la Boulangerie.

Rue du Faubourg-Saint-Jacques, 17.

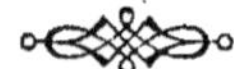

Plusieurs blennorrhagies. — Persistance d'un écoulement chronique pendant dix années. — Rétrécissement mou et vasculaire. — Ablation de la partie malade. — **Rétablissement immédiat** *du cours des urines, et guérison de cet écoulement interminable. — Bien-être persistant depuis cinq ans et demi. — Traité par MM. les Drs Chanet et Ferat.*

(Venu à moi directement.)

Le 4 avril 1854, M. Émile Dumas, employé, m'est amené par M. Dupoux, que j'avais opéré antérieurement (observation p. 89). M. Dumas était sous l'empire d'une rétention d'urine incomplète, et, sur ma demande, il me remit l'exposé suivant de sa maladie :

« J'ai 28 ans.

« En 1847, je fus malade d'un violent écoulement ; soit qu'il « n'ait pas d'abord bien guéri, soit pour toute autre cause, il a « reparu à diverses reprises.

« En 1850, j'eus un autre écoulement également grave, qui « ne fut guéri que six mois après, et tout aussi imparfaitement « que le premier.

« A la fin de la même année 1850, j'eus un autre écoulement, « mais moins grave que le précédent.

« Enfin, en 1851, j'eus encore deux de ces mêmes maladies, « et, malgré les soins les plus minutieux et l'abstinence la plus « grande, je n'ai pu me débarrasser de la dernière.

« Aujourd'hui l'écoulement est presque constant.

« Quant à l'obstacle au cours de mes urines, il est considéra- « ble; la quantité de liquide que je rends est expulsée par un jet « gros comme un fil, et mon urine contourne et tombe en pluie, « ce qui me salit.

« Je souffre considérablement en urinant.

« Je me suis fait traiter par M. Chanet, docteur-médecin à « Paris, et M. le Dr Ferat, rue des Dames, 9, à Batignolles ; « mais malgré cela l'écoulement n'a pas cessé, et le rétrécisse- « ment devient de plus en plus grand, au point que je suis un « temps fort long à vider ma vessie, qui encore ne se vide pas.»

Je remis M. Dumas au lendemain 5 avril , et je le *débarrassai immédiatement.*

Je trouvai à la courbure de l'urètre une partie boursouflée et molle qui rétrécissait assez le canal pour qu'une bougie de 1 millimètre et demi fût serrée ; cette partie avait 2 centimètres de longueur, je la fis disparaître, et dès lors M. Dumas rendit ses urines par un jet volumineux et vigoureux.

L'écoulement produit par cette partie malade est presque complétement tari, il reste une humidité du méat (1).

M. Dumas, comme du reste la plupart de mes autres malades, n'a aucunement interrompu ses occupations par suite de l'opération que j'ai dû lui faire pour le rendre promptement à la santé.

Aujourd'hui, 4 novembre 1854, M. Dumas est dans un état parfait. Il m'écrit que son jet est tout comme *après l'opération, il est large ; qu'il le trouverait magnifique s'il était plus rond, que sa vessie se vide promptement et franchement.*

On voit que mon succès aurait été tout à fait complet, si j'avais donné à M. Dumas un jet d'une entière rondeur, et si j'avais satisfait sa coquetterie. Je pourrais l'obtenir, mais vraiment cela n'en vaut pas la peine. Je laisse donc M. Dumas comme il est sous ce rapport.

* * *

1859.

Voici la réponse de M. Dumas à mes trois questions de la page 9 ; cette réponse est péremptoire :

---

(1) Dans le cas de rétrécissement compliqué d'écoulement, je fais souvent cesser l'écoulement par l'opération ; mais il faut que *j'attende* pour savoir si j'obtiendrai effectivement ce résultat. Dans le cas de M. Dumas, j'ai attendu et je vois que, à peu de chose près, j'ai réussi. Un petit traitement est indiqué ici pour tarir la légère blennorrhée qui persiste ; ce malade va y être soumis.

A MONSIEUR LE BARON HEURTELOUP,

31, rue Louis-le-Grand.

Ce 31 mai 1859.

Monsieur,

Vous me demandez comment je me porte depuis l'opération que vous avez bien voulu me faire. Je viens satisfaire à cette demande.

Depuis l'opération que vous m'avez faite j'urine parfaitement bien, et le jet s'est un peu arrondi; il est, d'ailleurs, toujours puissant.

Quant à la douleur que j'ai ressentie pendant l'opération, elle a été insignifiante.

J'ai plus souffert par l'introduction des bougies (qui ne m'ont pas guéri) que par votre opération qui m'a rétabli, sans compter que votre opération a duré un moment et que l'introduction des bougies s'est répétée trop souvent.

Je n'ai pas besoin, mon cher Docteur, de vous assurer de toute ma reconnaissance respectueuse.

DUMAS.

Montmartre, rue des Trois-Frères, 25.

Je n'ai à faire sur le cas de M. Dumas qu'une toute petite observation, mais qui a une importance fort grande, puisqu'elle touche à une question que j'ai déjà soulevée et que je soulèverai encore, car elle est fondamentale. On a vu à la fin de l'observation rédigée en 1855 que M. Dumas se plaignait d'avoir un jet aplati après mon opération, et qu'à ce sujet je faisais une plaisanterie sur la coquetterie du malade. Eh bien, comme on le voit, je ne me suis pas rendu au désir *insinué* par M. Dumas, d'arrondir son jet. Or on voit par la lettre de 1859 que ce jet s'est un peu arrondi *tout seul.*

Est-ce que ce fait, tout petit qu'il soit, n'a pas sa portée? A-t-on vu souvent les jets s'améliorer *tout seuls*..... après cinq années? La blennorrhée s'est aussi passée..... *toute seule!* par le fait de l'opération.

Blennorrhagie violente. — Obstacle à la miction. — Traitement empirique d'abord. — Usage des bougies. — Légère amélioration.— Retour de la strangurie. — Opération le 6 décembre 1847. —Plusieurs rétrécissements très-étroits. — **Guérison immédiate.** *— Persistance du bien-être depuis douze années.*

(Venu à moi directement.)

M. André Schinnerer, 52 ans, de Winshim, en Bavière, bottier, rue de l'Échiquier, 14, a eu une blennorrhagie violente en 1836. Il se rendit dans la rue Montorgueil, chez *M. Albert,* qui lui administra des pilules et un flacon plein d'une liqueur qui ressemblait à du vin du Midi très-épais. Ce traitement fut continué pendant trois mois ; les pilules et le flacon duraient quinze jours. L'écoulement cessa alors et le malade, s'apercevant que ses urines ne coulaient plus librement, retourna chez *M. Albert,* qui lui *donna une bougie* pour l'introduire dans son urètre; mais M. Schinnerer ne parvint jamais à accomplir cette prescription. La difficulté d'uriner continua et augmenta surtout après avoir bu un peu de vin ; alors la sortie de l'urine était presque impossible. Bientôt cet état se compliqua d'un sentiment de brûlure près de l'anus, que le malade calmait en s'introduisant du suif dans cette partie. Après *six années* de ces souffrances, M. Schinnerer rencontra M. Durocher, de la rue Saint-Merry, auquel il raconta ses douleurs. M. Durocher invita le malade à se rendre chez lui; il lui introduisit dans la vessie plusieurs bougies fines, ce qui ne se fit pas, suivant le dire du malade, *sans douleur* et sans lui faire perdre *beaucoup de sang,* surtout dans le commencement. Ce traitement, qui dura trois mois, fut accompagné de bains de siége qui furent pris au nombre de 30 dans l'été de 1843. Sous l'influence de cette médication, le malade urina d'abord avec moins de difficulté , mais le rétrécissement reparut bientôt. Il y a deux ans, en 1845, M. Schinnerer consulta M. le Dr Paris , rue Cadet, qui lui conseilla des douches froides, ce que le malade ne fit pas. Enfin, le

28 novembre, Schinnerer ayant rencontré M. Lavalette (1), un des malades que j'avais opérés quelques mois avant, il vint me trouver, le 6 décembre 1847.

Je constate un rétrécissement très-prononcé à 5 centimètres. Il admet cependant une bougie de 1 millimètre et demi, mais qui passe avec peine; ce rétrécissement franchi, la bougie se trouve arrêtée à 3 centimètres plus loin. Après avoir fait disparaître ce premier rétrécissement, j'introduis immédiatement une bougie de gomme de 6 millimètres de diamètre qui franchit facilement la place qui était rétrécie, et je rencontre le second rétrécissement, qui se trouve à 8 centimètres; arrivé là, la bougie bute soudainement et ne s'engage pas dans un infundibulum. Je retire la sonde, j'explore avec les moyens appropriés, et je reconnais un rétrécissement de 3 centimètres de longueur, et admettant une bougie fine de 1 millimètre de diamètre; je fais disparaître ce second rétrécissement, et je pénètre dans la vessie avec facilité et avec une bougie de gomme de 6 millimètres de diamètre. Aussitôt le malade, qui ne rendait ses urines que goutte à goutte, les rend avec *un jet plein* et avec une grande force. Pendant tout le temps de l'opération, qui dura, en comptant les explorations, à peu près trois quarts d'heure, le malade n'éprouva pas de douleur et ne rendit pas une goutte de sang.

Le 29 décembre 1847, le malade, en m'écrivant que son jet a gardé toute son ampleur, m'envoie le fil qui indique sa force, et ce fil a 1 mètre 10 centimètres de long.

Le 10 juin 1854 (sept ans après l'opération), M. Schinnerer se trouve dans un état parfait, ainsi que le constate la lettre suivante :

« 6 novembre 1854.

« Monsieur le Baron,

« Je vous remercie beaucoup d'être venu vous informer de

---

(1) Ce malade est en Amérique avec Cabet ; c'était un cas fort intéressant, je suis bien fâché de n'avoir pas pu le suivre. Je l'ai cependant suivi quatre années. Son jet s'était conservé ; l'état de maladie dans lequel était sa vessie me fait craindre qu'il n'ait encore besoin de mes soins; si je le revois, je publierai son cas, car je l'ai opéré à cette condition.

1859. — Je n'ai pas revu ce malade.

« l'état de ma santé ; je me porte toujours très-bien depuis que
« vous m'avez guéri. Si vous me le permettez, monsieur le Baron,
« j'irai vous rendre une visite pour vous dire moi-même combien
« je suis reconnaissant de m'avoir guéri si promptement et sans
« souffrances.

« Signé Schinnerer,

« rue Bergère, 21. »

1859.

Il y a 12 années que M. Schinnerer a été opéré et cependant il
continue à se bien porter. Voici la lettre qu'il a écrite en réponse
à mes trois questions de la note de la page 9.

Paris, ce 16 avril 1859.

Monsieur le Baron,

*Je prends, comme vous le désirez, la liberté de vous donner de mes nou-
velles. Quand je pense que les autres docteurs m'ont fait souffrir longtemps sans résultats et vous, vous m'avez guéri à l'instant même. Voilà
12 ans que je suis toujours parfaitement guéri et en bonne santé.*

*Je serai reconnaissant toute ma vie de la bonté que vous avez eue pour
moi.*

Je suis votre respectueux serviteur,

Schinnerer.

21, rue Bergère.

*P. S. Quant à ce que vous me demandez, je n'ai pas souffert du tout
pendant l'opération ; quant au traitement par les bougies il m'a fait beaucoup souffrir et elles ne m'ont pas guéri, sans compter les autres inconvénients.*

*Hypospadias congénital. — Plusieurs blennorrhagies sèches et humides alternatives. — Rétrécissements à la partie prostatique de l'urètre, produits par cette cause. — Cautérisation. — Incision du rétrécissement. — Accident à l'hypospadias. — Orchite consécutive avec abcès. — Traitement sans succès de l'hypospadias. — Bougie à demeure. — Autres rétrécissements à 10 centimètres, produits par cette bougie. — Nouvelles opérations pour guérir l'hypospadias. — Nouvelle orchite. — Abcès autour de l'anus. — Insuccès. — Emploi de l'électricité contre le rétrécissement supérieur. — Succès momentané. — Retour des accidents causés par les rétrécissements. — 1re opération. — 2e opération. — La bougie prise en flagrant délit de nocuité. — **Rétablissement immédiat** sans aucun trouble quelconque. — Traité infructueusement par MM. Chassaignac, Philips, Wertheimberg, Malgaigne, Huguier. — Persistance du bien-être pendant cinq années.*

(Envoyé par M. le Dr HUGUIER.)

Le 10 novembre 1853, mon confrère M. Huguier, de l'hôpital Beaujon, a bien voulu m'envoyer un malade qu'il avait traité pendant longtemps d'un hypospadias, sans avoir été assez heureux pour corriger cette difformité. Le malade, M. O***, employé, avait aussi des rétrécissements de l'urètre dont il voulait être guéri ; il les avait déjà fait traiter par beaucoup de chirurgiens de renom avant d'entrer sous les soins de M. Huguier : c'était donc pour débarrasser M. O*** de cette dernière infirmité qu'il me fut envoyé. Je priai M. O*** de revenir le 23 novembre 1853, *je l'opérai en deux fois et le guéris.* Je transcris l'observation de M. O*** telle qu'il me l'a remise quelques mois après son opération ; je la ferai suivre de mes observations propres.

« Je m'appelle O*** (Toussaint) ; je suis né à Courgeours, « près Mortagne (Orne) ; je suis âgé de 25 ans et employé.

« Je suis affecté d'un hypospadias depuis ma naissance. J'ai « appris par mes parents qu'après être né, l'on s'était aperçu que « je n'avais pas le méat urinaire ouvert ; on eut recours à un « chirurgien, qui pratiqua une ouverture *au-dessous* de la partie « inférieure du gland, au moyen d'un bistouri (1).

---

(1) Les *hypospadias* sont ordinairement naturels ; celui-ci est remarqua-

« Je conservai toujours cette infirmité, sans être gêné ; j'uri-
« nais parfaitement droit et d'un seul jet.

« A 21 ans, au mois d'octobre 1849, je contractai une blen-
« norrhagie aiguë qui dura près de trois mois et que je traitai
« par les moyens ordinaires, le copahu et des injections de nitrate
« d'argent en solution.

« Cependant j'éprouvais toujours un petit *chatouillement* (1)
« dans le canal, qui, au lieu de diminuer, *augmentait* tous les
« jours.

« Vers les premiers jours de mai 1850, j'aperçus un matin une
« goutte de pus blanchâtre, suintant au méat urinaire ; depuis
« plus de quinze jours, je n'avais cependant pas vu de femme.

« Je m'adressai à un pharmacien, qui me prescrivit des injec-
« tions d'extrait de saturne étendu dans de l'eau. Après deux ou
« trois injections que je fis le même jour, l'écoulement avait com-
« plétement disparu ; mais bientôt il fut remplacé par des dou-
« leurs intolérables de cuisson dans tout le canal. L'émission de
« l'urine était très-douloureuse ; de plus, il y avait incontinence.
« J'éprouvais un puissant besoin d'uriner et la fonction était tou-
« jours accompagnée d'extrêmes douleurs ; je me mis à combattre
« vigoureusement l'inflammation par les anti-inflammatoires et
« les calmants. Pendant deux mois je suivis ce traitement ; je
« n'obtins qu'un très-petit soulagement, qui n'eut aucune durée.

« En juillet 1850, je fus consulter M. Chassaignac, qui le pre-
« mier me sonda ; il constata un *rétrécissement au bulbe*, plus
« une inflammation du col de la vessie. Il me fit passer des bou-
« gies en *cire*, tous les jours, que je conservais dans le canal pen-
« dant une demi-heure ; un grand bain tous les deux jours ; ti-
« sane d'orge et chiendent. Au bout de deux mois de traitement,

---

ble en cela qu'il est dû *à l'art*, qui aurait bien fait de ne pas placer l'ouverture de l'urètre en dessous, mais bien, autant que possible, à sa place
naturelle. Cependant cela était difficile dans le jeune âge ; il y aurait beaucoup à dire là-dessus.

(1) J'engage tous les blennorrhagiques nouvellement guéris à faire attention à ce petit *chatouillement* ; il est souvent le signe d'un rétrécissement qui commence, et souvent aussi il existe lorsque le jet d'urine n'est
ni déformé ni amoindri.

« j'étais assez bien, je n'éprouvais plus que quelques douleurs
« de temps à autre, mon état était assez satisfaisant, et, sur l'avis
« de M. Chassaignac, je cessai le traitement. Je me plaçai de
« nouveau, croyant être guéri ; mais bientôt les douleurs revin-
« rent comme par le passé, quoique je n'eusse fait aucun excès.

« Au mois d'octobre 1850, je fus consulter M. Philipps, qui
« constata *un rétrécissement dans la partie membraneuse*, plus
« une grande inflammation du col de la vessie, qu'il attribua
« aux injections de nitrate. Il commença le traitement par des
« bougies en *cire*, qu'il me faisait garder pendant dix minutes ;
« il me fit des injections d'eau froide dans la vessie. Ce traite-
« ment dura *deux mois* environ ; j'avais obtenu de l'améliora-
« tion ; le progrès de la dilatation avait été assez rapide : le n° 8
« passait assez facilement, sans douleurs et sans rencontrer
« d'obstacles. Toutefois il existait toujours une grande sensibilité
« près du col de la vessie ; l'émission de l'urine se faisait parfai-
« tement et à gros jet ; seulement après j'éprouvais toujours une
« forte cuisson, qui était très-tenace. M. Philipps me fit une in-
« jection, dans la vessie, d'un liquide très-limpide et incolore,
« mais dont je ne puis dire le nom et la composition. Pendant
« l'espace de trois heures, cette injection me fit bien uriner
« douze fois, et j'éprouvai une très-grande cuisson dans toute
« l'étendue du canal pendant près de quatre heures.

« Après cette injection, M. Philipps me déclara que j'étais
« guéri ; il me dit de ne plus m'occuper de mon canal, de vivre
« comme par le passé, toutefois en ne faisant pas d'excès. Six se-
« maines après ce traitement, ayant toujours vécu d'un régime
« très-doux, l'émission de l'urine redevint très-douloureuse et
« très-fréquente ; je ressentais des élancements très-aigus dans
« le canal et surtout dans la partie profonde, et comme un
« étranglement au col de la vessie.

« Dans le courant de janvier 1851, M. Philipps pratiqua la
« cautérisation avec le nitrate d'argent au moyen d'une sonde
« appelée sonde Lallemand (1) ; cette cautérisation ne produisit
« d'autre effet qu'une très-grande inflammation, une grande

____

(1) Voyez la note, page 108.

« perte de sang, qui dura près de huit jours, et un *surcroît* de
« rétrécissement. L'émission de l'urine était très-douloureuse et
« très-fréquente ; outre cela, j'éprouvais des douleurs très-ai-
« guës dans le canal et surtout là où la cautérisation avait été
« pratiquée.

« M. Philipps me fit recommencer la dilatation du rétrécisse-
« ment, toujours au moyen de bougies en *cire*, pendant près de
« *trois mois*, et quelques injections composées d'eau distillée,
« laudanum et sulfate de zinc. Ce traitement ne produisit que
« peu d'amélioration, seulement il y avait un peu de progrès de
« la dilatation ; toutefois je souffrais toujours, et l'émission de
« l'urine était très-fréquente ; j'éprouvais une irritation vive au
« col de la vessie.

« Au mois de mai 1851, M. Philipps pratiqua la scarification.
« D'abord mon hypospadias fut agrandi par l'introduction du
« scarificateur (opération qui eut un triste résultat), ensuite
« j'eus une *forte fièvre* et une inflammation *du testicule gau-*
« *che* (1). Après quelques semaines de traitement de cette or-
« chite qui n'eut aucun résultat, M. Philipps m'engagea à aller
« de sa part me présenter à M. Malgaigne, pour être admis dans
« son service.

« Vers la fin de juillet 1851, j'entrai dans le service de M. Mal-
« gaigne, salle Saint-Augustin, n° 83 (hôpital Saint-Louis).
« M. Malgaigne me traita d'abord par les cataplasmes et l'iodure
« de potassium.

« Après *cinq ou six semaines* de ce traitement, je sentis de
« fortes douleurs dans l'aine et dans le testicule, qui prit plus de
« volume et devint plus sensible que lors de la première appari-
« tion de l'orchite. M. Malgaigne prescrivit des sangsues sur le
« testicule et de petits vésicatoires dans l'aine. Cette médication
« fut infructueuse ; le gonflement et les douleurs persistèrent et
« ne cessèrent qu'après l'ouverture d'un abcès qui m'était venu
« au testicule. Pendant plusieurs jours, l'ouverture donna une
« grande quantité de pus sanguinolent ; à partir de ce moment,
« je fus soulagé. Après un séjour de *quatre mois* à l'hôpital Saint-

---

(1) Voyez l'observation Fraigneau, page 97, 2ᵉ paragraphe.

« Louis, j'en sortis, sur l'avis de M. Malgaigne, bien que je *souf-*
« *frisse* toujours de mon rétrécissement ; j'urinais très-souvent
« et l'émission était très-douloureuse.

« Je fus consulter M. Huguier au mois de décembre 1851 ; j'en-
« trai dans son service, hôpital Beaujon, 1er pavillon, n° 210, et
« plus tard n° 202. M. Huguier me prescrivit de prendre tous les
« jours 2 grammes d'iodure de potassium additionné de 12 gout-
« tes de teinture d'iode dans 10 grammes d'eau ; frictions sur le
« testicule avec la pommade d'iodure de plomb ; cataplasmes de
« fécule, un grand bain tous les deux jours et repos au lit ; pas-
« ser soir et matin des bougies en gomme élastique pendant une
« demi-heure. Après *deux mois* de traitement, j'étais assez bien,
« je ne souffrais plus de mon testicule ; je conservais toujours un
« petit durillon dans l'épididyme, qui resta toujours très-dur ;
« j'avais toujours de l'inflammation dans la partie profonde du
« canal. Après l'émission de l'urine, je ressentais toujours une
« forte cuisson, accompagnée d'une douleur lancinante et très-
« aiguë.

« Au mois d'avril 1852, M. Huguier pratiqua l'opération de
« l'hypospadias, en traversant le sommet du gland avec un bis-
« touri étroit et en fermant l'ouverture de l'hypospadias au
« moyen d'épingles à suture ; il plaça un bout de sonde coupée
« dans le canal, d'environ 4 pouces de longueur, que je conservai
« près de *deux mois* sans interruption. Cette opération n'eut pas
« un bon résultat ; elle ne produisit d'autre effet que l'apparition
« d'une orchite du testicule gauche, qui se termina par l'ouver-
« ture d'un petit abcès. Quant à l'hypospadias, il fallut se ré-
« soudre à pratiquer plus tard une nouvelle opération. On re-
« commença de nouveau la dilatation du rétrécissement par les
« sondes à demeure, que je ne pouvais *conserver longtemps*
« *sans avoir de la fièvre.* Sur la demande que je fis à M. Hu-
« guier d'essayer, contre mon rétrécissement, de l'électricité
« par le procédé de M. Wertheimberg, la permission me fut ac-
« cordée.

« Le 1er juin 1852, M. Wertheimberg commença l'emploi de
« l'électricité ; après une douzaine de séances de sept à dix mi-
« nutes, j'avais obtenu une dilatation ; toutefois *il y avait tou-*
« *jours de la sensibilité* dans la partie profonde du canal, sensi-

« bilité que *j'avais toujours ressentie* depuis 'le début dé mon
« rétrécissement. L'émission de l'urine se faisait par un jet et
« sans douleur. M. Wertheimberg cessa l'emploi de l'électricité
« et me conseilla de faire usage de bougies métalliques, deux fois
« par semaine, pendant cinq minutes : par ce moyen, il disait
« que je maintiendrais la dilatation de mon rétrécissement, mais
« je ne pus faire cela, à cause des nouvelles opérations qui ont
« dû être tentées par M. Huguier, pour me débarrasser de mon
« hypospadias.

« Ces opérations m'effrayaient un peu ; cependant je m'y ré-
« solus.

« Quatre grandes opérations ont donc eu lieu, à différentes
« reprises, sans avoir pu obtenir un résultat satisfaisant; ces opé-
« rations, pratiquées au moyen d'incisions dans le sommet du
« gland et dans la partie inférieure de la verge, furent longues
« et douloureuses ; la réunion des parties incisées fut tentée au
« moyen d'épingles à suture et fil ciré; je conservais toujours
« dans le canal un bout de sonde coupée d'environ 4 pouces de
« longueur. A chaque opération, je fus forcé de garder ce bout
« de sonde jusqu'à ce que les tentatives eussent complétement
« échoué. La première de ces opérations et la cicatrisation qui
« dut s'ensuivre dura deux mois; la deuxième, dix jours; la
« troisième, trois mois; la quatrième, trois mois. Aucune n'eut
« de succès, et elles donnèrent lieu à deux larges et profonds
« abcès, près de l'anus, qui exigèrent des opérations desquelles
« je fus longtemps à me remettre.

« Aujourd'hui, 1er novembre 1853, l'hypospadias existe tou-
« jours, seulement beaucoup plus bas qu'auparavant; de plus, il
« y a déformation complète du gland; le prépuce est coupé ;
« j'ai plusieurs cicatrices, par suite des incisions qui ont été fai-
« tes; le peu que je rends d'urine, je le rends en arrosoir par dix
« petits jets en pluie fine qui s'écartent et me salissent. Mes pre-
« miers rétrécissements, que je constate avec une sonde de
« gomme à boule, sont tout à fait revenus; les nouveaux, causés
« par les bouts de sonde qui ont été mis dans mon canal, font
« des progrès tous les jours. J'éprouve fréquemment le besoin
« d'uriner, et peu à la fois ; l'émission est toujours accompagnée
« d'une forte cuisson; immédiatement après, je ressens des

« élancements très-aigus, pendant lesquels j'éprouve encore le
« besoin d'uriner ; joint à cela, je sens toujours une grande dou-
« leur vers le col de la vessie, avec un étranglement accompa-
« gné d'une sensation qui me fait l'effet d'un fer rouge lorsque
« j'urine ; il me semble que ma vessie devient très-volumineuse
« et très-sensible. J'éprouve la sensation d'un gonflement con-
« sidérable au col ; derrière ce gonflement, il séjourne de
« l'urine ; mes urines s'écoulent dans ma chemise après que j'ai
« pissé.

« Le faux canal que M. Huguier m'a fait est presque fermé ;
« mon hypospadias est toujours ouvert ; c'est par cette ouverture
« que mes urines sortent en grande partie ; elles sortent un peu
« par le faux canal.

« Après un séjour de vingt-deux mois à l'hôpital Beaujon, je
« l'ai quitté le 8 novembre 1853, et je me suis rendu, d'après
« l'invitation de M. Huguier, chez M. le Dr Heurteloup, pour
« m'ôter mes rétrécissements.

« Ce 4 mai 1854.

« O***,

« rue Neuve-des-Capucines, 21. »

---

*Mes observations sur le cas de M. O***.*

M. O*** avait un hypospadias juste au-dessous du gland,
et il a eu le malheur d'être blessé dans les manœuvres faites
pour inciser le rétrécissement. Par suite de cette blessure, l'ouverture de cet hypospadias, qui était bornée par une membrane
très-mince, a été reculée d'un centimètre : de là la tentative
de M. Huguier pour corriger cette difformité. Mais on a vu
que, malgré l'habileté, les soins et la patience de mon confrère,
l'hypospadias a résisté. Cependant le faux canal a persisté pen
dant quelques jours, peu à la vérité, et s'est ensuite fermé ; il
est à présent réduit à 1 millimètre de diamètre. J'ai tenté deux
fois, il y a vingt-cinq ans, de faire un faux canal dans un cas
d'hypospadias placé dans ces conditions : je n'ai pas plus réussi

que M. Huguier ; aussi je ne le tente plus, par la raison qu'il n'y
a pas *d'étoffe* pour la réunion à l'endroit où est située l'ouverture de l'hypospadias. Je suis sûr que si le malade fût tombé
dans les mains de M. Huguier lorsque l'ouverture de son hypospadias était presque au bout de la verge, il n'y eût pas touché.

Quant aux rétrécissements, on a vu tous les traitements employés par des chirurgiens de mérite et de haut caractère ; eh
bien ! aucun de ces traitements n'a réussi, et le mien a rendu la
miction facile du *premier coup.* J'y suis bien revenu à deux fois ;
mais, la première fois, cela a été pour débarrasser l'urètre du
rétrécissement traumatique produit par la bougie tronquée que
M. Huguier a dû laisser à demeure pour parfaire le faux canal.
Cet inconvénient entre dans les nécessités du traitement de
l'hypospadias, et c'est une raison de plus de laisser cette difformité tranquille.

Une seconde opération a débarrassé M. O*** du rétrécissement au col qui le tourmentait depuis si longtemps, et cela immédiatement.

J'ai fait la première le 23 novembre 1853, et la seconde le
10 décembre de la même année ; j'ai mis un si grand intervalle
entre les deux opérations pour un motif qu'il est inutile de
dire ici.

Le rétrécissement traumatique produit par la bougie, pendant
le traitement de l'hypospadias, était composé d'un tissu cicatriciel boursouflé et saignant qui fermait le passage ; je le fis disparaître. J'en fis autant au rétrécissement du col ; celui-là était
fibreux, à valvulettes d'une longueur de 2 centimètres. Aussitôt
cette partie rétrécie disparue, la miction s'opéra immédiatement
par un gros jet qui s'est parfaitement conservé depuis.

Quant à ces opérations, je laisse parler le malade, qui les raconte ainsi.

Relativement à la première, il dit :

« Après un séjour de vingt-deux mois à l'hôpital Beaujon, je
« l'ai quitté le 8 novembre 1853, et je me suis rendu, d'après
« l'invitation de M. Huguier, chez M. le Dr Heurteloup pour
« m'*ôter* mes rétrécissements.

« Le 23 novembre, je suis allé me mettre à la disposition de
« M. le baron, qui m'a fait placer sur un petit lit. M. le baron a

« procédé à l'exploration de mon canal, et, après cet examen, il
« s'est muni d'un instrument dont je ne puis dire la forme, car
« un rideau avait été placé devant moi (1); tout ce que je puis
« dire, c'est que je ne sais pas ce que cet instrument m'a fait,
« mais depuis qu'il est entré dans mon canal, j'urine bien plus
« facilement, je sens parfaitement que j'ai le canal plus libre, qu'il
« a été enlevé quelque chose qui faisait obstacle, et pourtant je
« n'ai pas souffert *ni senti qu'une lame m'ait coupé*. Du reste,
« je n'ai pas saigné, ou du moins c'est si peu de chose que ce
« n'est pas la peine d'en parler; j'ai la ferme confiance qu'une
« fois que cet instrument sera entré jusque dans la vessie, je
« serai guéri complétement, car il ne fut pas plutôt retiré que
« M. Heurteloup m'introduisit dans la partie opérée une bougie
« beaucoup plus grosse que celle que je passais avant et qui
« n'avait que 2 millimètres. »

Je ne voulus pas attaquer le même jour le rétrécissement du
col, je le remis à une autre fois. M. O**** revint le 10 décembre, et ce jour-là, je calibrai son canal à 8 millimètres, en faisant
disparaître le rétrécissement du col. Je ne mets pas ici la narration de M. O***, parce qu'elle ressemble à l'autre, si ce n'est
cependant qu'il exprime sa surprise d'avoir été guéri sans douleur, sans fièvre, et sans accidents quelconques.

Depuis il a été parfaitement bien portant, à l'exception cependant d'une inflammation de poitrine, pour laquelle je l'engageai
à aller se mettre sous les soins de M. Huguier, qui eut alors l'occasion de constater, pendant longtemps, son bien-être sous le
rapport de la miction.

Mais tout ce que je viens de dire n'est pas la partie la plus
*intéressante de l'observation de M. O***; cette partie intéres-*
sante, la voici : on a vu qu'une sonde avait été laissée à de-
meure pour parfaire le nouveau canal; on a vu aussi que l'ou-
verture de l'hypospadias s'était largement rouverte; eh bien!
cette large ouverture a laissé voir les effets de la bougie dans le
canal; ce canal présentait, là où il avait été en contact avec la
bougie, un tissu dur, argenté et fibreux; par l'ouverture de

---

(1) Voyez la note 1 de la page 121.

l'hypospasdias, le malade faisait, en pressant, sortir des paquets de végétations molles et rouges dont je dus faire l'ablation.

Je regarde ce fait comme considérable dans la science, car il fait prendre, de visu, *la bougie en état de nocuité; si, après deux mois de séjour, elle a pu produire un tel effet sur le malade que j'examine, quel effet peut-elle produire sur le malade qui en fait usage pendant dix, vingt ou trente ans, comme cela se voit?*

M. O*** continue à être bien portant, et l'on sait toujours où il demeure en s'adressant chez M. Hervé, rue Saint-Hyacinthe Saint-Honoré, 4. Son cas est très-curieux à suivre.

1859.

M. O*** (Toussaint) (1) a conservé son urètre tel que je l'avais rétabli, ainsi que le constate la lettre suivante, qui est fort longue, et de laquelle j'élague les parties inutiles :

9 janvier 1859.

Monsieur le Baron,

Il y a bien longtemps que je ne vous ai donné de mes nouvelles, je vous en demande pardon, et je vous promets qu'il n'en sera plus ainsi.

J'ai bien du nouveau à vous apprendre, je me suis marié depuis que je vous ai écrit, et si ma poitrine ne me donnait pas d'inquiétude, je serais le plus heureux des hommes.

Maintenant il faut que je vous parle de mon canal. Je me suis présenté à vous après avoir été dilaté, brûlé, coupé et taillé, et je fus assez heureux pour, il y a quatre ans, être débarrassé en quelques minutes de ma cruelle infirmité. A vous parler franchement, je me trouvai si heureux que je restai pendant bien longtemps sans croire à ma guérison, pensant toujours qu'un jour ou l'autre je verrais revenir mes atroces douleurs. Eh bien, il n'en a rien été jusqu'à présent; depuis cette époque, j'urine parfaitement par un jet soutenu et sans aucune douleur. Dernièrement, par pure curiosité, j'ai pris une bougie à boule pour vérifier l'état de mon canal, j'ai trouvé la partie profonde dans le même état que vous

____

(1) Voir la note de la page 105.

l'aviez mise; mais à l'entrée, à l'endroit où j'ai eu en contact les bouts de sonde coupés, j'ai senti deux bourrelets. S'ils augmentent, j'aurai recours à vous pour m'en débarrasser, si toutefois vous le jugez convenable.

Daignez agréer, Monsieur le Baron, l'assurance de l'éternelle réconnaissance de votre tout dévoué,

O*** (Toussaint).

Les deux bourrelets sont effectivement dus, comme le pense M. O***, au contact de l'angle formé par les sondes coupées dont la *carre* a blessé le canal. Cependant, comme on le voit, les bourrelets n'ont pas fait de grands progrès depuis six années. Depuis que j'ai publié ce cas, j'ai vu un grand nombre de rétrécis avec hypospadias. Il y a une année, j'en ai opéré un qui non-seulement présentait cette disposition, mais qui n'avait pour ainsi dire pas de canal, c'est-à-dire que ce canal n'a jamais eu, lorsque le malade était dans son état naturel, plus d'un millimètre de calibre. Or un rétrécissement survenu dans ce canal si étroit ne laissait plus sortir l'urine que par un jet... *invisible.* L'anxiété était grande; je dus donc opérer; mais il n'y avait pas *d'étoffe,* car le canal était mince comme une feuille de papier. J'ai donc fait le passage aux dépens de la lame fibreuse qui sépare les deux corps caverneux, ou qui correspond à cette place.

A peine si j'ai eu du sang.

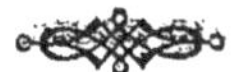

Quatre blennorrhagies. — Traitements variés. — Blennorrhée persistante. — Traitements encore plus variés. — Insuccès malgré le talent des médecins. — Opération le 5 septembre 1849. — Disparition du rétrécissement et de l'écoulement. — **Rétablissement immédiat.** *— Persistance du bien-être pendant quatre années. — Traité infructueusement par MM. Hirchfeld, Ricord et Collée.*

(*Envoyé par* M. le Dʳ DELAUNAY.)

M. le Dʳ Delaunay, mon voisin, voulut bien m'amener, le 5 septembre 1850, M. le comte de..... Ce malade, interrogé, me donna les détails suivants :

« J'ai 40 ans, je suis d'une bonne constitution. J'ai contracté « dans ma vie quatre blennorrhagies simples : la première en « 1840; elle dura deux mois, pendant lesquels je ne fis aucun « traitement, bien qu'elle fût assez violente; abandonnée à elle-« même, cette blennorrhagie se termina par résolution, en sui-« vant ses phases ordinaires. La deuxième fut contractée en « 1843; celle-ci fut également violente, ne fut traitée que par « les bains, car je n'étais pas dans la condition de faire un trai-« tement ostensible. Obligé de me livrer aux dissipations qu'exige « la société, mon testicule droit s'enflamma; je fus traité par les « antiphlogistiques et comme orchite simple. Sous l'influence du « traitement qu'exigea cette orchite, la blennorrhagie disparut. « La troisième fut contractée en 1847; celle-ci fut traitée par « les injections de nitrate d'argent et celles de sulfate de zinc, et « fut arrêtée après quinze jours de traitement. En 1849, au mois « de juin, étant en Prusse, je contractai ma quatrième blennor-« rhagie. Je traitai celle-ci par les injections de nitrate d'argent « et les bains de mer; mais ces bains, assistés de quelques chas-« ses sur les dunes, augmentèrent l'écoulement. Bientôt je vis « le jet de mes urines diminuer, tout en conservant mon écou-« lement. A la fin de juillet, je vins à Paris consulter M. Ricord, « qui me traita par la décoction d'uva ursi, le cachou, les capsu-« les de cubèbe et d'alun, et les injections de sulfate de zinc. Ce « traitement, quoique assez actif, ne réussit pas, et, bien qu'il

« durât tout le mois d'août, je me trouvai dans le même état
« qu'avant.

« Passant à Nantes en septembre, je consultai M. le Dʳ Collée,
« élève de M. Ricord, qui me fit cesser le traitement de son maî-
« tre. Il me donna le citrate de fer, le cubèbe avec le citrate
« d'alumine et de potasse; des injections avec le vin rouge du
« Midi et l'extrait de ratanhia. Ce traitement n'eut pas plus de
« succès que l'autre. Cet insuccès engagea M. le Dʳ Collée à exa-
« miner l'état de l'urètre. Une petite bougie introduite produisit
« un léger écoulement de sang. M. le docteur conclut de cette
« petite expérience, qu'il n'y avait pas de rétrécissement, et or-
« donna de continuer le traitement, qui finit par arrêter l'écou-
« lement.

« Cet état dura jusqu'en mai 1850. Après quelques fatigues
« éprouvées à Vienne, à cette époque, avec une femme saine, je
« vis mon écoulement revenir. Je consultai M. le Dʳ Hirchfeld,
« de Vienne, qui ordonna d'abord des injections de sulfate de
« zinc, injections qui produisirent seulement des intermittences
« dans l'écoulement. Voyant cet écoulement résister à son trai-
« tement, M. le Dʳ Hirchfeld examina l'urètre, et constata l'exis-
« tence d'un rétrécissement qu'il traita par l'introduction des
« bougies qu'il me fit garder une demi-heure matin et soir. En
« même temps, il me faisait continuer les injections styptiques,
« et me faisait prendre des bains de siége. Je fis ce traitement
« pendant trois mois sans succès; je vins à Paris au mois de sep-
« tembre 1850. J'allai consulter M. le Dʳ Delaunay, qui m'amena
« chez vous. »

L'examen me fit découvrir le rétrécissement que M. le
Dʳ Hirchfeld avait reconnu; ce rétrécissement, qui était mou et
vasculaire et situé à la partie profonde de l'urètre, n'était pas
considérable; il recevait une bougie de 3 millimètres serrée; je
pensai que sur son sommet ou à sa base se trouvait la lésion
organique qui donnait lieu à cet écoulement qui durait depuis
si longtemps. Du reste, la miction se faisait encore d'une manière suffisante pour que la vessie pût se vider.

Je fis donc disparaître la partie rétrécie, et aussitôt le jet, qui
n'avait que le volume d'une paille, prit celui d'une plume d'oie.
L'écoulement fut immédiatement arrêté; seulement il resta pen-

dant quelque temps un léger suintement qui inquiétait M. le comte de....., qui devait se marier. Après quelques semaines, ce suintement disparut (1); peut-être était-il dû à la modification que j'avais dû faire subir au canal plutôt qu'à la maladie ancienne.

Ce cas est un bel exemple du pouvoir du traitement *éclectique immédiat*, car on voit à combien de traitements variés, administrés par d'habiles praticiens, a résisté cet écoulement qui faisait depuis longtemps le tourment du malade.

1859.

Mon confrère M. le Dr Delaunay m'envoie la lettre suivante, qui prouve que la guérison de M. le comte de *** a été aussi persistante que prompte :

Paris, ce 2 juin 1859.

Monsieur et très-honoré confrère,

*Vous me faites l'honneur de me demander si chez M. le comte de ***, que je vous adressai, il y a plusieurs années, pour être opéré d'un rétrécissement avec blennorrhée, et qui fut débarrassé si promptement par votre méthode de sa fâcheuse infirmité, la guérison a continué à se maintenir.*

*Je m'empresse de vous répondre que M. le comte de *** n'a plus rien éprouvé depuis cette époque, et que la fonction s'exécute aussi normalement que possible.*

Recevez, Monsieur et honoré confrère, l'assurance de mes sentiments les plus distingués.

DELAUNAY,
D. M. P.

----

(1) Encore un écoulement arrêté, en même temps que je fais disparaitre le rétrécissement.

*Blennorrhagies anciennes.— Écoulements chroniques.— Partie rétrécie
de 14 à 17 centimètres de profondeur, et existant depuis 21 ans. — En
1847, M. Ricord traite par les incisions et les bougies. — Mieux pendant quinze jours. — Le rétrécissement revient. — Le malade reste, de
1847 à la fin de 1854, à l'état de strangurie.— Je l'opère et le guéris, le
14 octobre 1854, du rétrécissement et de l'écoulement. —* **Rétablissement immédiat.** *— Persistance bornée du bien-être. — Opérations
consécutives pour l'entretenir.*

(Venu à moi directement.)

M. Battendier, ancien employé, vient me voir le 19 septembre 1854. Il est âgé de 53 ans, et est atteint d'un rétrécissement
de l'urètre produit par une blennorrhagie ancienne; ce rétrécissement ne lui permet de vider sa vessie que goutte à goutte, et
il est accompagné d'un écoulement.

Je remets son examen et son opération à une époque que je
ne puis préciser, et je ne puis lui assigner un jour qu'à un mois
de là, le 14 octobre 1854.

Ce jour-là je l'opère et lui rends immédiatement la faculté
d'uriner par un jet large, puissant, se faisant sans douleur ou
à peu près, *immédiatement* après l'opération. La partie rétrécie
était à 14 centimètres et s'étendait à 17; elle était molle, variqueuse dans la première moitié, assez dure dans la seconde. Je
fis disparaître le tout sans grande douleur, *si ce n'est cependant par la première impression d'une bougie*, que j'introduisis
d'abord pour reconnaître les lieux (1).

Le 17 octobre, M. Battendier vient me voir; il urine comme
il urinait immédiatement après l'opération, a eu un peu la fièvre
le soir qui l'a suivi, et enfin est dans une grande joie.

Je demande à M. Battendier son histoire, et il me la raconte
en ces termes :

---

(1) J'emploie quelquefois la bougie comme *accessoire* dans mon traitement. Eh bien ! c'est un fait extrêmement remarquable, que bien souvent
le malade se plaint davantage de la *bougie* que des *instruments*, même
pendant que ces derniers agissent.

« Je suis rétréci depuis vingt et un ans et peut-être un peu
« plus. J'ai eu une seule gonorrhée à l'âge de 19 ans ; il y a vingt
« et un ans, mon rétrécissement était assez considérable pour
« m'obliger de recourir aux soins d'un médecin ; je m'adressai à
« M. le Dr Nicod, qui était alors attaché à l'administration Laffitte
« et Caillard, administration de laquelle je faisais moi-même
« partie. M. Nicod me passa des bougies pendant quelques mois ;
« cela me fit mieux pisser.

« Mais mon rétrécissement revint, et comme M. Nicod m'avait
« appris à m'introduire des bougies, je me livrai à cette pratique
« pendant *quinze ans au moins*. Mais ces introductions devinrent
« douloureuses et accompagnées de si peu d'effet (*car je fus*
« *obligé de diminuer le volume de mes bougies jusqu'au plus*
« *petit calibre*) que j'en vins au point de ne plus uriner du
« tout (1).

« A bout de tourments, je m'adressai, en 1847, à M. Ricord,
« qui me traita avec les bougies, et qui me *coupa* l'intérieur du
« canal à *huit reprises* différentes, et m'introduisit toujours des
« bougies plus fortes à mesure des coupures.

« Ce traitement dura six semaines. Je pissai assez bien après ;
« mais ce mieux ne dura que *quinze jours*, après lesquels mon
« canal commença à se *rétrécir de nouveau*. Alors je fus obligé
« de remettre les bougies que, de même que dans mes premiers
« traitements, *je fus forcé de diminuer en grosseur, jusqu'à ce*
« *que je n'en puisse plus mettre du tout, et que je ne puisse plus*
« *pisser*.

« C'est dans cet état que je suis venu vous trouver, envoyé à
« vous par M. Dupoux, sergent de ville, que vous avez guéri, il
« y a plus d'une année. » (Voir l'observation, p. 89.)

Vingt jours après son opération, M. Battendier vient me donner de ses nouvelles, et écrit ce qui suit au bas de son observation :

« Aujourd'hui 4 novembre, je viens dire à M. Heurteloup que,

---

(1) Encore une bougie qui est vaincue par le rétrécissement ; dans ce cas,
son introduction est accompagnée, *chaque fois* qu'on l'introduit, de douleurs, et cela pendant quinze ans, douleurs bien plus grandes que je n'en
ai produit *une seule fois* pour *opérer* et *guérir*.

« bien que mon jet n'ait pas la même grosseur qu'après l'opéra-
« tion, je vide ma vessie très-vite et très-bien ; je viens lui ap-
« prendre aussi avec une grande joie que mon écoulement (1) est
« tout à fait arrêté et que ma chemise, qui était toujours salie,
« est maintenant parfaitement propre.

« Battendier,

« rue du Vieux-Chemin, 2, à Montmartre. »

Ce cas est tout nouveau ; je le place exprès dans ce premier
recueil, pour faire voir que je ne publie pas seulement des cas
assurés par un long temps de guérison, mais des cas qui viennent seulement d'être opérés ; comme, dans les publications
subséquentes d'observations, je rendrai compte de l'état des malades qui sont portés dans ce présent recueil, les médecins pourront suivre cette guérison comme les autres.

1859.

Voici la réponse de M. Battendier aux trois questions de la
note de la page 9 :

Montmartre, 9 avril 1859.

Monsieur,

*Je vous remercie beaucoup de l'opération que vous m'avez faite, et je
crois cette fois-ci être parfaitement guéri ; je suis très-bien depuis.*
*- Je vous assure que l'opération ne m'a pas fait souffrir ; je souffrais
comparativement beaucoup plus quand je me passais des bougies.*
*Agréez, je vous prie, Monsieur le Baron, les sincères remercîments de
votre tout dévoué serviteur,*

Battendier.

22, rue de l'Abbaye, à Montmartre.

M. Battendier espère *cette fois-ci* être parfaitement guéri ; cela

---

(1) Encore un écoulement arrêté par le traitement *éclectique immédiat.*

prouve que j'y suis revenu plusieurs fois. Effectivement, j'ai dû y revenir trois fois, et malheureusement je ne suis pas aussi sûr de sa guérison que lui. M. Battendier est un des cas les plus réfractaires que j'ai rencontrés. Est-ce dû aux traitements et aux épreuves antérieures par lesquelles il a passé? Je ne saurais le dire; mais son mal résiste beaucoup. Cependant, depuis cinq années, je le mets dans la position de vider sa vessie, mais cela ne persiste pas autant que je le voudrais, et je suis obligé d'y revenir. Mais que feraient les bougies à la place de mon traitement? Il faudrait y avoir recours journellement si elles pouvaient être supportées... et elles ne peuvent pas être supportées.

Mon traitement est donc un bienfait, même pour les malades qui y sont réfractaires.

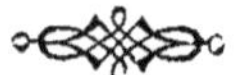

*Quatre blennorrhagies abandonnées à elles-mêmes. — Rétention complète.
— Abcès urineux. — Ouverture de ces abcès. — Cathétérisme évacua-
teur par M. Sellier. — Bougies malgré l'emploi desquelles les rétrécissements marchent toujours. — Occlusion complète. — Entré à Beaujon. —
Tentatives inutiles. — Rétrécissements multiples. — Deux fausses routes. — J'opère le 19 octobre et le 6 novembre 1852. —* **Rétablissement
immédiat.** *— Traité par les Drs Robert et Huguier. — Bien-être persistant depuis huit ans.*

(Envoyé par M. le Dr Huguier.)

M. Maurice (Jean-Pierre), concierge de l'administration des
Citadines, boulevard Pigale, 54, à Montmartre, 41 ans, a eu
quatre blennorrhagies : la première en 1830, et la dernière en
1838. Ces blennorrhagies, contractées en Italie, à Ancône, furent
à peu près abandonnées à elles-mêmes. Dans l'intervalle de la
première à la dernière de ces blennorrhagies, M. Maurice vit le
jet de ses urines diminuer considérablement, d'autant plus que
naturellement, et antérieurement à ces inflammations de l'urètre,
ce jet était déjà très-peu volumineux.

En 1840, M. Maurice fut pris d'une rétention complète, qui
mit sa vie en danger; des abcès urineux se formèrent autour de
l'anus et au périnée. Ces abcès furent ouverts par M. le Dr Sellier,
qui, grâce à l'habitude de manier la sonde, parvint à introduire
dans la vessie une petite algalie et à vider l'organe; cependant,
malgré cet heureux cathétérisme, d'autres rétentions eurent lieu
à des intervalles rapprochés, *malgré l'introduction des bougies* (1), ce qui rendait la vie de M. Maurice malheureuse et
précaire.

M. Maurice resta dans cet état depuis 1840 jusqu'en 1852.

A bout d'angoisses, il consulta M. le Dr Laroche, qui lui conseilla de s'adresser à M. le Dr Huguier, qui le reçut à l'hôpital
Beaujon, pavillon 1, n° 212.

Un grand nombre d'essais de cathétérisme furent faits sans
succès malgré l'habileté de M. Huguier, qui finit par déclarer au

---

(1) Encore les bougies vaincues par le rétrécissement; elles ne dilatent
donc pas?

malade que son canal était impénétrable. Cependant M. Maurice, qui avait l'habitude de s'introduire des bougies, et que le besoin de vider sa vessie rendait persévérant, parvint, à force de patience et d'essais, à faire entrer dans le rétrécissement une très-petite bougie, qui lui donnait de temps à autre la faculté de vider le trop-plein de sa vessie par un très-petit jet du volume d'un fil. La possibilité de faire cette évacuation, quelque lente qu'elle fût, soulagea beaucoup le malade, qui depuis longtemps ne se débarrassait de son urine que par regorgement et goutte à goutte.

On engagea M. Maurice à se soumettre à la dilatation forcée au moyen de l'instrument de M........ ; mais, après quelques essais qui furent faits par l'auteur avec l'assistance de M. Robert, pendant une absence de M. Huguier, essais qui furent très-douloureux, l'instrument ne put être introduit.

Cet insuccès dégoûta le malade, qui sortit de l'hôpital Beaujon après y être resté pendant vingt jours.

Le 12 octobre 1852, il vint me trouver de la part de M. Huguier.

Je l'examinai le même jour, et je l'opérai le 19 octobre et le 6 novembre.

Le 19 octobre, je détruisis la valvule hymen, dans laquelle les instruments s'engageaient, et plusieurs carnosités, qui, placées en opposition l'une de l'autre, rendaient le canal sinueux, quoiqu'il pût admettre dans cet endroit une plume de corbeau ; ces carnosités, assez dures, s'étendaient de 3 centimètres à 4 centimètres 1/2. A 7 centimètres 1/2, l'instrument rencontra un rétrécissement cylindrique de 4 centimètres. Ce rétrécissement, de 1 millimètre de calibre dans toute sa longueur, était assez mou ; cependant je le fis disparaître sans presque perdre de sang. Enfin, à 11 centimètres, je trouvai une place large de 2 centimètres de longueur ; là je fus arrêté par un onglet de la valvule fibreuse dans laquelle l'instrument pochait, et ce n'est qu'après plusieurs manœuvres et l'emploi de plusieurs instruments (1), que je parvins à enfiler le passage qui se trouvait à la partie infé-

---

(1) J'appelle les instruments avec lesquels j'étudie les défilés à franchir, des *clefs*.

rieure de l'autre. Je détruisis cet onglet, et je pénétrai sans difficulté à 2 ou 3 centimètres plus loin.

J'en étais là, lorsque M. Maurice me dit qu'à la sensation qu'il éprouvait, il jugeait que j'étais dans une fausse route (fausse route qui avait déjà été reconnue en 1840 par le Dr Sellier), et dans laquelle il s'engageait toujours dans ses tentatives pour introduire ses petites bougies, et qu'il ne parvenait à éviter qu'au moyen d'une torsion particulière qu'il savait donner au mandrin qu'il mettait dans sa bougie.

Je retirai mon instrument; je cherchai à l'engager dans le passage véritable; mais, ayant été quelque temps sans le trouver, je remis à un autre jour la continuation de l'opération.

Le 6 novembre, M. Maurice revint chez moi, urinant déjà beaucoup mieux; le jet avait acquis du volume, allait plus loin, et l'urine passait sans la moindre douleur.

Je continuai l'opération. Le canal s'était conservé dans l'état où je l'avais mis le 19 novembre; je pénétrai d'emblée dans la fausse route que j'avais déjà reconnue, et, la mesurant jusqu'à son fond, j'estimai qu'elle avait 3 centimètres de profondeur. Arrivé au fond, l'instrument était abruptement arrêté par une espèce de mur solide : j'étais sur le ligament triangulaire.

Cela constaté, je me livrai à la recherche du canal véritable. Après quelques manœuvres et changement de clefs, je reconnus l'onglet qui séparait ou qui me semblait séparer la fausse de la vraie route; j'en rencontrai une placée sur la gauche du canal, je m'y engageai; mais je fus arrêté à 1 centimètre 1/2. L'inclinaison très-forte de cette seconde fausse route me fit douter que je fusse dans le vrai chemin; je repris donc l'onglet, et, après un mouvement que je fis faire au malade, comme s'il voulait uriner, je m'engageai dans le vrai canal, que j'élargis à mesure que j'avançais. Enfin, après avoir parcouru ainsi une longueur de 4 centimètres, à peu près, dans un canal fibreux et dur, je pénétrai dans la vessie.

Je régularisai le tout au calibre de 6 millimètres, qui était, à peu près, le calibre naturel du malade, et j'introduisis une bougie du même volume.

Depuis ce temps, la miction s'est toujours conservée.

Cette observation est très-curieuse sous le rapport des obstacles variés à la miction, des fausses routes, et de la promptitude avec laquelle tous ces obstacles ont été surmontés; heureusement que le canal ne présentait aucune ulcération, végétation ou gonflement variqueux.

M. Maurice continue à se bien porter, ainsi que le constate une lettre qu'il vient de m'écrire, datée du 8 novembre 1854; mais il m'adresse un singulier reproche. Il me dit dans sa lettre : « Il « n'y a qu'une chose qui me contrarie maintenant, j'ai peur « d'avoir trop d'enfants; car ma femme n'en avait plus depuis « six ans. Elle m'en a déjà fait un depuis votre opération, et j'en « crains un autre. » (Voyez la note 2, page 36.)

Comme je l'ai dit déjà, les rétrécis deviennent impuissants, et le traitement *éclectique immédiat* leur rend immédiatement la faculté génératrice. Du reste, si M. Maurice craint les enfants, il n'a qu'à venir prendre mes avis.

————

1859.

Voici la réponse de M. Maurice aux trois questions de la note de la page 9 :

Paris, le 14 avril 1859.

Monsieur le Baron,

Je réponds à votre lettre datée du 10 de ce mois, dans laquelle vous me demandez comment j'urine; je vous dirai donc que depuis l'époque où vous m'avez fait la petite opération, j'ai uriné assez bien, mais je profiterai de la même occasion pour que vous me donniez un peu de rélargissement; cela ne pourra pas me faire de mal. J'irai vous voir samedi prochain, qui est le 16 de ce mois.

J'ai l'honneur d'être, Monsieur le Baron, avec le plus grand respect, votre tout dévoué serviteur.

MAURICE.

Marchand de vin, rue de la Pompe, 133, à Passy.

Ainsi donc M. Maurice, opéré en 1852 dans les circonstances défavorables que l'on vient de lire, a conservé son canal sept années, sans que je le retouche. Le jour indiqué *je ferai faire* à ce malade un nouveau bail avec la facilité de miction, si, toutefois, j'ai besoin d'y revenir.

Plusieurs blennorrhagies. — Rétrécissement datant de plusieurs années. — Strangurie. — Opération le 16 juillet 1854. — **Rétablissement immédiat.** *— Bien-être conservé depuis cinq ans et quatre mois.*

(*Envoyé par M. le Dr Dufour, de Villefranche.*)

Le 13 juillet 1854, M. le Dr Dufour (de Villefranche) voulut bien m'adresser M. Ramon de La Sagra, membre correspondant de l'Institut, avec les plus vives recommandations, pour que je le débarrasse d'un rétrécissement de l'urètre porté presque à son plus haut degré, aussi vite que j'avais débarrassé les malades qu'il m'avait adressés précédemment. (Voyez les observations, pages 116 et 124.)

Ayant mon temps retenu jusqu'au 16, je pris ce jour avec M. de La Sagra, et, pour complaire à mon confrère, *je lui renvoyai le même jour son malade guéri.*

M. de La Sagra avait eu dans sa jeunesse, comme nous en avons presque tous, plusieurs blennorrhagies qui s'étaient terminées par un rétrécissement, lequel rétrécissement était déjà considérable il y a trois années; le jet n'avait plus que la grosseur d'un fil, qui encore s'éparpillait en pluie fine, et les envies d'uriner se renouvelaient avec tant de fréquence, la miction était si pénible, que la vie n'était plus tenable.

Comme M. de La Sagra m'arrivait vierge de bougies, que son canal n'était ni battu ni durci, la guérison fut obtenue *immédiatement*, sans douleur, sans recherches ; car je sais comment la nature fait les rétrécissements, et je n'avais pas là à étudier les détours et les sinuosités, les cicatrices et les végétations que produit l'*art*.

Depuis l'opération, la santé de M. de La Sagra s'est parfaitement conservée ; la miction s'exécute comme après l'opération, c'est-à-dire par un jet large, puissant et plein.

Voici la lettre que je reçois de Madrid ; car M. de La Sagra, savant distingué, est député aux cortès.

« Madrid, 19 novembre 1854.

« Mon cher et honorable docteur,

« Je trouve, à mon arrivée ici, la lettre que vous m'avez adres-
« sée lorsque j'étais absent, car cette année a été pour moi de
« continuelles fatigues de voyage. Nonobstant cela, la guérison
« instantanée que vous avez opérée de mon urètre a été si par-
« faite, que je n'ai pas éprouvé le moindre accident ; mon jet se
« conserve dans toute sa force et sa plénitude.

« Telle est, mon honorable ami, la réponse à votre aimable
« demande sur l'état de ma santé. Je vous autorise non pas seu-
« lement à citer mon cas sans y mettre mon nom, comme vous
« me le demandez, mais aussi avec mon nom *en toutes lettres*.
« Plût à Dieu que la publication de vos observations contribue à
« généraliser l'admirable procédé au moyen duquel je me trouve
« heureusement guéri d'une infirmité si pénible ! Grâce à vous,
« mon cher docteur, je pourrai siéger à nos cortès constituantes,
« sans quitter les débats, pendant les longues heures que nous
« allons leur consacrer.

« Je vous donnerai de mes nouvelles de temps en temps, car
« je me souviens de vous tous les jours, et vous savez dans quels
« moments.

« Veuillez agréer l'expression sincère de mon amitié et de ma
« reconnaissance.

« Votre dévoué,

« RAMON DE LA SAGRA. »

J'ai mis cette lettre tout au long dans ce recueil pour montrer
un malade reconnaissant, spirituel, philosophe, et bien guéri.

1859.

Je place ici la réponse de M. Ramon de La Sagra à mes trois
questions de la note de la page 9.

Paris, ce 13 juin 1859.

Mon honorable Docteur,

Je vais répondre très-brièvement aux trois questions que vous voulez bien m'adresser :

1° Je me trouve parfaitement bien.

2° La douleur, quoique vive, était supportable, surtout à cause de sa très-courte durée. Je serais très-disposé, dans ce moment, à souffrir une douleur pareille, pendant un temps cinq ou six fois plus long, pour me débarrasser d'une maladie semblable cinq ou six fois moins gênante.

3° Je n'ai jamais songé à employer les bougies dilatantes, sachant bien que le canal de l'urètre n'était pas de métal, ni d'aucune autre matière dilatable.

Voici, mon cher Baron, tout ce que je puis dire, comme constatation d'un fait qui m'a laissé pour éternel souvenir une vive reconnaissance.

Veuillez agréer mes salutations sincères.

Ramon de La Sagra.

Rue de Rivoli.

*Plusieurs blennorrhagies. — Stranguries. — Deux rétrécissements traités par la cautérisation. — Rechute. — Nouvelle strangurie. — Traitement par les bougies. — Plusieurs rétrécissements fibreux et anciens. — Rétention complète produite par une pierre enclavée. — Tentatives inutiles de cathétérisme. — Fièvre violente avec plusieurs jours de perte de connaissance. — Rétablissement des voies naturelles sans que le malade en ait conscience. — **Guérison immédiate et radicale.** — Traité par MM. Ducamp et Gœury-Duvivier. — Persistance du bien-être pendant six ans et quatre mois.*

(Amené par M. Gœury-Duvivier.

Le 26 juin 1850, M. Gœury-Duvivier, qui s'occupe avec succès du traitement des maladies des voies urinaires, vient chez moi avec M. Guillaume, ancien capitaine, rue Caumartin, 71, qui était atteint d'une rétention complète d'urine. M. Gœury me dit qu'outre des rétrécissements très-forts, il pensait que M. Guillaume avait une pierre engagée dans l'urètre ; c'est cette complication qui avait engagé M. Gœury à m'amener le malade ; je donnai donc des soins à M. Guillaume, et après sa guérison cet officier me communiqua l'histoire de sa maladie, que je transcris ici, et que je recommande à l'attention, parce qu'elle me semble intéressante.

M. Guillaume s'exprime ainsi :

« A la suite des blennorrhagies que j'ai eues comme bien d'au-
« tres militaires, j'ai vu, vers l'année 1807 ou 1808, le jet de
« mes urines diminuer ; j'urinais avec cuisson. Je fus dans cet
« état pendant plusieurs années, lorsqu'en 1823 je fus atteint
« d'une rétention d'urine complète. J'ai été trouver M. Ducamp ;
« il a reconnu un rétrécissement à 4 pouces, qu'il lui fut impos-
« sible de passer avec la plus petite bougie. Il fut obligé de se
« servir de la bougie armée, avec laquelle il me cautérisa d'avant
« en arrière pendant cinq fois ; à la cinquième application, l'urine
« partit par un jet. Ce traitement dura deux mois. Cela obtenu,
« M. Ducamp examina le canal, reconnut un autre rétrécisse-

« ment à 18 lignes plus loin que celui qu'il venait de détruire
« par le caustique, et il se préparait à détruire ce second rétré-
« cissement qui était moindre que le premier, lorsqu'il mourut.

« Je restai avec ce second rétrécissement jusqu'en 1839, épo-
« que à laquelle je fus repris d'une rétention complète ; je m'a-
« dressai à M. Gœury-Duvivier, qui me traita par les bougies,
« les sondes d'étain et le caustique, et m'élargit le canal de ma-
« nière que j'urinai plus facilement au moyen de sondes que je
« m'introduisais assez souvent. Cependant plusieurs fois j'eus
« recours à M. Gœury pour me dilater mon canal qui se rétré-
« cissait de temps en temps.

« Le 26 juin 1850, je fus encore pris d'une rétention com-
« plète ; je m'adressai encore à M. Gœury-Duvivier, qui, après
« m'avoir sondé sans pouvoir pénétrer dans la vessie, m'a dit
« qu'il sentait des callosités et des pierres qui ne permettaient
« pas aux bougies d'entrer, et il me dit ces propres paroles :
« *Je vous ferais bien un canal, mais cela pourrait durer trop
« longtemps ; je vous conduirai chez M. Heurteloup, qui, en
« très-peu de temps, vous fera un canal neuf.*

« Effectivement, je fus le même jour chez M. Heurteloup avec
« M. Gœury, et M. Heurteloup, après avoir examiné le canal,
« jugea convenable, vu les tentatives qui avaient été faites et le
« sang que j'avais perdu, de remettre au lendemain le traitement
« qu'il voulait me faire.

« Le lendemain, lorsque M. Heurteloup vint, il me trouva au
« lit avec une fièvre violente qui ne lui permit pas de m'opérer
« autrement qu'en m'introduisant une petite bougie jusque dans
« le rétrécissement, ce qui me donna la faculté de vider ma
« vessie goutte à goutte, et me soulagea beaucoup.

« Je restai avec la fièvre et avec ma connaissance pendant
« quatre jours, jusqu'au 1er juillet, époque à laquelle je perdis
« le sentiment, et je restai pendant huit jours sans avoir la moin-
« dre conscience de ce qui se passa.

« Après ces huit jours, je fus tout étonné et bien satisfait de
« voir que je pissais facilement et sans douleur par un jet fort
« et volumineux, et que je vis M. Heurteloup m'introduire en
« riant des bougies qui m'effrayaient par leur volume ; elles
« avaient 4 lignes de diamètre.

« Depuis ce temps jusque aujourd'hui 14 juillet 1853, j'ai uriné
« parfaitement, par un jet volumineux, sans douleur, sans au-
« cune cuisson, et enfin comme j'urinais dans mon jeune âge.

« Paris, le 14 juillet 1853.

« GUILLAUME, ancien capitaine,

« rue Caumartin, 71. »

Comme on le voit, lorsque je me rendis chez ce malade, il était
sous l'empire d'une fièvre violente qui me força à remettre
l'opération qui devait le guérir; je me bornai au palliatif d'une
bougie qui, introduite jusqu'à la pierre qui effectivement était
dans le canal, comme M. Gœury l'avait très-bien reconnu, eut
l'heureux effet de faire sortir l'urine goutte à goutte. Cependant
le malade, quelque temps après, perdit connaissance et resta
sept jours dans cet état.

Le 4 juillet, je profitai de ce temps de torpeur pour rétablir
le cours des urines en faisant disparaître tout ce qui faisait obstacle, c'est-à-dire les parties rétrécies du canal et la pierre qui
se trouvait derrière ou plutôt enclavée entre deux rétrécissements; cette pierre avait, à peu près, le volume d'un très-petit
haricot. Une petite proéminence avait été rompue et trouvée par
M. Gœury; il me l'avait montrée en m'amenant M. Guillaume.

Plusieurs pierres très-petites étaient dans la vessie, j'en fis
immédiatement l'extraction (1).

Tout cela s'est passé absolument sans que le malade en ait eu
conscience. L'opération a duré quelques minutes, et comme,
malgré la largeur du canal nouveau que j'avais fait, M. Guillaume ne vidait pas sa vessie pendant qu'il était sans connaissance, j'étais obligé de lui introduire la sonde dont l'emploi
l'étonna si fort lorsqu'il revint à lui.

---

(1) M. Guillaume est l'un des cinq malades desquels j'ai déjà parlé, et
que j'ai guéris en même temps et de leurs pierres et de leurs rétrécissements. Je mets le cas de M. Guillaume dans ce recueil parce que ses pierres étaient petites et que ce cas est plus curieux sous le point de vue du
rétrécissement que sous celui de la pierre.

M. Guillaume s'est parfaitement porté depuis son opération, et son jet s'est conservé large et puissant (1).

Il demeure toujours rue Caumartin, 71.

1859.

M. le capitaine Guillaume a conservé jusqu'à la fin de ses jours le canal que je lui avais donné. La lettre suivante le prouve :

Mon cher Confrère,

Vous me demandez des renseignements sur un de mes anciens clients, qui a été aussi le vôtre, M. le capitaine Guillaume, 71, rue Caumartin. En consultant mes notes, je trouve que ce malade est mort le 9 août 1856 d'une affection étrangère à la vessie ; le canal de l'urètre était parfaitement libre, car j'ai pu pratiquer le cathérisme sans la moindre difficulté dans les derniers moments de la vie.

Veuillez agréer, mon cher confrère, l'assurance du profond respect de votre très-humble serviteur.

TENAIN,

D. M. P.

Médecin par quartier de S. M. l'Empereur, 8, rue Mogador.

---

(1) Cependant, il y a deux années, par suite de l'imprudence que M. Guillaume avait faite de se mettre entre deux fenêtres ouvertes, tout chargé de pluie et tout en sueur, il fut pris d'un état fluxionnaire dans le périnée qui ferma complétement l'urètre et empêcha la miction pendant deux jours. Des bains et des saignées firent cesser cet état et le canal revint sans cathétérisme au diamètre normal ; cependant la strangurie étant complète, il a fallu employer les moyens de cathétérisme d'urgence, et cela sans succès ; la fluxion comprimait tellement le canal que rien ne put passer. J'aurais bien fait un canal, mais comme la rétention ne résultait pas d'*obstructions dans le canal*, mais d'une *compression autour* du canal par les parties gonflées, je dus m'abstenir. C'est le seul cas d'occlusion du canal par fluxion que j'ai vu dans toute ma vie.

*52 ans. — Blennorrhagie en 1824. — Rétrécissement depuis vingt ans. — Rétention. — Cathétérisme forcé. — Petit succès. — Retour du rétrécissement. — Opération de M. Leroy d'Étiolles. — Insuccès. — Nouvelle opération par le même. — Insuccès. — Apparition de tumeurs au périnée. — Rétentions complètes. — Abcès. — Réapparition des tumeurs et des abcès. — Fièvres d'accès pour éliminer par la peau l'urine retenue. — Apparition de fistules urinaires. — Évacuation des urines par le périnée. — Oblitération complète du canal. — Opération. — **Rétablissement immédiat.** — Persistance des trous fistuleux malgré le rétablissement du canal. — Opération pour enlever les conduits fistuleux. — Guérison définitive des fistules. — Traité sans succès par MM. les Drs Montazaux, Fogère, Jouy, Garnier, Noiret, et Leroy d'Étiolles. — Persistance du canal depuis six années.*

(Venu à moi directement.)

Le 31 janvier 1854, M. Lépinoy, coiffeur, demeurant à Batignolles, rue de Lévis, 31, vint me trouver sur l'indication de plusieurs malades guéris antérieurement par moi dans son voisinage, et particulièrement de M. Dupoux (voy. l'observation, page 77). Ce malade avait l'urètre presque complétement obstrué, si ce n'est tout à fait, et il rendait ses urines par sept ou huit trous qu'il avait au périnée, à 2 pouces de l'anus.

Le cas de ce malade étant très-compliqué, je dus l'examiner à deux reprises différentes, le 3 et le 7 janvier, et étudier son canal avant de me résoudre à opérer.

Les examens terminés, examens pendant lesquels je détruisis quelques valvulettes fibreuses afin de me donner de la place pour faire mes explorations, j'attendis quelques jours pour faire donner une forme particulière à quelques *clefs* (voy. la note page 146), et le 21 janvier, *je rendis immédiatement au malade un canal de 7 millimètres.*

Il restait les trous fistuleux par lesquels l'urine s'écoulait; mais comme j'avais déjà obtenu la guérison de fistules en donnant une libre issue aux urines (1), je conseillai à M. Lépinoy d'attendre

---

(1) Voyez l'observation Racine, page 97. Il m'est arrivé plusieurs fois d'obtenir cet important résultat.

pour connaître si cette. heureuse circonstance ne se présenterait pas pour lui. C'est ce qu'il fit.

J'attendis quelques mois, et, dans cet intervalle, je demandai à M. Lépinoy de me dire son histoire, qu'il me raconta en ces termes le 25 avril 1854 :

« J'ai, me dit M. Lépinoy, 52 ans; je jouis d'une bonne consti-
« tution, je n'ai jamais eu de maladie, si ce n'est un *échauffe-*
« *ment* que j'ai contracté le 22 juillet 1824, il y a trente années ;
« cet échauffement m'a duré quatre mois, après lesquels il a
« cessé complétement. Dès ce moment, le jet de mes urines a
« commencé à diminuer. Dès 1826, le jet était déjà très-petit, à
« peu près de la grosseur du petit bout d'une *dent de fourchette.*
« Je suis resté *dans cet état* jusqu'en 1835. En 1836, je m'adressai
« à M. le Dr Montazaux, qui, voyant que je ne pouvais uriner, fit
« venir un chirurgien de l'hôpital de la *Pitié*, qui me sonda en
« pénétrant avec *violence*, et en me faisant ressentir une douleur
« affreuse ; le sang coula en abondance. Cependant, pendant
« deux années, je pissai avec un jet un peu plus fort, mais avec
« des efforts considérables.

« En 1838, je passai par les mains de MM. les Drs de Fogères,
« de Jouy, Garnier et Noiret, qui, après une consultation, firent
« demander M. Leroy *d'Étiolles.*

« M. Leroy *d'Étiolles* me fit des tentatives, pendant *trois jours*
« *durant*, tentatives qui m'ont fait beaucoup de mal, et, après
« ces trois jours, il parvint enfin à me mettre des petites bougies
« et un instrument, et *me dit que j'étais opéré.* Cependant je ne
« *m'aperçus pas*, après ces opérations, qui me furent si doulou-
« reuses, que je pissasse mieux. Après six mois, pendant les-
« quels je restai dans le même état qu'avant, je me décidai à
« retourner chez M. Leroy *d'Étiolles* (1), qui m'introduisit *avec*
« *force* une sonde qui me fit rendre un verre de sang, et je m'en
« retournai chez moi, pissant très-peu, mais malade d'une fièvre

---

(1) J'avais mis ici une note dans ma première édition, que je rem=
place par celle qui va suivre, afin de varier l'instruction de mes lecteurs.

J'ai souligné ce mot *d'Étiolles* toutes les fois qu'il a été question du
chirurgien qui a trouvé ce nom de son goût, parce que, depuis la loi sur

« violente, qui me mit au lit pour un mois, et qui me fit attein-
« dre la fin de l'année 1849.

« Depuis 1849, je restai sous l'influence de rétentions com-

---

les titres, particules et faux noms, M. Leroy a publié que cette rallonge,
qu'il fait retentir si souvent, était un nom de caprice.

En effet, voilà ce qu'on lit dans le *Journal général d'affiches* du mercredi
28 avril 1858, n° 17,012 :

CHANGEMENTS DE NOMS.

☞ 3783. *Ministère de la Justice.*

M. Jean-Jacques-Joseph LE ROY, docteur
en médecine, NÉ et domicilié à Paris, rue
Louis-le-Grand, n. 23, est dans l'intention de
se pourvoir devant Son Excellence le Garde
des Sceaux, ministre de la Justice, à l'effet
d'être autorisé à ajouter à son nom patrony-
mique celui de : D'ÉTIOLLES, et à s'appeler
à l'avenir : LE ROY D'ÉTIOLLES, lui et ses
descendants.

Ainsi donc M. Jean-Jacques-Joseph Leroy publie que le nom de *Leroy
d'Étiolles* ne lui appartient pas.

Il publie également qu'il ne peut s'appeler davantage *Leroy (d'Étiolles)*
entre deux parenthèses, puisqu'il est NÉ à Paris.

Je ne parle pas de ce fait dans une intention mauvaise, puisque cela a
été imprimé dans beaucoup de journaux, mais purement pour faire remarquer que celui qui, sans droit, se produit dans le monde, sous un faux
nom, ne peut que difficilement être considéré comme un homme vrai.

Or, comme M. Jean-Jacques-Joseph Leroy s'est permis de publier avec
profusion beaucoup de faussetés sur mon compte dans de nombreux libel-
les, faussetés auxquelles je n'ai pas dû répondre, en considération de la
source, il m'importe de donner la preuve que les allégations de ce gen-
tilhomme doivent être accueillies avec réserve.

Tout en espérant que le caprice nobiliaire de M. J.-J.-J. Leroy trouvera
enfin dans M. le Garde des Sceaux un cœur tendre et sympathique qui lui
permettra de badigeonner son vrai nom de celui d'un autre, nous con-
seillons à M. Leroy d'abandonner pour le moment une appellation qui
n'est pas la sienne, et surtout de ne pas *illustrer* ce faux nom d'une fausse
qualité, celle d'inventeur de la *lithotritie*.... avec laquelle M. J.-J.-J. Leroy n'a eu que des rapports.... fort éloignés... et tout à fait intentionnels.

Puisque M. J.-J.-J. Leroy prétend s'être *fait un nom* dans la science, il

« plètes, alternées avec des mieux légers. *Il me vint des tumeurs*
« *au-dessous des bourses,* un mois après l'opération dernière qui
« me fut faite. Un jour que je prenais un bain de siége pour me

---

faut que sa prétention, pour être sérieuse, ne se prête pas au calembour,
et alors on l'admettra à déduire ses preuves.... pour l'embarrasser.

Voilà ce que je suis forcé de dire dans cette deuxième édition à M. J.-J.-J.
Leroy et à... ses descendants ; et je ne le dis, vraiment, que dans mon intérêt privé et pour répondre à des attaques qui n'ont pas de grandes conséquences, venant de M. *d'Étiolles,* mais qui servent d'armes, contre moi,
à quelques imbéciles enclins au bavardage.

Quant à mêler M. J.-J.-J. Leroy aux questions d'intérêt général que j'ai
en vue, je ne saurais le faire sans injustice, car M. Leroy n'appartient, bien
qu'il l'ait souvent demandé, à aucune des institutions desquelles je combats
les abus. M. Leroy en tant que l'inventeur.... de son nom d'emprunt.... a
fait quelque chose d'utile sans doute..... pour servir d'enseigne....., mais
cela ne saurait suffire pour être pris à conséquence dans les questions
graves.

Je profite de cette occasion pour supplier M. Leroy *d'Étiolles* ou M. J.-J.-J.
Leroy (l'un et l'autre se disent) de cesser les espiégleries nouvelles et malheureusement fatigantes dont il veut bien me gratifier depuis que j'ai
publié ma première édition, qui, à mon grand regret, semble lui avoir
donné du souci, à savoir : de dépenser son argent à faire contre moi dans
les feuilles publiques des parodies diffamatoires de l'annonce de mon livre ; à me donner des sobriquets de mauvais goût ; à me faire demeurer
rue Vide-Gousset ou des Deux-Écus, ce qui est singulier de la part d'un
fourrier appelé J.-J.-J. Leroy (*) ; à faire des *communications* académiques

(*) Voici les œuvres légères de M. le docteur J.-J.-J. Leroy *d'Étiolles* ; j'espère qu'elles le recommanderont à la postérité :

Débats, 4 juin.

PLUS DE RÉTRÉCISSEMENTS DE L'URÈTRE.

PLUS DE PIERRES URINAIRES.

Le docteur prince ALATON, lauréat de plusieurs instituts, guérit ces maladies instantanément et sans
douleurs, par des procédés inédits qui ne sont pas décrits dans le livre qu'il vient de publier chez
l'Évêque, rue des Deux-Écus, 31, à Paris. — Prix : 3 fr. 25. *Franco.*

Presse, 6 juin.

PLUS DE RÉTRÉCISSEMENTS DE L'URÈTRE.

PLUS DE CALCULS URINAIRES.

Le docteur chevalier Blanguelou guérit ces maladies *instantanément* et sans douleurs par ses procédés *inédits,* qui ne sont pas décrits dans le livre qu'il vient de publier chez CHATEAUNEUF, éditeur,
place Jobard, 1.

Siècle, 23 juin.

Le livre du docteur BAVON BLAGUELOU, lauréat de plusieurs académies, *sur la guérison* INSTANTANÉE
des rétrécissements, obtient un immense succès auprès des malades qui se pressent pour l'acheter, chez
M. Maisonvielle, éditeur, rue Vide-Gousset, 1.

On pense bien que toutes ces jolies choses s'élaborent dans le silence du *cabinet,* s'exécutent dans

« calmer, une de ces tumeurs *s'ouvrit, il s'en écoula de la ma-*
« *tière fétide,* et le trou se referma. Cela se renouvela, depuis,
« plusieurs fois dans l'espace de deux années et demie; outre

---

pour calomnier des procédés qu'il ne connaît pas(*); à me calomnier moi-
même en disant que je ne suis pas l'auteur de l'instrument courbe pour
pratiquer la lithotripsie, assertion contraire à ce qu'il a dit et écrit pendant vingt ans; à présenter au concours de la part de l'auteur supposé
de cet instrument, un homme mort depuis dix-huit ans(**), et à recevoir à
ce sujet un démenti public... par un extrait mortuaire(***); à faire, à titre
de réclame, l'offre d'une somme d'argent fantastique pour renchérir sur
M. Civiale, qui, sous forme d'homme bienfaisant, veut faire croire qu'il
est l'auteur de mes découvertes(****); à se joindre enfin, lui, qui n'est rien
et ne peut rien, à ceux qui malheureusement pouvant quelque chose, se
rendent coupables des abus que je combats et qu'il connaît mieux que
personne. Or, cela est mentir à sa conscience et faire un ridicule et vilain
métier.

Que M. J.-J.-J. Leroy me permette de lui faire remarquer que toutes
ces attaques, que toutes ces calomnies m'atteignent peu, puisque je les
reproduis pour faire voir leur néant et leur ridicule; qu'elles ont un caractère qui est au-dessous de son âge, sinon au-dessous de sa dignité;
qu'elles donnent de lui une fâcheuse idée, puisqu'elles montrent qu'il peut
se livrer à ces écarts, qu'elles nuisent enfin à ses intérêts, car le public tient
à la délicatesse et à la raison de ceux auxquels il confie sa vie, et il ne
faut jamais paraître, à ses yeux, manquer de l'une et de l'autre.

Encore une prière.

Que M. J.-J.-J. Leroy, s'il tient à me déconsidérer et à me dépouiller,
ne se donne pas insidieusement, pour le faire, le nom de mon ami, car
d'abord je n'ai pas cet honneur-là, et M. J.-J.-J. Leroy me forcerait, s'il
continuait à me lancer méchamment les expressions d'une feinte tendresse,

l'obscurité, qu'elles n'ont pas même la sanction du courage. Malheureusement pour M. Leroy les grâ-
ces de sa plume et la pureté de sa diction furent reconnus, comme sa personne le fut aussi, et il eut
à apprendre à la justice à qui étaient dues ces élucubrations. Interrogé le 11 juillet 1856, il avoua
qu'il était l'auteur desdites insertions.

C'est tout ce que j'ai voulu obtenir, car cet aveu suffisait pour me mettre désormais à l'abri d'attaques aussi fâcheuses. En la publiant et en mettant leur auteur en lumière, j'atteins à un triple résultat : je montre la manière de prévenir de telles manœuvres, je réprime leur auteur, et je fais voir à
quel genre d'attaque, en ma qualité de novateur, je me trouve exposé. On a bien à me dire que je
devrais garder le silence. A cela je réponds que le silence est facile aux tièdes, que d'ailleurs il profite
beaucoup trop à ceux qui se conduisent mal, et que celui qui n'a pas le courage de se faire respecter
n'a pas celui de faire respecter la société, et qu'en cela il manque à son devoir.

Je suis vraiment heureux d'avoir l'occasion de mettre ici ces petites choses en très-petits caractères;
elles me laissent de la place pour signaler les grosses.

(*) Voir la note de la page 12.

(**) Compte rendu de l'Académie des sciences du 29 mars 1858, page 633.

(***) Compte rendu de l'Académie des sciences du 23 août 1858, page 334.

(****) Voir la note 1 de la page 21.

« cela, ma vessie se remplissait outre mesure et me causait d'a-
« troces douleurs. Toutes les semaines, et à deux ou trois re-
« prises différentes, j'étais pris d'une forte fièvre avec frisson et
« chaleur extrême. *Cette fièvre durait vingt-quatre heures, et
« elle était terminée par des sueurs abondantes qui exhalaient
« une odeur urineuse.* Alors j'étais obligé de renouveler toute ma
« literie, car tout, jusqu'aux matelas, était imprégné d'urine.

« M. Ferat, des Batignolles, me donnait alors des soins, com-
« battant mes nombreuses et insupportables douleurs par des
« sangsues, des boissons, et surtout des préparations mercu-
« rielles. Ce dernier médicament, poussé au dernier degré, me
« mit dans le plus triste état, par l'amaigrissement où me jeta
« une salivation excessive. J'en étais là, lorsqu'une complication
« malheureuse vint augmenter mon désespoir.

« Les grosseurs qui me vinrent entre les bourses et l'anus,
« quelque temps après l'opération dernière que me pratiqua
« M. Leroy *d'Étiolles*, et qui s'étaient plusieurs fois ouvertes et
« fermées pour rejeter de la matière, sans cependant donner

à lui faire lire une citation d'un livre encore inédit et qui porte un titre
court, simple et plein d'actualité, à savoir : DE L'EXPLOITATION DES SENTI-
MENTS GÉNÉREUX.

C'est une industrie cultivée par des maîtres plus élevés et plus forts que
lui..... et surtout plus adroits.

Je suis persuadé qu'après cette lecture M. J.-J.-J. Leroy reculera devant
le précipice.

Voici cette citation :

« Qu'un homme poussé par la faim ou par l'intérêt fasse le mal et soit
« cruel, il obéit comme l'animal à son instinct mauvais.

« Mais que cet homme appelle au secours de ce mauvais instinct les fa-
« cultés de son intelligence, il fait servir au mal ce qui lui a été donné
« pour servir au bien, et conséquemment il se place moralement au-des-
« sous de l'animal qui n'a pas cette égide.

« Mais que cet homme appelle au secours de ce mauvais instinct le sen-
« timent de l'amitié, qu'il s'en pare aux yeux de tous pour mieux porter
« ses coups dans un vil intérêt, qu'il enlace sa victime dans les réseaux
« captieux de ses feintes tendresses, certes cet homme doit être bien haut
« placé dans l'échelle des êtres malfaisants.

« La brute connaît l'amitié et ne la feint jamais.

« La brute est donc supérieure sous le rapport du sentiment à l'homme
« en question. »

.« passage à l'urine, prirent tout à coup de l'accroissement, et il me
« vint une *grosse bosse*. M. Ferat fit appeler M. Huguier, qui me
« fit appliquer des sangsues sur cette bosse ; mais bientôt les *trous*
« *de sangsues laissèrent passer l'urine*, qui ne s'écoula plus que
« goutte à goutte par *la verge*, et en pluie par les trous nom-
« breux que j'avais *entre les bourses et l'anus*.

« M. Huguier chercha à remédier à cet accident en voulant
« pénétrer par le canal ; mais n'ayant pas de succès, il se déter-
« mina à me proposer une grave opération, qui était de m'ouvrir
« la partie à l'endroit où l'urine sortait par les trous, et de péné-
« trer ainsi. Je m'y refusai.

« Ceci se passait en septembre 1853 ; je restai dans mon dé-
« plorable état jusqu'à ce que, arrivé en janvier, j'entendis parler
« de guérisons obtenues dans mon voisinage par M. le baron
« Heurteloup, et je me présentai chez lui le 31 janvier 1854. Il
« m'examina le 3 et le 7, et me fit l'opération qui devait me
« guérir le 21.

« Depuis cette opération, que je trouvai infiniment *moins dou-*
« *loureuse* et surtout *plus prompte* que celles qui m'avaient été
« faites avec de simples bougies, mon canal est parfaitement li-
« bre, je n'éprouve plus de douleurs en urinant, ma vessie se
« vide complétement, je n'ai plus cette fièvre qui se terminait
« par une sueur d'urine qui m'inondait, et ma santé est revenue
« à vue d'œil et au grand étonnement des nombreux médecins
« qui m'avaient condamné à rester toujours malade et à mourir
« bientôt.

« Seulement, M. Heurteloup m'empêche de vider ma vessie
« autrement que par une sonde d'argent, d'un fort calibre, que
« j'introduis avec une grande facilité, et sans qu'elle me cause la
« moindre douleur.

« Aujourd'hui, 25 avril 1854, je n'introduis que rarement ma
« sonde, et tous mes trous par où sortait l'urine sont fermés, à
« l'exception cependant d'un, par lequel l'urine sort quelquefois
« avec assez d'abondance ; mais j'espère que ma santé étant si
« bien rétablie, ce dernier trou se fermera, et que je perdrai
« bientôt tout le souvenir de ma triste maladie. »

Voilà l'histoire que me conta M. Lépinoy quatre mois après
l'opération qui lui rendit immédiatement son canal. Après m'a-

voir donné tous ces détails, M. Lépinoy alla passer deux mois en Belgique, son pays, et il revint avec son trou fistuleux. Il me demanda de le débarrasser de cela ; je remis au mois d'août, mais je dus attendre encore par la crainte de l'épidémie régnante. Enfin, le 20 octobre, j'opérai (1) le malade pour sa fistule, et aujourd'hui, 25 novembre 1854, M. Lépinoy est débarrassé de tout ce qui lui rendait la vie si pénible à supporter.

Le rétrécissement de M. Lépinoy était calleux, fibreux dans toute sa longueur, parsemé de valvules dures et résistantes ; la partie la plus extrême était un tube dur et cartilagineux ; des concrétions lithiques ajoutaient à cet état de dureté ; probablement, elles correspondaient à l'ouverture interne de la fistule ; à partir de 7 centimètres, le canal était malade dans une longueur de 9 centimètres, et c'est dans une si grande étendue que les instruments ont dû se frayer un passage et le rendre permanent. Comme on le voit, le malade ne ressentit pas une grande douleur.

Si l'on considère que les tumeurs du périnée ont suivi, à quelque temps près, le cathétérisme qui eut des suites aussi funestes, on regardera, avec une grande présomption de vérité, ces fistules comme ayant pour principe une cause sur laquelle il n'est pas nécessaire de s'appesantir.

Si l'on considère aussi que M. Lépinoy, lorsqu'il vint se mettre entre mes mains, était dans un état déplorable, amaigri, exhalant une odeur urineuse, remplaçant l'action de la vessie, comme éliminatoire, par une immense diaphorèse urineuse, précédée de terribles frissons, et cela depuis des années, on concevra que l'opération lui a rendu un grand service en rétablissant sa santé générale, en assurant la libre sortie des urines, et en le guérissant, concurremment avec l'opération de la fistule, d'une triste et dégoûtante infirmité.

Ce cas est donc fort beau, et le malade est intéressant à suivre.

M. Lépinoy demeure toujours à Batignolles, rue de Lévis, 31.

---

(1) Cette opération, faite devant et avec l'assistance de MM. les Dʳˢ Delanglard et Arnaud, a été exécutée par des procédés tout à fait nouveaux et fera l'objet d'une communication spéciale aux corps savants ; je n'en parlerai donc pas ici avec détail.

1859.

Voici la réponse de M. Lépinoy à chacune de mes trois questions de la note de la page 9 :

Batignolles-Monceaux, ce 10 avril 1859.

Monsieur le Baron,

En réponse à votre lettre, je me trouve bien heureux et reconnaissant d'avoir à vous dire que mon canal s'est conservé comme vous avez été assez bon pour me le rendre.

Quant à l'opération, je ne puis dire avoir souffert, car quand vous me coupiez les petites peaux qui me bouchaient, j'éprouvais plutôt un chatouillement qu'autre chose.

Quant aux bougies, vous savez le mal que m'a causé le chirurgien qui m'avait traité avant vous et c'est ce qui m'a donné mes fistules.

Seulement, il m'est arrivé un accident qui n'a aucun rapport avec mon canal, mais avec mes fistules. Par mégarde, je me suis assis par terre en tombant, parce qu'on m'avait ôté une chaise de derrière moi; j'ai senti un craquement, et depuis ce temps, j'ai un suintement de sérosité, car ce n'est pas de l'urine.

Voilà, Monsieur le Baron, ce que je puis répondre à votre lettre en toute vérité.

Je suis bien, Monsieur le Baron, votre obéissant et respectueux serviteur.

STANISLAS LÉPINOY.

Rue de Lévis, 31.

On a vu que j'avais opéré M. Lépinoy de ses fistules par un nouveau procédé; j'ai dit que je parlerais de ce procédé. J'ai rempli ma promesse en le communiquant à l'Académie de médecine. Ce procédé est décrit, avec figures, dans la *Revue de Thérapeutique médico-chirurgicale*, du 15 janvier 1856. Ce travail porte le titre de MÉMOIRE *sur la* SUTURE PROFONDE.

*Blennorrhagie à l'âge de 18 ans. — Blennorrhée à 30 ans, venue sans cause appréciable. — 42 ans. — Rétrécissement avec écoulement depuis 20 ans. — Écoulement involontaire des urines par regorgement pendant la nuit. — Jet filiforme. — Rétrécissement de 2 centimètres de longueur et à 9 centimètres de profondeur. — Opéré le 27 juillet 1853. — Disparition du rétrécissement et de l'écoulement. — **Rétablissement immédiat.** — Persistance du bien-être depuis six ans et demi.*

(Envoyé par M. le Dr Dufour, de Villefranche.)

M. Thénardier, âgé de 42 ans, employé, demeurant rue Sainte-Anastase, 4, m'est envoyé, le 25 juillet 1853, par M. le Dr Dufour, de Villefranche. Ce malade pisse par un jet extrêmement petit ; ce qui demande un temps fort long pour exécuter la fonction. Quelquefois le jet devient un peu plus fort, mais alors M. Thénardier a le désagrément de s'inonder d'urine, car ce jet, devenu plus fort, se résout en une pluie fine qui s'éparpille. De plus, M. Thénardier a une blennorrhée qui lui est fort désagréable.

Je remets ce malade au 27 juillet, et, ce jour-là, je lui donne le pouvoir d'uriner par un jet fort, vigoureux, et rond ; je fais disparaître un rétrécissement fibreux, mais encore assez mou, situé à 9 centimètres ; ce rétrécissement, assez droit, a 2 centimètres de longueur, et son entrée est à gauche du malade.

M. Thénardier revient se présenter à mon inspection, le 24 avril 1854, neuf mois après son opération. Son état est absolument le même qu'après être sorti de mes mains, c'est-à-dire que la fonction s'exécute toujours avec franchise, sans douleur, promptement, et enfin avec tous les caractères d'un état parfait de l'urètre.

Je profite de la visite de M. Thénardier pour lui demander les circonstances qui ont accompagné sa maladie. Il me dit : « J'ai « eu une blennorrhagie à 18 ans ; dès lors, j'ai commencé à voir « que mon jet diminuait ; cependant cette diminution n'a pas « fait de progrès trop rapides, grâce probablement à ma vie ex- « cessivement réglée. Mon écoulement a duré, à peu près, deux

« mois ; cependant, sans *cause bien évidente*, cet écoulement est
« revenu après deux années, et a duré encore un mois. Je suis
« resté jusqu'à l'âge de 30 ans sans rien voir et sans la moindre
« humidité. A 30 ans, et *sans cause* (1), je me suis aperçu d'un
« suintement qui, bien que peu considérable, tachait cependant
« mon linge. Je n'ai jamais mis de bougies, bien que, depuis
« l'âge de 30 ans, j'aie vu mon jet diminuer considérablement,
« jusqu'à ce qu'il devînt filiforme. Une circonstance qui m'était
« bien pénible, c'est que, ne pouvant plus pisser, ma vessie res-
« tait pleine, et mes urines s'écoulaient involontairement pen-
« dant la nuit.

« Grâce à la modification que vous avez su donner à mes or-
« ganes urinaires, par une opération *prompte* et qui ne m'a fait
« éprouver qu'une douleur *très-supportable*, toutes ces désagréa-
« bles choses sont complétement disparues. Je ne me sens aucun
« besoin de vider ma vessie dans la nuit ; dans le jour, elle se
« vide promptement et bien, et enfin ma fonction s'exécute avec
« tout le bien-être possible. Je n'ai plus d'écoulement (2). »

Les points qui attirent le plus l'attention dans le cas de
M. Thénardier, c'est ce renouvellement d'écoulement à un long
intervalle, sans cause bien évidente, et la disparition simultanée
et du rétrécissement et de l'écoulement.

Le 17 novembre 1854, j'ai écrit à M. Thénardier de vouloir
bien me donner de ses nouvelles, et voici la lettre qu'il m'a fait
parvenir.

« La Villette, 24 novembre 1854.

« Mon cher Docteur,

« Je m'empresse de répondre à votre lettre, qui a éprouvé un
« léger retard par suite de mon changement de domicile. Ma

---

(1) La cause est dans l'ulcération qui se fait de la partie rétrécie. Cette
ulcération doit être au sommet de cette partie ou à sa base, car la portion
rétrécie disparue, l'écoulement cesse, comme le prouve le cas que j'écris
et bien d'autres, parmi lesquels il en est que je ne puis malheureusement
pas mentionner.

(2) Encore un écoulement chronique arrêté par le traitement *éclectique
immédiat*.

« santé est, Dieu merci, toujours très-bonne ; quant à l'organe en
« question, il fonctionne toujours avec la même facilité qu'aus-
« sitôt après l'opération.

« J'aurai l'honneur, un des jours de la semaine prochaine,
« d'aller vous témoigner toute ma gratitude et ma reconnais-
« sance.

« En attendant, veuillez agréer, cher docteur, l'assurance de
« mon respectueux dévouement.

« Thénardier,

« présentement rue d'Allemagne, 172.

« *P. S.* Quant à la permission que vous me demandez, vous
« plaisantez, je crois ; publiez mon cas, et faites usage de mon
« nom. »

1859.

Voici la réponse de M. Thénardier à mes trois questions de la
note de la page 9 :

13 avril 1859.

Monsieur le Baron,

*Je m'empresse de répondre aux trois questions contenues dans la let-
tre que vous m'avez fait l'honneur de m'adresser.*

A la première, je répondrai que j'urine toujours très-bien.

*A la deuxième, que je n'ai nullement souffert pendant l'opération, qui
est trop promptement faite pour que, si elle était douloureuse, on pût
s'en apercevoir.*

*Et enfin à la troisième, que je n'ai jamais fait usage des bougies et que
je m'en trouve très-heureux, surtout d'après ce que j'en ai entendu dire
tous les jours.*

*En attendant que j'aie l'honneur de vous voir pour vous faire consta-
ter, si vous le désirez, les bons résultats de votre opération qui commence
à dater (presque 6 ans),*

*Veuillez agréer les sentiments de gratitude et de reconnaissance avec
lesquels j'ai l'honneur d'être, Monsieur le Baron, votre très-humble et très-
obéissant serviteur.*

Thénardier.

Rue d'Allemagne, 192, à la Villette.

Rétrécissement et écoulement sans cause appréciable. — Plusieurs trai-
tements par les bougies sans résultats.— 33 ans de souffrances. —
Vessie continuellement distendue. — Accès de fièvre intermittente par
cette cause. — Accès de fièvre intermittente par la distension
opérée par les bougies. — Boudin fibreux remplaçant l'urètre.
— Pertuis central à ce boudin fibreux.— Blennorrhée. — Deux opéra-
tions. — **Rétablissement immédiat** *du cours des urines. — Cessation*
des accès de fièvre intermittente. — Cessation de l'écoulement blennor-
rhagique.— Traité par MM. les D⁰ˢ Rue et Bertrand, de Châteauroux,
et inutilement par M. Civiale. — Bien-être persistant depuis six ans.

(*Malade suivi par* M. le Dʳ SELLIER.)

M. ***, de Châteauroux, département de l'Indre, demeurant
momentanément rue Louis-le-Grand, 14, a 47 ans.

A l'âge de 14 ans, ce malade *a vu son jet diminuer,* sans qu'il
puisse attribuer cette circonstance à une *cause appréciable ;* depuis cet âge, le jet a toujours été en diminuant. Vers l'âge de
18 ans, *apparut une petite sécrétion* qui tachait la chemise, et
qui depuis est toujours allée en augmentant. M. *** fut marié à
l'âge de 21 ans, il est resté trois années sans avoir d'enfants, et
après ce temps, il lui en vint quatre de suite ; cependant, à cette
époque, le jet de l'urine était extrêmement petit.

En 1838 M. *** vint à Paris, alla consulter Marjolin, qui constata plusieurs rétrécissements ; il introduisit des bougies de cire
dans ceux qui étaient le plus près du méat, et ces bougies *revin-*
rent très-aplaties dans deux endroits différents. M. ***, d'après
l'avis de Marjolin, continua à se faire mettre des bougies de cire
et de gomme par un médecin, jeune alors, M. Rue. Ce traitement ne produisit que très-peu d'effet, bien qu'il fût continué
pendant longtemps. Alors M. *** se résolut à vivre avec son infirmité qui était très-grande, puisque rarement l'urine coulait
autrement que goutte à goutte ; cependant jamais M. *** n'eut
de rétention absolument complète.

Le 23 juillet 1852, M. *** éprouva un grand accident ; il reçut
un coup de fusil dans le bras, qui traversa le biceps et le coupa

presque en deux. Cette grave blessure, habilement traitée, fut cicatrisée en deux mois.

Un an après le rétablissement de cette blessure, M. *** fut pris d'*accès de fièvre intermittente*, que, du reste, il avait déjà éprouvés pendant plusieurs mois, quatre ans auparavant. Ces derniers furent traités avec persévérance pendant sept mois, et ils résistèrent à tous les moyens, bien qu'habilement employés par MM. les Drs Rue et Bertrand, de Châteauroux.

A bout de moyens, ces médecins pensèrent à faire quitter le pays (qui est marécageux) au malade, qui vint à Paris pour se distraire.

Aussitôt son arrivée, il alla consulter M. le Dr Dagnau, qui conseilla à M..*** de se traiter de sa fièvre *avant de penser à traiter sa maladie d'urètre*, et il engagea le malade à se distraire et à se promener (1).

C'est ce que M. *** fit pendant un mois, mais sans succès; il fut atteint pendant ce mois, plusieurs fois, de fortes attaques de fièvre intermittente, qu'il traita lui-même, à l'exemple de ses médecins de Châteauroux, par le sulfate de quinine.

Il allait repartir pour Châteauroux avec tous ses maux, lorsqu'on détermina M. *** à se faire traiter de son rétrécissement; il vint chez moi, mais, ne m'y trouvant pas, il alla s'adresser à M. le Dr Civiale.

M. Civiale *reprit* le traitement par les bougies, qu'avait employé Marjolin.

Après six semaines de durée, ce traitement n'apporta aucun changement dans l'état de M. ***, si ce n'est de l'avoir excessivement affaibli, par suite des accès de fièvre intermittente qui suivaient la distension de l'urètre malade. L'un de ces accès fut assez violent pour forcer M. ***, qui était allé entendre un concert de Pleyel, à se coucher derrière la porte d'entrée avec un frisson violent. Bien souvent la bougie de cire que l'on employait était retirée *toute courbée* et en *tire-bouchon* de l'urètre, après être restée une demi-heure dans le canal (voyez note 1, p. 136). Évidemment cette bougie n'avait *pas été intro-*

---

(1) La suite démontrera qu'il fallait d'abord enlever le rétrécissement.

duite dans le rétrécissement, et cependant elle donnait lieu aux frissons et à l'accès comme si elle *eût été introduite* : du reste, quand la bougie était placée dans la partie rétrécie, sa pointe seulement pénétrait à 1 ou 2 centimètres.

M. ***, voyant qu'il n'arrivait à aucun résultat et qu'il s'affaiblissait davantage de jour en jour, revint me trouver le 1ᵉʳ juin 1854.

Examiné à l'extérieur, le canal présentait à la vue une saillie très-considérable. Avec la main, on sentait à la place de l'urètre comme *un boudin dur*, s'étendant de 8 centimètres du gland jusqu'au delà des bourses. Ce boudin dur avait le volume du *doigt;* il était rénitent, et présentait des nodosités ; il avait à peu près 9 centimètres de longueur. N'étant traversé par aucun canal, si ce n'est par le pertuis duquel s'écoulaient les urines goutte à goutte, ce boudin formait un corps *compacte* et *massif*.

Le malade était jaune, affaibli au moral comme au physique, et m'imposait une grande circonspection dans l'emploi des moyens à employer pour le guérir : faire un passage dans ce long cylindre massif, sur un malade si mobile, et sujet à un si haut degré aux fièvres intermittentes, me fit douter du succès ; cependant j'entrepris de vaincre ces obstacles.

Le 2 juin 1854, j'opérai M. ***. Je commençai par introduire la bougie de cire qu'il me donna, et qui était semblable à celle employée par M. Civiale. Cette bougie, de 3 millimètres 2/3 de diamètre, s'engagait dans le rétrécissement, qui commençait à 9 centimètres du méat : son extrémité pointue s'engageait seule à une profondeur de 2 centimètres 1/2. Ainsi engagée, il fallait une certaine traction pour la retirer, et cette traction était douloureusement ressentie par le malade. Une bougie beaucoup plus petite pénétrait à 1 centimètre plus loin ; mais là, elle était abruptement arrêtée, et le bout revenait émoussé. Évidemment, le traitement par les bougies, prolongé pendant six semaines, n'avait apporté aucun changement dans l'état de M. ***, car ses urines coulaient toujours goutte à goutte, comme au début du traitement.

Je commençai d'abord par faire un passage jusqu'à l'endroit où avait pénétré la petite bougie, ce qui me donna une liberté d'action jusqu'à 12 centimètres. Là, le pertuis tournait subite-

ment à la gauche du malade ; c'est ce qui avait arrêté la plus
petite bougie ; mais la partie qui précédait ce détour ayant été
encore élargie, j'enfilai le pertuis dans une longueur de 3 centimètres 1/2 ; cela me fit arriver à une profondeur de 14 centimètres 1/2 ; je calibrai à 3 millimètres cette partie antérieure du
rétrécissement dans la partie que je venais de dégager, et j'en
restai là, bien que je pusse continuer ; mais, craignant l'accès de
fièvre intermittente, je me contentai d'avoir élargi le pertuis
dans une longueur de 5 centimètres 1/2. Dans ce parcours, je
sentais, à travers les parois du cylindre, que l'instrument qui
opérait l'élargissement était plus près de l'extérieur de ce cylindre que du milieu.

Ce travail, peu pénible pour M. ***, ne fut suivi, à ma
grande surprise, d'aucun mouvement de fièvre. Les urines,
qui ne coulaient que goutte à goutte, s'échappèrent par un jet
petit à la vérité, mais suffisant pour que le malade ressentît un
grand soulagement de cette première application des instruments.

Le 6 juin, quatre jours après, je continuai ; je trouvai d'abord
la partie antérieure du canal dans l'état où je l'avais mise le 2 ;
celui-ci avait absolument conservé la même largeur, et je pénétrai d'emblée jusqu'au point que j'avais déjà atteint, c'est-à-dire
à 14 centimètres 1/2 : là, les instruments furent arrêtés ; le pertuis déviait. Après quelques recherches, je le retrouvai ; je fis
disparaître tout ce qui faisait obstacle à sa direction à peu près
droite, et j'enfilai un canal fibreux beaucoup plus dur que ce que
j'avais rencontré jusqu'à présent. Ce canal était parsemé d'une
grande quantité de cordes fibreuses, qui, détruites, me laissèrent pénétrer jusqu'au cul-de-sac prostatique, que je n'essayai
pas de franchir. Je calibrai le tout à 4 millimètres, et je congé-
diai le malade.

De ce moment, la miction s'opéra avec régularité, sans presque de douleurs, et par un jet assez considérable. Cependant,
cette seconde opération ne fut pas, comme la première, exempte
de fièvre : le premier jour, il n'y en eut pas, mais le deuxième et
le troisième, des accès se montrèrent à douze heures d'intervalle,
et le quatrième jour, je les arrêtai par un mélange de quinine et
de morphine. Ces accès, du reste, n'étaient pas complets ; ils

s'annonçaient par des frissons immédiatement suivis de sueurs ; un seul fut assez fort, mais moins que quelques-uns éprouvés auparavant, *pendant l'usage des bougies.*

Le lendemain de la prise du médicament antipériodique, M. *** sortait et pissait au coin des bornes ; les besoins n'avaient plus aucune fréquence ; la vessie, se vidant parfaitement et complétement, ne cherchait plus à se débarrasser de son trop-plein.

M. *** resta ainsi jusqu'au 18 juin, et, pressé de partir pour Châteauroux, il me pria de l'examiner pour la dernière fois. C'est ce que je fis, et, après avoir régularisé l'urètre dans toute la longueur qui avait été modifiée par les instruments, je calibrai le canal à 5 millimètres, qui est à peu de chose près le diamètre de son canal naturel : immédiatement, le jet prit plus d'ampleur (aucun accès de fièvre ne suivit ce dernier travail dans l'urètre). Le 21, M. *** partit pour Châteauroux, sans que je l'aie suivi plus longtemps, mais en lui recommandant de me tenir au courant de son état, qui me donnait à penser sous le rapport de ce cylindre anormal, qui me semblait devoir influer sur la conservation du nouveau canal, et sous le rapport des accès de fièvre intermittente.

Cette observation est d'un grand intérêt sous plusieurs rapports : c'est un cas de rétrécissement sans inflammation précédente de l'urètre ; c'est un cas curieux de transformation fibreuse d'une grande partie de l'urètre dans son entier, et enfin c'est un cas de fièvre intermittente produite par la distension de la vessie, suite de l'obstacle au cours des urines.

Lorsqu'en 1853, M. *** eut pendant si longtemps des fièvres intermittentes, ces accès furent traités sans succès, par tous les moyens possibles, par MM. les Drs Rue et Bertrand, de Châteauroux. Ces médecins distingués finirent par dire à M. *** que nécessairement il devait avoir des gravelles dans les reins, et que cette cause seule pouvait donner lieu à la persistance des accès. Ces messieurs étaient tout près de la vérité : la cause était effectivement dans l'appareil urinaire, et cette cause était la distension habituelle de la vessie. C'est ce que je dis au malade la première fois que je le vis.

Si les accès de fièvre intermittente cessent d'avoir lieu, cette supposition deviendra une vérité, et une cause nouvelle de fièvre intermittente sera révélée à la science.

Ce cas est le troisième, observé par moi, de fièvre intermittente dépendant de la distension de la vessie.

Ici l'on voit encore l'emploi des bougies faire naître de forts accès de fièvre intermittente, sans améliorer l'état du malade, et mon opération guérir, en n'amenant que très-peu cette dangereuse complication.

M. le Dr Sellier, médecin de la famille de M. *** pendant son séjour à Paris, a bien voulu suivre avec intérêt les résultats obtenus sur cet intéressant malade, dont je place l'observation dans ce premier recueil pour la mettre plus tôt sous les yeux des observateurs.

Aujourd'hui, 27 juin 1854, M. *** m'écrit : *J'urine assez bien, le jet ne s'est point dérangé depuis la dernière opération ; il me semble même que la vessie reprend son élasticité et qu'elle se vide mieux.*

Aujourd'hui, 15 décembre 1854, M. ***, que ses affaires appellent à Paris, vient me voir. Son jet s'est conservé à peu de chose près comme après l'opération ; cependant il éprouve parfois des difficultés momentanées, auxquelles succèdent des jets très-forts. Je sens dans le canal, qui a cependant un peu perdu, quelques irrégularités, que je modifierai plus tard. Pour le moment je laisse le malade tel qu'il est.

Voici où en est ce cas, si éminemment intéressant ; voilà six mois que se conserve un canal *percé* dans un cylindre fibreux d'une longueur considérable. Probablement il sera nécessaire de le retoucher ; mais, comme je l'ai dit, ce sera l'affaire d'un moment.

Quant à la fièvre intermittente, *il n'en est plus question*, car M. le Dr Rue, dans une gracieuse lettre, qu'il veut bien me faire l'honneur de m'écrire, me dit : *Les fièvres intermittentes, si rebelles à tous les fébrifuges, n'ont plus reparu depuis l'opération que vous avez pratiquée* à M. ***, qui m'annonce que sa blennorrhée n'a plus reparu (1).

---

(1) Encore une blennorrhée enlevée par le traitement *éclectique immédiat !*

1859.

Comme on l'a vu, je fus appelé pour opérer M. V**** par mon confrère et ami M. le D**r** Sellier, et je n'ai jamais connu l'adresse de M. V**** à Châteauroux. Je comptais, pour suivre son cas, sur l'obligeance de M. Sellier; mais malheureusement nous avons eu à déplorer sa perte, car, il y a quinze mois, ce bon et excellent confrère, qui jouissait d'une si belle réputation comme médecin et comme ami serviable, nous fut enlevé. Quelques mois avant sa mort, M. Sellier était allé à Châteauroux, et m'avait donné des nouvelles très-satisfaisantes de notre malade. J'ai écrit à Châteauroux; mais il existe, m'a-t-on dit, dans cette ville plusieurs personnes du même nom, et ma lettre n'est pas arrivée à son adresse. J'ai écrit à M. le D**r** Rue, mais je n'ai pas reçu de réponse, et je vois sur l'Annuaire de M. le D**r** Félix Roubeaux, de 1859, que M. Rue n'habite plus Châteauroux. Je voulais écrire à M. le D**r** Bertrand, mais l'imprimeur me presse, et il faut que je termine mes feuilles. Je comblerai cette lacune dans ma troisième édition, si j'ai *le temps* de la faire. Je me borne à publier maintenant ce que m'a dit M. Sellier avant de mourir : *Votre malade de Châteauroux continue à aller fort bien.*

52 ans. — Plusieurs blennorrhagies. — Rétrécissement commençant en 1841. — Usage des bougies. — Section bilatérale du rétrécissement. — Fièvre. — Succès incomplet. — Retour du rétrécissement. — Rétention complète imminente. — Opération le 30 novembre 1852, sur plusieurs rétrécissements. — **Rétablissement immédiat.** *— Traité par M. Billard, de Rouen. — Persistance du bien-être depuis six ans et demi.*

(*Venu à moi directement et suivi par* M. *le* Dr Matry.)

M. Roussel, 52 ans, marchand de meubles, rue Saint-Honoré, 66, a eu dans sa jeunesse plusieurs blennorrhagies, dont quelques-unes furent très-inflammatoires; la dernière de ces blennorrhagies fut contractée en 1839.

Dès 1841, M. Roussel commença à s'apercevoir de la diminution dans le jet de ses urines, et cette diminution allait toujours en augmentant, lorsqu'il fut obligé d'avoir recours aux soins d'un homme de l'art; car les urines ne s'écoulaient plus que par un jet insuffisant pour vider promptement la vessie.

M. Roussel s'adressa à M. Billard, de Rouen, qui le soumit à des *dilatations* successives, pendant deux mois et demi (1), avec des bougies, et chacune de ces séances de dilatation durait une heure.

Après deux mois et demi de ce traitement, M. Billard procéda à une opération, qui consista à introduire profondément, dans l'urètre, un instrument qui contenait deux lames divergentes, et à tirer cet instrument au dehors pendant que les lames faisaient saillie.

L'urètre fut ainsi tranché et divisé très-douloureusement, et, à peine l'instrument fut-il sorti que le sang s'écoula comme *si on venait de couper le cou à un coq.*

---

(1) Encore une fois, je ne fais jamais de ces dilatations qui prennent aux malades un temps fort long et leur donnent des fièvres quelquefois fort graves. J'arrive *immédiatement au fait de rétablir le calibre du canal;* c'est en cela spécialement que consiste la différence de mes procédés avec les autres.

Le chirurgien recommanda expressément au malade de se rendre chez lui en voiture, et surtout de ne pas uriner en route, dans la crainte qu'il ne se trouvât mal hors de chez lui. Cette précaution était bonne, car M. Roussel, arrivé à son domicile, perdit connaissance lorsqu'il voulut vider sa vessie, tant les douleurs furent excessives.

Cependant M. Roussel, après quelques accès de fièvre, profita d'une opération qui, malgré sa rudesse, avait été très-habilement faite; il recouvra la faculté d'uriner par un jet beaucoup plus gros qu'avant d'être opéré, et il resta dans cet état pendant un temps assez long.

Nonobstant, le canal recommença à se rétrécir, et arriva au point que les urines ne pouvaient plus s'écouler que goutte à goutte, et que la rétention complète était imminente.

Dans la crainte d'avoir à repasser par le long traitement préliminaire par les bougies, et surtout de se soumettre au terrible procédé de se faire trancher le canal, M. Roussel restait dans cet état, lorsque, ayant rencontré un malade que j'avais traité avec succès, il vint se confier à mes soins le 30 novembre 1852.

Le même jour je l'opérai, et lui *rendis immédiatement son canal*. A 16 centimètres, je trouvai un rétrécissement mou à son entrée, qui avait un petit pertuis mamelonné, que j'eus beaucoup de peine à trouver et surtout à parcourir dans la partie tout à fait antérieure. Cependant, après avoir parcouru la longueur de 1 centimètre environ, j'entrai dans un canal qui pouvait avoir 2 millimètres de calibre; les parois de ce canal étaient fibreuses, résistantes, dans l'espace de 2 autres centimètres. Là, je trouvai deux ou trois petites valvules fibreuses, et j'entrai dans la vessie; je calibrai l'urètre à 5 millimètres, et je renvoyai le malade chez lui.

M. Roussel était fort émacié et fatigué par les insomnies que lui causait sa rétention, et était d'une constitution délicate; il avait aussi éprouvé une forte fièvre lorsqu'il fut opéré à Rouen; je ne fus donc pas étonné qu'il en eût une qui dura trois jours, et que M. le Dr Matry, son médecin, traita concurremment avec moi par les antipériodiques, qui eurent un entier succès.

Depuis ce terme, M. Roussel a continué à se bien porter ; sa miction continue à se faire bien, et sa santé est tout à fait rétablie.

Aujourd'hui, 6 décembre 1854, treize mois après son opération, M. Roussel vient me voir sur mon invitation. La miction se fait toujours sans difficulté, et il reçoit la même bougie qu'après l'opération ; elle est même un peu plus volumineuse, et ne donne aucune sensation pénible.

1859.

Voici la réponse de M. Roussel à mes trois questions de la note de la page 9 :

Paris, le 20 avril 1859.

Mon cher Docteur,

Je me trouve parfaitement bien, et je ne puis que vous remercier de m'avoir mis dans l'état dans lequel je suis.

Quant à la souffrance que j'ai éprouvée pendant votre opération, faite en 1852, je n'en ai pas éprouvé du tout, je dis du tout.

Quant aux bougies, j'ai eu certes beaucoup à m'en plaindre, puisque j'ai été obligé d'y renoncer, parce qu'elles me faisaient mal, que je reculais continuellement devant la nécessité de les mettre, et, qu'en définitive, elles m'ont mis dans le bel état où vous m'avez trouvé.

Recevez encore, mon cher Docteur, tous les remerciements de votre tout dévoué.

ROUSSEL.

Rue Saint-Honoré, 60.

54 ans. — Tuméfaction subite de la verge et des testicules après une course forcée. — Traitement antiphlogistique. — Injections dans l'urètre. — Écoulement blennorrhagique. — Diminution du jet. — Rétention complète. — Usage des bougies. — Douleurs insupportables. — Cessation de l'usage de ce moyen. — Rétentions. — Opération le 13 février 1853. — **Rétablissement immédiat.** *— Traité par M. le Dr Pailloux. — Persistance du bien-être depuis sept années.*

(*Amené par M. le Dr MATRY.*)

M. LAMARRE, marchand peaussier, demeurant rue Mauconseil, 36, a 54 ans; il est d'une bonne et riche constitution, et il m'est amené, le 13 février 1853, par M. le Dr Matry, étant sous l'empire d'une rétention presque complète : les urines s'écoulent goutte à goutte, avec ténesme et douleurs.

Je l'opère, et *lui donne immédiatement* un canal large, laissant écouler un jet assez plein et puissant. Le 15 février, je régularise ce canal, le jet prend de l'ampleur, et je déclare le malade guéri.

Voici l'histoire du malade que m'amène M. le Dr Matry :

M. Lamarre *n'a jamais contracté de blennorrhagie par contact;* mais, il y a dix-huit ans, étant à Rambouillet, il voulut rattraper une diligence, il courut, et monta dans la voiture en grande transpiration. Il arriva à Paris, et sans avoir rien ressenti à la verge, il fut étonné de voir trois jours après sa course cet organe et les testicules prendre un volume trois ou quatre fois plus grand qu'à l'état normal. Son médecin, M. le Dr Pailloux, rue Bourbon-Villeneuve, traita cette affection par des bains nombreux et répétés; il employa aussi les injections par l'urètre, quoique le malade n'eût aucun écoulement. La verge et les testicules perdirent leur volume anormal; mais, après deux ou trois semaines, un écoulement s'établit par l'urètre, et les urines commencèrent à s'écouler par un jet moins volumineux. Cette diminution du jet s'accrut pendant plusieurs années, lorsque, il y a douze ans, il fut pris, après un repas de fête, d'une rétention complète. Il se rendit chez le Dr Pailloux, qui le sonda et vida sa vessie, et le soumit à l'usage des bougies ; mais la dilatation que procuraient ces bougies *devint insupportable,* et le malade finit par les *craindre tellement,* qu'il en discontinua complétement l'usage.

M. Lamarre vécut six années dans des alternatives de rétention complète et de difficulté d'uriner, jusqu'à ce que son état habituel fût de rendre ses urines par un jet filiforme ou goutte à goutte, mais toujours avec des efforts considérables et de grandes douleurs.

C'est dans cet état qu'il se présenta à M. Matry, qui, voyant qu'une très-petite bougie ne pouvait pénétrer dans la vessie, voulut bien me l'amener.

Comme je l'ai dit en commençant, je fis disparaître immédiatement le rétrécissement de ce malade, qui, *sur le moment même,* eut un jet considérable, et cela sans lui donner grande douleur : il s'écoula seulement *une goutte* de sang.

Trois jours après, j'examinai le canal : une bride restait, je l'enlevai, et, immédiatement, un jet d'un volume considérable s'établit.

M. Lamarre avait à l'entrée de l'urètre trois énormes valvules fibreuses, en panier à pigeon : l'une était en haut, à 1 centimètre ; l'autre en bas, à 2 centimètres ; la troisième en haut, à 4 centimètres. A 10 centimètres commençait un rétrécissement fibreux, étroit à ne recevoir qu'un calibre de 1 millimètre. Ce rétrécissement, très-dur, avait 5 centimètres de longueur ; au delà le canal avait son calibre naturel.

Ce cas est rendu curieux par cette circonstance que la cause de ce rétrécissement n'avait pas pour principe le contact sexuel.

Aujourd'hui, 3 décembre 1854, près de deux années après son opération, M. Lamarre m'écrit *qu'il se porte toujours bien, et qu'il n'éprouve ni douleurs ni gêne.*

1859.

Voici la réponse de M. Lamarre à mes trois questions de la note de la page 9 :

Neuilly-sur-Seine, ce 14 avril 1859.

Mon cher Docteur,

J'ai reçu votre lettre et m'empresse d'y répondre. Vous me demandez comme je me trouve depuis sept ans que j'ai été opéré par vous, de la rétention d'urine. Je réponds franchement, bien.

Vous me demandez aussi si j'ai beaucoup souffert pendant l'opération? Rappelez-vous, Docteur, que le premier jour d'opération en vous quittant, vous m'avez conseillé de prendre le lit.

Le même soir, à 9 heures, vous êtes venu me voir et m'avez trouvé sans m'être couché, étant tout émerveillé d'uriner à grand jet; c'est assez dire que la souffrance était bien supportable.

Depuis 15 ans je souffrais le martyre par les sondes qui m'ont donné les fièvres intermittentes. Les bougies de cire qui me ruinaient et me donnaient la chair de poule chaque fois qu'il fallait les introduire, les changer, les rechanger, et les garder; enfin, quand on m'a conduit vers vous, et il était temps, vu qu'une bougie de la grosseur d'une aiguille à tricoter ne pouvait y être introduite, et depuis que vous m'avez opéré, aucune bougie ne m'est entrée dans le canal de l'urètre pour me faire uriner, chose que je fais parfaitement.

Recevez, Docteur, les salutations de votre affectionné

LAMARRE,

Rentier, avenue de Neuilly, 141.
Ancien marchand de peaux, rue Mauconseil, 36.

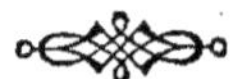

Blennorrhagie ancienne. — Rétrécissements fibreux d'un centimètre de long, 2 millimètres de large. — Paraplégie. — Paresse de vessie par suite de cette paraplégie. — Impossibilité d'uriner par cette cause et par le rétrécissement. — Opération le 15 juillet 1854. — **Rétablissement immédiat.** — *Bien-être persistant depuis cinq ans et demi.*

(*Envoyé par M. le Dr HORTELOUP.*)

Sur la recommandation de mon distingué confrère et ami, M. Horteloup, médecin de l'Hôtel-Dieu, j'avais opéré avec succès, il y avait neuf mois, M. Quesnel, ancien militaire, âgé de 52 ans, d'un paquet hémorrhoïdal énorme.

Ce malade, qui demeurait à Melun, rue du Palais-de-Justice, 47, était atteint de paraplégie, qui frappait d'inertie très-prononcée, mais cependant incomplète, les membres inférieurs, le rectum et la vessie. M. Quesnel vidait incomplétement et avec beaucoup de peine ces deux derniers organes lorsque je le laissai partir pour Melun, après l'avoir débarrassé de ses hémorrhoïdes.

La cause de cette difficulté de vider la vessie n'était pas seulement dans la paralysie de cet organe, mais encore dans un rétrécissement de l'urètre, provenant d'anciennes blennorrhagies, qui lui empêchait d'introduire dans sa vessie la sonde avec laquelle il pouvait vider l'organe ; il se plaignait aussi d'une cuisson insupportable, lorsqu'il rendait le peu d'urine qu'il pouvait expulser naturellement.

Je le laissai partir, cependant, dans cet état pour prendre un peu d'air, dont il avait été privé quelque temps à l'occasion de son traitement antérieur ; mais, le 11 juillet, il m'écrivit qu'il ne pouvait plus uriner du tout, et qu'il ne pouvait plus introduire sa sonde, de manière qu'il était dans des tourments continuels et qu'il était absolument privé de sommeil.

Je le fis donc venir de Melun, et, le 13, il arriva. Je constatai qu'effectivement, à 14 centimètres de profondeur, il existait un anneau fibreux d'un centimètre de long et ne pouvant admettre qu'une bougie de 2 millimètres de diamètre. Évidemment cet obstacle, qui n'aurait pas arrêté les urines d'une manière complète chez un malade avec une vessie non paralysée, était un empêchement suffisant pour donner à M. Quesnel tous les tourments que cause une strangurie complète.

Le 15 juillet 1854, je le fis venir chez moi, et je le débarrassai de son rétrécissement.

Le 24, M. Quesnel est reparti pour Melun, bien soulagé, urinant, malgré sa paralysie, avec beaucoup plus de facilité. Le jet était augmenté, sans être volumineux et fort, et pour l'obtenir, M. Quesnel n'avait plus besoin de *jouer autant du ventre*, suivant son expression; il sentait encore un peu la chaleur qu'il éprouvait en pissant, et il était enfin dans un état favorable et sans retrécissement. L'urètre recevait sans difficulté une bougie de 7 millimètres de diamètre.

M. Quesnel pourra donc introduire facilement une sonde pour vider sa vessie paresseuse, si elle ne recouvre pas un peu plus de puissance d'expulsion. J'espère peu ce bon résultat, mais je luj ai conseillé de profiter de son canal pour vider complétement sa vessie deux fois par jour; peut-être cette vessie, étant vidée, prendra-t-elle plus de ressort. M. Quesnel suivit mon conseil.

Le 5 décembre 1854, M. Quesnel m'écrit de Melun que, *bien que sa vessie soit toujours paresseuse, il a cessé de se sonder, car, le jet de l'urine étant devenu plus facile depuis l'opération, il peut vider sa vessie.*

Ce succès est fort beau, car il prouve quel secours peut apporter aux personnes paralysées la désobstruction de l'urètre. Cependant je suis persuadé, vu l'état très-avancé de paralysie qui afflige M. Quesnel, qu'il ne vide pas sa vessie complétement, et que l'urine qu'il expulse, il le fait en *jouant du ventre*, suivant son expression plaisante, mais pleine d'exactitude.

Il fera bien de continuer l'usage de son double cathétérisme journalier.

1859.

M. Quesnel est toujours paralysé, et sa vessie est frappée d'une atonie complète et sans aucune force d'expulsion. Il m'apprend, par une lettre du mois de janvier, qu'il jouit toujours du canal que je lui ai donné, et qui lui permet d'introduire sa sonde et de vider l'organe lorsqu'il le juge convenable.

Ce cas montre que de rendre le canal libre pour introduire une sonde, afin de provoquer la sortie artificielle de l'urine, est un service encore plus grand à rendre à un malade rétréci dont la vessie est complétement paralysée, que de rendre un canal au rétréci dont la vessie est contractile. Car le paralysé ne peut plus rendre une goutte d'urine et le rétréci pisse encore un peu. Il vide mal sa vessie sans doute, mais le paralysé ne la vide pas du tout. Au simple rétréci il faut peu de passage pour pisser, et conséquemment on donne ce qui est seulement *utile*. Au paralysé il faut beaucoup de passage, car non-seulement il faut qu'il puisse introduire une sonde, mais il faut qu'il puisse l'introduire facilement. Un large passage lui est donc *nécessaire*.

Il n'y a pas que les hommes à vessies paralysées auxquels la possibilité d'introduire des sondes est précieuse, il y a encore tous ceux qui ne peuvent vider leur vessie par suite d'un *obstacle mécanique* au col, obstacle mécanique qui a bien des manières de se présenter, et qui rend absolument nécessaire l'évacuation artificielle de l'urine. Cela fait saillir l'importance de donner à ces sortes de malades un large canal *qui se conserve*.

La classe de ces derniers malades est nombreuse et nécessiterait une monographie.

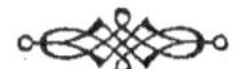

Simple blennorrhagie toujours persistante. — 35 ans. — Injection au ni-
trate d'argent. — Insuccès. — Autres injections. — Insuccès. — Rétré-
cissement. — Rétentions complètes. — Rétrécissement à 8 centimètres
très-étroit. — J'opère le 19 mars 1854. — **Rétablissement immédiat.**
— Traité par MM. les Drs *Bonduel et Lacauchie. — Bien-être persistant*
depuis six années.

(Envoyé par M. le Dr FERRAT.)

M. DESSAUX, demeurant à Batignolles, ancien fourrier dans les
tirailleurs de Vincennes, employé à la préfecture de police, service des aliénés et des enfants abandonnés, vient me trouver le
18 mars 1854, parce qu'il ne pouvait uriner par suite d'un rétrécissement de l'urètre. *Je l'opère et le guéris,* le lendemain 19. Il
vient me voir, le 22 avril, pour me faire constater l'état favorable dans lequel il se trouve, et, sur ma demande, il me raconte
ainsi le commencement et le progrès de son mal :

« J'ai 35 ans ; en 1840, j'attrapai un écoulement, qui fut traité,
« à l'hôpital-militaire de Saint-Omer, par une *injection au nitrate*
« *d'argent.* Cette injection *ne me guérit pas.* Je m'adressai,
« en 1849, à M. le Dr Bonduel, de l'hôpital du Roule, et à M. le
« Dr Lacauchie, chirurgien en chef du même hôpital. Ces mes-
« sieurs m'ordonnèrent diverses injections, des bols au copahu
« et des pilules de térébenthine. *Rien n'y fit,* je conservai encore
« mon écoulement.

« Dès 1843, j'avais commencé à m'apercevoir d'une grande
« diminution dans le jet de mes urines, et, depuis cette époque
« jusqu'en mars 1854, cette diminution augmenta, au point que
« mon canal fut *tout à fait fermé,* et que je fus souvent sous les
« angoisses d'une *rétention complète.* Alors mon ventre *se gon-*
« *flait outre mesure,* des douleurs atroces empêchaient tout
« *mouvement* et toute *marche,* et je ne pouvais me soulager que
« par des efforts longs et violents, au moyen desquels je faisais
« sortir mes urines goutte à goutte, avec une lenteur qui me
« désespérait. Au mois de mars 1854, M. le Dr Ferrat, des Bati-
« gnolles, où je demeure, qui depuis longtemps connaissait mon

« état, me dit : Allez-vous-en trouver M. le baron Heurteloup,
« et il vous fera uriner *tout de suite*. C'est ce que je fis le 18
« mars. Je vins vous trouver, vous me fîtes revenir le lende-
« main 19, et après m'avoir fait une opération *incroyable* quant
« au résultat obtenu, car j'urinai à flot immédiatement, et *in-*
« *croyable* quant à la douleur ressentie, car elle fut insignifiante,
« je me trouvai débarrassé de mes deux infirmités : un écoule-
« ment qui me durait depuis quatorze ans, et que rien n'avait
« pu arrêter, et un rétrécissement qui, outre qu'il me causait
« d'atroces souffrances, mettait ma vie en danger.

« Aujourd'hui, 22 avril, je me trouve très-bien. »

Le rétrécissement de M. Dessaux était à 8 centimètres; il était
fibreux, de 2 centimètres 1/4 de long, laissant passer avec peine
un calibre d'un millimètre 1/4; quelques valvulettes barraient
l'entrée.

J'ai écrit à M. Dessaux, le 7 décembre 1854, pour qu'il ait la
bonté de me donner de ses nouvelles, et il m'a envoyé la lettre
suivante :

« Batignolles, le 9 décembre 1854.

« Monsieur le Baron,

« J'ai l'honneur de vous faire connaître (en réponse à la lettre
« que vous avez bien voulu m'écrire), avec plaisir et bonheur,
« que, depuis l'opération habile et peu douloureuse que vous
« m'avez faite le 19 mars dernier, je vais très-bien ; ma santé
« est tout à fait rétablie, et mes urines se rendent parfaitement.

« Un tel bienfait, monsieur le baron, ne peut être oublié;
« aussi je vous prie de vouloir bien croire à toute ma gratitude.

« Non-seulement je vous autorise à publier mon cas, mais je
« crois que, dans l'intérêt de la science et de ceux qui souffrent,
« vous devez le publier.

« Veuillez, monsieur le Baron, agréer l'hommage de mon res-
« pect et de ma reconnaissance,

« Dessaux.

« Batignolles, rue de la Paix, 48, et commis à la préfecture de police,
6ᵉ bureau, 1ʳᵉ division. »

1859.

Voici la réponse de M. Dessaux à mes trois questions de la note de la page 9 :

Batignolles, ce 18 avril 1859.

Monsieur le Docteur,

En réponse à votre lettre du 10 du courant, j'ai la satisfaction de vous apprendre que je fonctionne toujours bien ; mes urines s'écoulent bien, seulement je me passe quelquefois une bougie malgré votre recommandation, mais par peur, car je ne peux pas me persuader qu'une petite opération faite, il y a déjà tant d'années, m'ait rendu le canal aussi libre qu'il est ; peut-être je vous demanderai de me l'élargir davantage, mais pour le moment cela n'est pas nécessaire.

Quant à la douleur que m'a causée votre opération, elle est de beaucoup inférieure à celle que j'éprouvais quand je m'élargissais forcément le canal. C'est un fait positif et je vous en donne ici l'assurance en vous disant Merci, Merci.

Agréez, cher Docteur, l'assurance de toute ma gratitude, avec laquelle je reste pour toute la vie votre tout dévoué,

J. Dessaux,

Employé de l'administration centrale de la Préfecture de police.

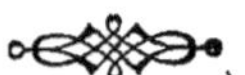

Une seule blennorrhagie contractée avec une femme saine. — Rétrécisse-ment.— Traitements multipliés sans succès. — Continuation de la blen-norrhagie, malgré des soins prolongés. — Traitement par M. Ricord.—Insuccès. — Par M. Cottereau.— Insuccès. —Essai de cathétérisme par M. Velpeau. — Insuccès.— Traitement par M. Mettais. — Insuc-cès. — Par M. Aussandon. — Insuccès.—J'opère le 27 novembre 1847.— **Rétablissement immédiat,** *et guérison du rétrécissement et de l'écou-lement. — Bien-être persistant depuis douze années.*

(*Envoyé par M. le Dr AUSSANDON.*)

M. VANACKÈRE, 33 ans, de Bruges (Belgique); il est fabri-cant de chaussons de satin, et demeure rue Gabriel, 2, à Mont-martre.

Il éprouva, au mois de décembre 1845, les premiers symptô-mes d'une blennorrhagie, suite d'un contact avec une femme avec laquelle il vivait depuis trois mois, et qui, sur l'invitation de M. V..., consentit à se laisser visiter. Aucun symptôme quel-conque, aucun signe *ne put donner à supposer que cette femme fût malade.*

M. Vanackère alla consulter M. Ricord, qui déclara au ma-lade qu'il avait une *mauvaise* chaudepisse, et la traita pendant quatre mois : tisane, *copahu à haute dose* (10 *capsules* le matin et le soir). Après trois jours de ce traitement, une *inflammation* con-sidérable du *testicule* droit se manifesta, ce qui fit dire à M. Ri-cord que cela n'était *rien*, et que cela *arrivait souvent :* cette inflammation du testicule dura *six mois.* La blennorrhagie ayant persisté, M. Ricord la traita par les injections de solution de ni-trate d'argent, qu'il répéta tous les jours pendant quinze jours. Chacune de ces injections produisit une sécrétion abondante de mucus blanchâtre, qui coulait presque toute la nuit (le ma-lade s'injectait le soir). *Après quinze jours* de ce traitement, qui laissa l'urètre dans le même état, M. Ricord en fit succéder d'autres : telles que vin de Roussillon ou eau de roses, 100 grammes; tannin, 1 gramme; alun, 50 centigrammes. Cette dernière injection fut répétée pendant *trois semaines.* A celle-là succéda une autre : eau de roses, 200 grammes ; sulfate de zinc, acétate de plomb, 50 centigrammes ; cette dernière injection fut faite également pendant *trois semaines*. Ces deux dernières injections ne s'accompagnèrent pas de la quantité de mucus que détermina l'injection au nitrate d'argent ; bien qu'elles fussent répétées deux fois par jour, elles n'amenèrent aucun changement dans la maladie (1).

Désespéré de ces traitements sans effet, M. Vanackère alla chez M. le Dr Cottereau, qui donna une ordonnance très-compliquée, composée de neuf articles, dont le dernier était ainsi conçu : « 9° de temps en temps, aspirer un peu de pommade camphrée par les narines. Ce 8 août 1846. »

Ce traitement fut suivi pendant six mois, et fut accompagné de quelque soulagement et d'un peu de diminution de la chaudepisse ; mais bientôt tout revint dans le même état, et le malade resta trois mois sans faire aucun traitement. Après ces trois mois, les symptômes s'aggravèrent, et au mois d'avril 1847, le malade reprit le traitement de M. Cottereau, qu'il continua pendant quatre mois *sans succès*.

Désespéré de plus en plus, M. Vanackère alla consulter M. Velpeau à sa clinique, qui, voyant que le malade ne pouvait plus uriner, essaya de le sonder, mais sans succès. De chez M. Velpeau, M. Vanackère alla chez M. le Dr Mettais, qui prescrivit un opiat composé de cubèbe, de copahu et de poudre de noix de galle, qu'il fit prendre au malade, trois fois par jour, sous forme de bols ; à cela, M. Mettais ajouta de nouvelles injections au nitrate d'argent ; le tout *sans résultat*.

Ce traitement ayant été vain, M. Mettais prescrivit une cuillerée de sirop de térébenthine matin et soir, et de nouvelles injections avec l'iodure de fer, *mais encore sans résultat*.

---

(1) Si j'insiste sur ces traitements et si je les donne avec tant de détails, c'est pour faire voir que les malades qui sont guéris par le traitement éclectique immédiat ont cependant passé par les meilleures mains et ont été soumis à des traitements tels que la science les prescrit ; cependant, on voit l'inanité fréquente de ces traitements et souvent leur nocuité. Or, si on relit la fin de mon Mémoire, on verra que c'est le but que je me propose d'atteindre en publiant ces observations.

Tous ces traitements différents menèrent le malade jusqu'au mois d'août 1847. A cette époque, M. Vanackère alla voir M. le Dr Aussandon, qui donna, pour faire des injections, une eau dont le malade ne connaît pas la composition. Ces injections ne faisant rien, il administra la potion de Chopart, à prendre en une seule fois : le courageux avala cette horrible potion, *mais encore sans succès.*

Cette potion fut suivie de pilules de térébenthine et de tisane de bourgeons de sapin du Nord ; ce fut encore sans succès.

Enfin le malade se plaignant à M. Aussandon de sa difficulté d'uriner, qui était parvenue au plus haut degré, ce médecin songea à sonder M. Vanackère ; mais, bien que les tentatives fussent répétées plusieurs fois, il ne put parvenir à pénétrer, et il m'envoya le malade le 27 novembre 1847.

Ce jour-là même je l'opérai, et je le guéris immédiatement des deux maladies qui faisaient depuis si longtemps son désespoir, le rétrécissement et l'écoulement (1) ; seulement, l'écoulement persista quelque temps sous forme de suintement habituel, qu'un traitement approprié fit disparaître.

Le rétrécissement de M. Vanackère était un rétrécissement fibroso-vasculaire, et probablement c'est sur le sommet de la partie hypertrophiée que se trouvait la modification de tissu qui donnait lieu à la sécrétion puriforme qui avait résisté à tant de traitements et depuis si longtemps. Ce rétrécissement était à 14 centimètres de profondeur, et avait 2 centimètres de longueur.

J'ai écrit, le 27 novembre 1854, à M. Vanackère pour connaître son état actuel, et voici la lettre qu'il m'a envoyée en réponse :

« Beaugency, ce 6 décembre 1854.

« Mon bon Docteur,

« J'ai été pendant plusieurs années entre les mains des plus « habiles, sans avoir eu le moindre soulagement.

---

(1) Encore une blennorrhée chronique enlevée par le traitement éclectique immédiat!

« J'ai eu le bonheur que M. Aussandon a bien voulu m'envoyer
« chez vous, et en dix minutes vous m'avez guéri complétement;
« depuis plus de sept années que vous avez bien voulu m'opérer,
« je n'ai plus rien ressenti.

« Veuillez, mon bon docteur, faire comme vous l'entendrez de
« mon cas et faire usage de mon nom, afin que le public con-
« naisse ce que vous avez bien voulu faire pour moi.

« Veuillez, mon bon docteur, recevoir de nouveau mes re-
« mercîments, et l'assurance de mon éternelle reconnaissance.

« Votre tout dévoué serviteur,

« VANACKÈRE.

« *P. S.* Je ne demeure plus à Montmartre, mais au Champ-
« d'Asile, près de Beaugency, département du Loiret; c'est ce
« qui vous expliquera le retard que j'ai mis à vous répondre. »

* * *

1859.

Voici la réponse de M. Vanackère à mes trois questions de la
note de la page 9 :

Montmartre, 23 mai 1859.

Mon bon Docteur ,

*En réponse à votre lettre, réponse que vous me priez de faire brève, je
vous dirai :*

*1° Que j'urine gros comme le petit doigt, facilement, et pas du tout
pendant la nuit;*

2° Que votre opération ne m'a pas fait ce que l'on appelle souffrir ;

*3° Que les bougies par lesquelles j'ai été traité par ce pauvre M. Aus-
sandon, qui vient de mourir si malheureusement, ont été pour moi la
cause de bien des douleurs, douleurs qui ont duré bien longtemps sans
me guérir.*

Elles ont plutôt augmenté mon mal.

*Je vous renouvelle, mon bon Docteur, les assurances de ma bien vive
reconnaissance.*

VANACKÈRE.

Rue Gabrielle, 8.

Ce cas ne prouve rien autre chose si ce n'est qu'un rétréci peut être bien guéri après de rudes épreuves, car, comme M. Vanackère le dit, il eut fort à souffrir du traitement par les bougies.

Je prends ici l'occasion d'exprimer un bien grand regret de la perte de notre confrère Aussandon, qui, comme le dit M. Vanackère, vient de mourir bien malheureusement. C'était un bon médecin et un homme d'esprit.

C'est le quatrième médecin nommé dans ma première édition, et mort depuis sa publication, à la mémoire duquel je paye un tribut de regrets, tribut qui devient un devoir, puisque ce livre a pour but de rappeler le passé.

Blennorrhagic en 1851. — Traitements variés, pendant huit mois, par M. le Dr Romieu. — Insuccès. — Traitements variés par M. le Dr Sauvet. — Insuccès. — Traitements variés par M. le Dr Ricord, pendant plusieurs mois. — Insuccès. — Usage des bougies. — Insuccès. — Injections de tous genres. — Insuccès. — Opération le 10 décembre 1853. — **Rétablissement immédiat.** *— Persistance du bien-être depuis six années.*

(Venu à moi directement.)

Le 1er décembre 1853, M. Reclus, contrôleur des travaux chez notre célèbre fabricant d'instruments de chirurgie, M. Lüer, vint chez moi avec son fils, pour le faire traiter d'un écoulement invétéré, compliqué d'un rétrécissement parvenu à un très-haut degré. Mes affaires ne me permirent d'opérer le malade que le 10 décembre. Cette opération eut un plein succès, et du même coup je fis disparaître l'obstacle à la miction et la blennorrhée. M. Reclus fils, auquel j'avais demandé la relation de ses traitements antérieurs, me la remit quelques mois après ; je la transcris ici :

« Monsieur le Baron,

« Lorsque vous m'avez opéré, il y a quelque temps, pour me guérir d'un rétrécissement du canal de l'urètre et d'un écoulement, je vous ai promis de vous tenir au courant de l'effet qu'aurait produit sur moi votre opération. Vous qui êtes habitué à des guérisons très-promptes, vous ne serez pas étonné d'apprendre que je suis entièrement guéri ; mais moi, qui souffre depuis si longtemps, je ne puis pas comprendre qu'une opération de quelques minutes ait pu me guérir d'une maladie de laquelle des médecins réputés comme étant très-habiles n'avaient non-seulement pas pu me débarrasser après de très-longs traitements, mais qui, de plus, me faisaient pressentir que je serais longtemps encore avant d'en être complétement guéri.

« C'est au mois d'octobre 1851 que l'écoulement s'est déclaré ; j'étais, à cette époque, à la Rochelle. Je fus trouver M. le docteur Romieu, le plus en renom de cette ville, qui me traita pendant huit mois, et ce traitement fut sans succès. Voici quel fut ce traitement : Il me fit prendre pendant *un mois* des tisanes, des grands bains et des petits bains locaux de mauve ; pendant ce temps je souffrais en urinant et j'avais des douleurs de reins. Pour calmer ces douleurs, il me fit prendre de l'eau de chaux, qui me calma un peu ; ce traitement n'ayant pas d'effet, il fut remplacé par le poivre cubèbe et deux injections. Après avoir pris le cubèbe, les douleurs revinrent plus fortes ; alors M. le docteur Romieu remplaça le cubèbe par des pilules au copahu, et toujours des injections (la formule de ces injections fut souvent changée). Je suivis pendant *huit mois* le traitement, et l'écoulement n'avait pas entièrement disparu ; il me restait encore une goutte (appelée goutte militaire) et des douleurs de reins, et mes urines commencèrent à s'écouler par un jet très-petit.

« Je restai pendant deux mois sans écoulement, et, après ces deux mois, ennuyé de souffrir, je me mis entre les mains de M. le Dr Sauvet, dans la ville, qui me fit suivre un traitement qui dura *quatre mois*. Les médicaments furent à peu près les mêmes ; les douleurs disparurent un peu, mais l'écoulement *resta toujours le même*.

« Je quittai la Rochelle pour venir à Paris, et, aussitôt arrivé, je fus trouver M. le Dr Ricord, dont j'avais beaucoup entendu louer l'habileté pour ce genre de maladies ; il me traita pendant *plusieurs mois*. Il commença par m'introduire *deux bougies ;* ensuite, il me fit prendre des pilules de copahu et des injections de toute espèce. Enfin, ne voyant pas d'amélioration, il m'ordonna des injections au *nitrate d'argent :* ce dernier traitement me *fit beaucoup souffrir* et me laissa une grande *irritation* dans le canal, et, de plus, une grande *difficulté* pour uriner. Après cela, je restai quelques mois sans traitement ; mais, ne voulant pas demeurer dans cet état maladif, et ne sachant plus à qui m'adresser, je fus trouver M. Claude, pharmacien, qui vend des sirops qui m'avaient été recommandés. Il me traita pendant *deux mois ;* il me fit prendre pendant un mois des sirops dépuratifs et des bains. Le reste du temps, je pris du sirop appelé *citrate de fer,* et deux injections de sa composition. Ces sortes de drogues n'ont produit sur moi aucun effet ; l'écoulement était toujours *resté le même;* mais la difficulté d'uriner, qui s'était déclarée précédemment, n'avait fait qu'augmenter et en était venue à l'état grave où vous l'avez vue.

« Je termine, Monsieur le Baron, en vous priant de me croire pour toujours votre obligé,

« Reclus,

« rue Mâcon, 44.

« *P. S.* Mon patron continue à bien aller, il vous fait ses compliments (1). »

M. Reclus, qui, aujourd'hui 10 décembre 1854, vient me voir sur mon invitation, me dit que son état de bien-être a toujours continué, que son jet conserve toujours la même ampleur, et que, quant à l'écoulement, *il est entièrement disparu,* et cela *aussitôt* après l'opération (2).

———

1859.

Voici la réponse de M. Reclus à mes questions de la note de la page 9 :

Paris, le 4 mai 1859.

Mon cher Docteur,

J'étais absent lorsque votre lettre est arrivée; il faut donc ne pas vous étonner du retard que j'ai mis à vous répondre; j'arrive de Bordeaux et je me hâte de le faire.

Je me porte admirablement bien; depuis votre admirable opération, rien n'a bougé. Certainement non, elle ne m'a pas donné de souffrance, car on ne peut appeler souffrance quelques sensations de piqûres.

———

(1) Aussitôt que j'eus opéré M. Reclus, son patron, qui était absolument dans les mêmes conditions de maladie, vint immédiatement me demander des soins ; je le guéris de même.

1859. — Le patron de M. Reclus est demeuré aussi bien guéri que lui.

(2) Encore une *blennorrhée* enlevée par le traitement *éclectique immédiat* !

Quant aux bougies, je ne peux pas vous dire le plaisir qu'elles causent, car avant d'aller vous voir, je n'en n'avais pas mis.

Recevez, mon cher Docteur, les salutations de votre tout dévoué,

V. Reclus.

14, rue du Temple.

Ce cas n'a rien d'intéressant, si ce n'est qu'il prouve, comme déjà l'ont prouvé beaucoup d'autres cas, que lorsque les malades se soumettent au traitement *éclectique immédiat* dans le commencement de leur maladie, ils en retirent un bienfait prompt et durable.

Mais si le cas de M. Reclus ne présente pas de saillie, comme rétrécissement enrichi de traitements antérieurs, il est bien remarquable sous un point de vue important. On a vu combien le rétrécissement de l'urètre affectait le moral au plus haut degré, et, comme je le dis page 34, les malades perdaient l'aptitude aux affaires, l'espérance dans l'avenir, et surtout le goût de vivre. M. Reclus n'en était pas venu là ; mais, quoique doué d'une intelligence supérieure, son aptitude aux affaires était complétement annihilée par suite de la constante préoccupation que lui causait son mal.

Aussitôt guéri, cette aptitude fut réveillée à un si haut degré et avec un tel besoin d'expansion que M. Reclus a fait plusieurs inventions d'une haute portée comme calcul (1), et a fondé en trois ou quatre ans une des plus importantes fabriques d'horlogerie et de mécanisme de Paris.

Il y a cinq années, il n'était qu'ouvrier.

---

(1) Comme je m'intéressais beaucoup à M. Reclus, il venait me voir pour me mettre au courant des résultats de mon opération. Je causais avec lui. Du conseil que je lui donnai de sortir de l'ornière et de ne pas se livrer seulement aux travaux de l'horlogerie, qui était un métier banal, il en résulta que M. Reclus, si peu capable de calcul avant d'être opéré, inventa le compteur qui remporta le prix et fut adopté par l'administration.

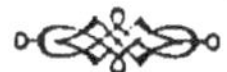

1855.

—

Je m'arrête à cette *première série* d'observations, qui est suffisante pour attirer l'attention sur mon traitement *éclectique immédiat*. Je ferai suivre cette première série d'une seconde, qui est d'ailleurs toute prête, et qui n'attend que l'autorisation des malades pour être publiée. Naturellement, je possède beaucoup de cas qui plaident en faveur de mon nouveau travail, puisque j'ai pu obtenir d'en rendre publics un si grand nombre, et cela seulement dans une partie circonscrite de la ville. Je m'attends à beaucoup de clameurs; mais je préviens que je n'entends être combattu que par les armes que j'emploie, c'est-à-dire par la publication de cas AVÉRÉS de guérison *là où je n'aurai pas réussi*, et que je tiendrai pour non avenus les écrits des bavards et des déclamateurs.

1859

—

Je laisse subsister dans ma deuxième édition l'espèce de déclaration ci-contre : d'abord, parce que je suis toujours dans les mêmes sentiments, et ensuite parce que je tiens à reproduire textuellement ma première édition, afin qu'on ne m'accuse pas de reculer devant mes propositions premières, qu'elles soient principales ou accessoires. Le système de *l'authenticité suivie* que j'ai adopté, et que je désire voir adopter parce qu'il est honnête, et qu'il stigmatise ce qui ne l'est pas, veut qu'il en soit ainsi, car son but est de persuader, et l'on ne persuade pas si l'on tergiverse et si l'on dissimule, ou si l'on paraît faire l'un ou l'autre.

FIN DE LA SÉRIE DE 1855.

SÉRIE DE 1859.

OBSERVATIONS

DE MALADES OPÉRÉS AVANT 1859

ET PUBLIÉES EN 1859.

OBSERVATIONS

DE MALADES OPÉRÉS AVANT 1859

ET PUBLIÉES EN 1859.

———

*72 ans. — Une blennorrhagie. — Rétrécissement restant 43 ans à l'état
modéré et stationnaire. — Occlusion complète seulement depuis trois
années. — Tentatives infructueuses d'introduction des bougies. —
J'opère. —* **Rétablissement immédiat.** *— Persistance du bien-être
depuis deux années. — État actuel du malade en avril* 1859.

M. Tranchant, ancien sergent d'artillerie de marine, 72 ans,
a, comme la plupart des militaires, contracté une blennorrhagie.
Il avait 25 ans, et il a été quatre mois à se guérir. Elle fut très-
aiguë et traitée à l'hôpital de Toulon. Naturellement l'urètre
chez M. Tranchant est très-étroit ; aussi devint-il plus étroit
quelque temps après la guérison de la blennorrhagie. Ce ne fut
que vers la fin de 1856 que le malade s'aperçut que les urines
ne coulaient, quelquefois, que goutte à goutte ; ainsi le rétrécissement parvenu ou non à son plus haut degré dura quarante-
sept ans.

Jusqu'en 1856 M. Tranchant ne fit rien pour obvier à l'inconvénient de pisser avec lenteur et difficulté ; mais, après 1856, il
mit quelques bougies, ou du moins en voulut mettre quelques-

ųnes, sur le conseil et avec l'assistance de M. le Dr Irimbault ; mais aucune ne put passer.

D'après l'avis de M. Lepicier, un malade que j'avais opéré quelques mois auparavant (voir l'observation de la page 244), M. Tranchant, qui était parvenu au dernier degré de l'anxiété par la rétention d'urine, vint me trouver le 3 avril 1857, et je l'opérai le 7 avril suivant, après quelques soins préliminaires.

M. Tranchant, à ce moment-là, éprouvait des douleurs extrêmes, et ne pouvait obtenir de l'urine qu'en se trayant avec effort. L'organe était rouge et tuméfié ; les envies d'uriner se renouvelaient de dix minutes en dix minutes. Les urines étaient catarrhales et ammoniacales. De vives souffrances se faisaient sentir dans le bas-ventre.

Nonobstant cet état défavorable et le grand âge du malade, j'opérai sur un rétrécissement mou, long de quatre centimètres et non central. L'opération fut très-prompte, et très-peu de sang s'écoula.

———

1859.

Aujourd'hui, 24 avril 1859, je n'ai pas revu M. Tranchant depuis le jour où je l'opérai, et voici ce qu'il répond à la lettre que je lui écris, sur le modèle de celle que j'écris à tous mes malades, et qui se trouve dans la note de la page 9 :

Paris, le 24 avril 1859.

Mon cher Docteur ,

Je réponds à votre lettre du 20 courant, mais avant de le faire, je m'excuse de n'avoir pas été vous voir depuis si longtemps que vous m'avez rendu à la santé.

J'ai été depuis votre opération toujours bien, sans le moindre ressentiment de mes anciennes souffrances et cela grâce à vous ; je vous remercie donc de tout mon cœur.

Quant aux souffrances que m'a causées votre opération, cela est bien loin de ce que je m'attendais à ressentir, et véritablement ce que j'ai ressenti ne peut pas être appelé une souffrance.

Comme je n'ai jamais pu introduire de bougies, je ne puis bien vous rendre compte de la différence qu'il y a entre la douleur qu'elles causent; mais ce que je puis affirmer, c'est que j'ai infiniment moins souffert pendant que vous m'opériez que pendant le simple essai que j'ai fait, ou que l'on m'a fait pour en introduire.

Croyez-moi, mon cher Docteur, votre bien reconnaissant serviteur,

Tranchant.

117, Quai Valmy.

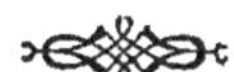

*Étroitesse congénitale du canal. — Rétention d'urine à l'âge de 4 ans. — Rétention complète il y a dix ans. — Soulagement par l'introduction difficile d'une très-petite sonde. — Essai de dilatation par les bougies. — Impossibilité de les supporter. — Fièvres violentes. — Opération dont le malade atteste la bénignité. — **Rétablissement immédiat.** — Persistance du bien-être pendant trois années. — État du malade en mai 1859.*

Le 17 juin 1856, M. Roger, pharmacien à Bar-sur-Seine (Aube), vint me trouver. Il était affecté d'une rétention d'urine datant de fort longtemps, et, sur sa demande, je l'opérai et le guéris le 15 juin suivant. Il repartit pour Bar-sur-Seine deux jours plus tard ; et, d'après la demande que je lui avais adressée, il m'envoya la note suivante, qui fait connaître les différentes phases de sa maladie. Cette note est datée du 19 mai 1857 :

« Monsieur,

« Depuis mon enfance, j'ai toujours eu le canal très-étroit. « A l'âge de quatre ans, une rétention d'urine me mit au lit « pour six semaines. Les douleurs que j'éprouvai étaient si fortes « que j'en conserve encore le souvenir. Depuis, j'ai toujours uriné « difficilement. Tous les régimes que j'ai pu suivre n'ont amené « aucune modification ; comme je n'éprouvais pas de douleurs « bien vives en urinant, je les ai tous cessés.

« Pendant dix ans de ma jeunesse que j'ai passés en Afrique, « j'ai fait quelquefois des excès de vins généreux et de liqueurs, « sans éprouver plus de gêne dans l'émission de mes urines.

« Il y a dix ans, après m'être livré à l'exercice de la pêche, « j'eus une rétention qui me causa des douleurs horribles ; je fus « plus de six heures dans cet état : les lavements, les sangsues, « les fomentations émollientes, les frictions d'huile camphrée « sur la région de la vessie, un bain de plus d'une heure, n'ame-« nèrent aucun soulagement. Après avoir essayé de tout en vain, « mon médecin finit par céder aux sollicitations que je lui faisais

« de me sonder. Vu l'état d'inflammation où se trouvait mon
« canal, il ne parvint à m'introduire une sonde, quoique très-
« petite, qu'avec la plus grande difficulté ; ce qui me soulagea
« immédiatement. Deux ou trois jours de repos me ramenèrent
« à mon état normal.

« A plusieurs reprises, on essaya de m'introduire une sonde et
« de me la faire garder quelques heures, espérant, par ce moyen,
« élargir le canal ; je fus obligé de cesser, car, après trois ou
« quatre jours de ce traitement, j'étais toujours pris d'accès de
« *fièvre très-violents, qui cessaient aussitôt la sonde enlevée.*

« Je pensais après tous ces essais qu'il fallait vivre dans cette
« fâcheuse position, lorsqu'un jeune homme que vous aviez opéré
« me parla de vous avec tant d'éloges que je nourris, dès lors, le
« projet de me mettre entre vos mains. Je fis venir votre livre,
« qui me confirma dans ma résolution. Je dois dire, en passant,
« que toutes les attestations qu'il renferme, quelque flatteuses
« qu'elles soient, sont au-dessous de la vérité, pour la manière
« habile avec laquelle vous opérez ; car, dans l'opération que j'ai
« eue à subir, j'ai éprouvé *moins de douleurs que dans l'intro-*
« *duction des sondes.*

« Depuis cette époque (juin 1856), je jouis d'une santé par-
« faite et puis supporter les plus grandes fatigues sans éprouver
« aucune gêne ; ce que je ne pouvais faire avant. Ensuite, cinq
« ou six fois chaque nuit, j'éprouvais le besoin d'uriner, et l'u-
« rine ne s'échappait que goutte à goutte, ce qui me fatiguait
« beaucoup. Tous ces ennuis ont complétement disparu.

« Si la communication de ma lettre pouvait être utile à déci-
« der les personnes souffrantes de cette infirmité à se confier
« à vos mains habiles, n'hésitez pas, ce serait leur rendre un im-
« mense service.

« Recevez, monsieur le baron, avec l'expression de ma recon-
« naissance, l'assurance de mon estime et de mon sincère dé-
« vouement.

« ROGER, pharmacien.

« Bar-sur-Seine, le 19 mai 1857. »

1859.

Je viens de prier M. Roger de répondre à la lettre contenue dans ma note de la page 9, et voici sa réponse :

Bar-sur-Seine, le 2 mai 1859.

Mon cher Docteur,

Je saisis avec empressement l'occasion de vous témoigner toute ma gratitude, relativement à l'opération que vous m'avez faite, il y a trois ans. Depuis cette époque, je n'ai pas éprouvé la moindre douleur ni la moindre difficulté dans l'émission de mes urines, malgré bien des imprudences que j'ai faites dans l'exercice, souvent immodéré, de la chasse.

Je n'ai pas éprouvé la plus petite douleur dans l'opération que vous m'avez fait subir; et, s'il fallait recommencer, je préférerais cent fois votre opération à l'introduction de la plus petite bougie, car le mode de traitement auquel j'avais eu souvent recours avant vous n'avait jamais amené aucune modification dans mon état de santé.

. Non-seulement je vous autorise à rendre publique ma déclaration, mais encore je vous en prie, persuadé que ce sera rendre un grand service à ceux que mon exemple pourrait déterminer à se soumettre à la même opération.

Recevez, mon cher Docteur, l'expression de toute la reconnaissance de votre tout dévoué,

ROGER,
Pharmacien.

Ce cas est certainement très-remarquable. Il met en saillie l'influence d'un canal naturellement trop étroit, — la présence d'un obstacle à la miction sans cause blennorrhagique, — la croissance impassible de cet obstacle, — la difficulté d'introduire des bougies, — l'impossibilité plus grande de les supporter, — les fièvres qui en sont la suite, — la rétention complète toujours imminente ; — et enfin, en opposition à tout cela, le calme général renaissant et toujours persistant sous l'influence d'une opération courte et bénigne, que le malade déclare spontanément *lui avoir donné moins de douleurs que l'introduction des sondes.*

Quatre blennorrhagies. — Traitement par les injections d'azotate d'argent. — Blennorrhée persistante. — Rétentions complètes répétées. — Incontinences nocturnes. — Opération le 11 août 1857. — **Rétablissement immédiat.** *— Disparition de la blennorrhée. — État du malade en mai 1859.*

Le 9 juillet 1847, M. Pailhol, capitaine en retraite, à Vincennes, rue Montreuil, n° 84, me fut envoyé par M. Dessaux, que j'avais opéré quelques années avant (voir l'observation, page 218). M. Pailhol était atteint d'une rétention d'urine presque complète; mais, ne pouvant disposer d'assez de temps pour procéder à une opération qui me paraissait présenter quelques difficultés, je remis à la faire au lendemain, 10 juillet. Je rencontrai un canal très-épaissi, et défendu par des valvules fibreuses et innombrables placées au-devant d'une partie plus profonde, qui présentait un pertuis filiforme de 3 à 4 centimètres de longueur. Il y avait impossibilité de faire passer la moindre bougie, dont la pointe allait se fourvoyer dans les valvulettes fibreuses. Je dus donc faire disparaître ces valvulettes. Je reconnus alors le pertuis, et je remis à quelque temps la fin de l'opération, me réservant de constater l'effet de la première modification que j'avais imprimée à l'organe.

Effectivement, M. Pailhol urina, dès lors, avec plus de facilité, par un très-petit jet filiforme, à la vérité, mais suffisant pour lui permettre de vider sa vessie, ce qu'il n'avait pas fait depuis longtemps, et ce qui le satisfit beaucoup.

Les choses étant remises dans un état plus favorable, et M. Pailhol ayant repris des forces, par suite particulièrement du sommeil qui lui fut rendu, je procédai à l'opération principale, et je convertis le pertuis fibreux en un canal suffisant. Je fis cette opération le 11 août 1857, et je laissai M. Pailhol retourner immédiatement chez lui, à Vincennes.

Plus d'une année après, je lui demandai de m'envoyer l'histoire de sa maladie, et il m'adressa la lettre suivante :

« Monsieur le Baron,

« Vous désirez que je vous raconte les diverses phases de la « maladie de laquelle vous m'avez délivré; je vais l'essayer.

16

« J'ai eu dans ma vie trois ou quatre écoulements ; tous ont
« été traités par des tisanes, baume de copahu et injections au
« nitrate d'argent. Il m'était resté un léger suintement qui appa-
« raissait de temps à autre et qui tachait mon linge ; peu à peu
« le jet de mes urines diminua, et je n'y faisais pas grande atten-
« tion, attachant cela à l'âge.

« Au mois de juin 1851, je fus pris d'une rétention, au point
« de ne plus pouvoir pisser du tout, et qu'il fallut les efforts les
« plus grands pour faire sortir mes urines goutte à goutte. Je fus
« traité par des sangsues au périnée, des bains de siége et des
« tisanes ; cela me soulagea un peu, et je pus pisser, mais par
« un jet très-mince. Cela continua jusqu'en 1852, où je fus en-
« core pris d'une rétention, et que je traitai de la même ma-
« nière ; depuis cette époque, il y a eu des intermittences, mais
« pissant toujours avec beaucoup de difficulté, et des envies
« d'uriner telles que je ne pouvais plus sortir de chez moi ; la
« nuit j'étais obligé de me lever douze à quinze fois, et mes uri-
« nes s'épanchaient dans mon lit goutte à goutte ; enfin, je ne
« pouvais reposer un moment.

« Ayant lu dans les journaux l'annonce de votre ouvrage sur
« la guérison immédiate des maladies des voies urinaires, j'ache-
« tai cet ouvrage, et j'y vis toutes les cures merveilleuses que
« vous avez faites. Je fus vous trouver le 6 juillet 1857 ; vous
« m'aviez donné rendez-vous pour le 10, et, après une opération
« qui n'a duré que très-peu de temps, et incroyable, quant à la
« douleur ressentie, car elle fut insignifiante, je pissai immédia-
« tement d'un jet continu. Vous m'avez retouché un mois après ;
« depuis cette époque je continue à bien pisser d'un jet gros et
« roide, et n'ai plus de ces envies fréquentes ; je reste trois à six
« heures sans éprouver de besoin. J'ai 59 ans, je me porte très-
« bien, et très-heureux d'être débarrassé de cette cruelle ma-
« ladie.

« Veuillez, monsieur le Baron, recevoir mes remercîments et
« l'assurance de mon éternelle reconnaissance.

« PAILHOL,
« Capitaine en retraite. »

Rue de Montreuil, 84, à Vincennes.

1859.

Voici la réponse que M. Pailhol fait à mes trois questions de la note de la page 9, et qui fait connaître l'état dans lequel il se trouve au moment où je publie cette deuxième édition :

Vincennes, 6 mai 1859.

Mon cher Docteur,

Pour répondre à votre lettre et aux trois questions que vous me posez, je vous dirai avec plaisir d'abord :

1° Que je suis rajeuni; je pisse largement sans la moindre sensation; enfin, sous le rapport de la miction j'ai vingt ans.

2° Votre opération ne ferait pas se plaindre un enfant de dix ans, et, outre que la sensation est très-peu forte, elle dure si peu, qu'elle serait supportable si elle était vive.

3° Je n'ai jamais mis de bougie, et bien m'en a pris, car je ne sais jusqu'à quel point je me trouverais si je ne m'étais pas mis dans vos mains tel que la nature m'avait rendu malade.

Vous voyez par ces mots que j'ai pris connaissance de votre introduction à votre deuxième édition, de laquelle vous avez bien voulu m'envoyer les épreuves.

Veuillez, mon cher Docteur, recevoir de nouveau mes remercîments sincères et l'assurance de mon éternelle reconnaissance,

PAILHOL,
Capitaine en retraite

Rue de Montreuil, 84, à Vincennes.

*Blennorrhagie unique. — Petite tumeur sur l'urètre ayant précédé cette blennorrhagie et indiquant cependant un endroit rétréci. — Rétention complète dont le point de départ précédait la blennorrhagie. — Traitement par les bougies. — Dilatation excessive par les bougies à demeure en peu de temps. — Abcès dans le canal s'ouvrant dans l'anus. — Retour du rétrécissement en un mois. — Le malade urine goutte à goutte. — J'opère. — **Rétablissement immédiat.** — Bien-être depuis quatre années. — Lettre du malade constatant son état actuel en 1859.*

M. Lépicier, bijoutier en argent, 36 ans, a contracté une blennorrhagie à l'âge de 20 ans; elle a duré quatre mois, bien qu'ayant été traitée à l'hospice du Midi par M. Puche. Pendant son traitement, M. Lépicier fit remarquer à M. Puche une petite grosseur dans l'urètre, petite grosseur que M. Lépicier avait découverte parce qu'il éprouvait avant sa blennorrhagie une douleur à cette place lorsqu'il exécutait la miction. M. Puche dit au malade que ce n'était rien, et celui-ci garda sa grosseur jusqu'à ce que, étant à la promenade, et pris d'une envie d'uriner, M. Lépicier eut une rétention à peu près complète; les urines ne sortaient que goutte à goutte. Cependant il ne s'était pas aperçu, avant, de la diminution de son jet, comme cela arrive souvent.

Son médecin, appelé, lui dit de prendre des tisanes rafraîchissantes, et remit à quelque temps le cathétérisme, qui fut pratiqué au moyen d'une petite sonde de gomme que l'on mit à demeure et que l'on augmenta successivement. Parvenu au diamètre de 7 millimètres, cette sonde, qu'on avait laissée à demeure, produisit un abcès dans le canal, qui s'ouvrit dans l'anus (1). Aussitôt, des symptômes graves qui s'étaient montrés cessèrent.

Mais, quelques jours après, il se forma un énorme gonflement au genou, dans les parties externes de l'articulation, et M. Michon dut donner issue à du pus par une incision pratiquée à la partie moyenne de la jambe, vis-à-vis l'angle interne du tibia. Ce mal dura un mois, à peu près.

---

(1) Encore un effet fâcheux des bougies à demeure.

Comme on avait négligé la sonde pendant le traitement du
genou, le canal se rétrécit, bien *qu'un mois* auparavant il reçût
une sonde de 7 millimètres. Au bout d'un mois, il recevait avec
peine une sonde d'un millimètre 1/2 (1).

Le malade resta en cet état jusqu'au 20 août 1855, époque à
laquelle il vint me consulter. Alors il pissait goutte à goutte, et
quelquefois par un filet mou, composé de gouttes qui se suivaient. La rétention complète était imminente.

Le 25 août je l'opérai. La partie rétrécie était composée de
tissus fibreux disposés en anneau épais, anneau derrière lequel
étaient six ou sept valvules fibreuses que je fis disparaître. Cette
partie rétrécie était longue de 2 centimètres 1/2 et était située à
la courbure, dans la partie bulbeuse, et ne dépassait pas le ligament triangulaire. A peu près à cette hauteur, on sentait la petite tumeur annoncée par le malade, et qui paraissait faire corps
avec sa paroi épaissie.

1859.

Voici la réponse de M. Lépicier aux questions contenues dans
la note de la page 9. Cette lettre ne répond qu'à une question ;
mais comme l'observation répond aux deux autres, je la reproduis telle quelle, d'autant plus qu'elle constate, une fois de
plus, un fait que j'ai déjà signalé, à savoir l'obstacle qu'appor-
tent les rétrécissements à la propagation de l'espèce.

Paris, ce 2 mars 1859.

Monsieur le Baron,

*En réponse à vos questions, je vous dirai simplement qu'après avoir
beaucoup souffert d'une rétention d'urine pour laquelle mon médecin me
faisait garder la sonde jour et nuit, il m'est arrivé des irritations à ne*

---

(1) Voilà encore un exemple du peu de temps que dure la dilatation par
les bougies.

pouvoir la retirer; je n'ai pu le faire qu'en prenant des bains de siége; mais alors quelle douleur tout le long du canal!

Après cela il m'est venu un abcès au fondement qui m'a fait souffrir un mois, et cela toujours par les sondes. J'ai eu ensuite, par elles, une fièvre qui dura très-longtemps; de là, une tumeur au genou dont il a fallu endurer l'opération. Enfin, j'ai enduré de très-grandes souffrances, et tout cela sans pouvoir me faire uriner. Je fus vous trouver, il y a bientôt quatre ans au mois d'août prochain, et à ma grande surprise, en moins de cinq minutes j'étais opéré sans souffrance ni douleur qu'une légère sensation, *et, depuis quatre ans, je continue à bien uriner sans aucune difficulté, et puis il faut vous le dire aussi, depuis votre opération voilà deux enfants qui nous sont survenus; si je vous donne tous ces détails, c'est pour que vous puissiez faire publier mon cas.*

J'ai bien l'honneur de vous saluer,

A. Lépicier,

Bijoutier, ci-devant rue Rambuteau, 33,
Actuellement rue Montmorency, 14.

Ce cas est curieux sous le point de vue de la petite tumeur qui précédait la blennorrhagie, qui pouvait faire conclure que cette dernière n'était pas tout à fait la seule cause de l'occlusion subséquente de l'urètre. Il est aussi remarquable et instructif pour éviter de laisser des sondes à demeure dans l'urètre. Il montre aussi avec quelle promptitude les effets de la dilatation disparaissent, et, comparativement, combien le traitement *éclectique immédiat* a des effets permanents.

Après m'avoir écrit la lettre ci-dessus, M. Lépicier est venu me voir; j'ai examiné le canal, qui, comme on l'a vu plus haut, laissait les urines s'écouler librement; mais cependant j'ai profité de l'examen pour lui donner un peu plus d'ampleur.

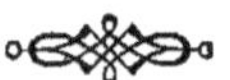

Rétrécissement datant de trente années.—Atonie de la vessie tout à la fois idiopathique et symptomatique. — Dilatation de cet organe par l'urine accumulée. — Incontinences fréquentes dues à cette accumulation et à la mollesse du rétrécissement. — Opération le 24 octobre 1858. — **Rétablissement immédiat**. *— Bien-être depuis six mois. — État du malade en 1859.*

Le 20 octobre 1858, je fus consulté par M. B***, âgé de 70 ans, qui depuis longtemps éprouvait une difficulté extrême à exécuter la miction. Évidemment, cette difficulté provenait d'un rétrécissement de l'urètre. Je donnai jour à ce malade pour le 24 ; je l'opérai et je le guéris. Son rétrécissement était de nature molle et vasculaire, et se trouvait à la courbure de l'urètre ; il avait 2 à 3 centimètres de longueur.

Comme ce malade avait pour médecin ordinaire M. le Dr Philipeaux, qui lui donna quelques soins après mon opération, et que j'avais déjà opéré avec succès un de nos confrères que M. Philipeaux m'avait recommandé (voir l'observation, p. 263), je priai ce dernier de vouloir bien consacrer, par son témoignage, le fait que je rapporte maintenant.

Voici la relation de M. Philipeaux :

« Mon cher et honoré confrère,

« Je vous fais passer, comme vous me l'avez demandé, l'ob-« servation écrite brièvement et au courant de la plume de « M. B***, mon client, et que vous avez débarrassé, immédiate-« ment, d'un rétrécissement de l'urètre datant de trente années. « C'est le deuxième succès de ce genre que vous obtenez sous « mes yeux, et je vous en fais mon sincère compliment.

« M. B***, rentier, âgé de 70 ans, né à Rouen, demeurant à « Paris depuis plus de quinze années, d'un tempérament bilieux, « d'une constitution robuste, a toujours vécu dans l'aisance. Il « n'a jamais eu que quelques indispositions légères générales. Les « plus sérieuses ont été dues à l'infirmité de laquelle vous l'avez « débarrassé en quelques minutes. Notre malade cependant n'a « jamais eu de rétention d'urine complète ; mais, comme tous

« les individus affectés d'un rétrécissement, il dit que, lorsqu'il
« dînait en ville, il était fortement gêné par l'accumulation de
« l'urine dans la vessie, qui le forçait à sortir à chaque instant pour
« satisfaire le besoin d'uriner, et pour empêcher peut-être la ré-
« tention d'urine d'arriver. Quand le malade ne pouvait satis-
« faire instantanément ce besoin, il dit que l'urine coulait goutte
« à goutte dans les vêtements ; il dit encore que le besoin était
« de temps en temps tellement incessant que, s'il n'était pas dé-
« rangé, il restait pendant des quarts d'heure à le satisfaire, et
« encore, vingt minutes après, il se trouvait de nouveau repris
« du même besoin jusqu'à ce que l'état normal se fût réta-
« bli (1) ; enfin, lorsque notre malade ne pouvait pas, pour une
« cause quelconque, satisfaire complétement son besoin, il
« était pris de vives douleurs dans les régions de la vessie, du
« périnée, des reins, et surtout d'une vive démangeaison au
« gland (2).

« M. B***, en 1850, avait été soigné par un chirurgien remar-
« quable de Rouen, M. Flaubert, lequel l'avait déjà soigné bien
« des fois ; ce chirurgien avait même cherché à vaincre, mais
« sans succès, son rétrécissement, soit par la dilatation, soit par
« la cautérisation au nitrate d'argent. Ce chirurgien avait même
« engagé notre malade à avoir, comme précaution, toujours chez
« lui, des sondes ainsi que des bougies de différentes grosseurs,

---

(1) Je conseille aux rétrécis de ne pas en arriver à cet état, car la vessie
distendue perd son ressort et revient difficilement sur elle-même. Cette rédaction de M. le docteur Philipeaux peint très-bien l'anxiété du rétréci.
Que l'on remarque ces derniers mots : *jusqu'à ce que l'état normal se fût
rétabli*. Cela signifie que la vessie d'un rétréci a des états de *crise*, ce qui
n'est pas étonnant dans un organe *à action alternative*. Or, l'action alternative des organes est un riche sujet à étudier ; à le bien prendre, tous
les organes ont une action alternative ; je parle ici des organes qui ont
cette propriété au plus haut degré.

(2) Je recommande de faire attention à cette démangeaison du gland.
Elle est le signe de toute stimulation dans l'intérieur de la vessie. C'est
l'indice que la nature a donné à l'homme pour l'avertir de la nécessité de
satisfaire à l'une de nos principales fonctions d'élimination. Sous ce point
de vue, la *démangeaison au gland* est un signe tout à fait physiologique.
Ainsi donc, que l'on se méfie de toute *démangeaison au gland* éprouvée
en dehors du besoin de la miction.

« et même de porter toujours sur lui une sonde de petit calibre
« dans la crainte qu'un jour il lui arrivât de ne pouvoir uriner ;
« il lui conseilla même de l'introduire de temps en temps dans
« l'urètre.

« Le 26 décembre 1858, M. B*** alla vous trouver à midi, et
« il en sortit à midi et demi, après avoir été soumis à votre opé-
« ration du rétablissement immédiat du canal de l'urètre, et cela
« sans qu'il ait éprouvé de douleurs, assure-t-il. Le même jour,
« 26 décembre, j'allai le voir sur les neuf heures du soir. Il avait
« perdu du sang par l'urètre, mais, lorsque j'arrivai, cela venait
« de s'arrêter. Je me contentai de prescrire quelques boissons
« froides et le repos. Le lendemain, je le revis, et le trouvai en
« bonne santé, et l'hémorragie n'avait pas reparu.

« Depuis cette époque, c'est-à-dire depuis plus de six mois,
« notre malade n'a jamais rien ressenti du côté de l'urètre, et les
« urines coulent parfaitement bien.

« La vie, les habitudes, ainsi que le moral, sont rentrés dans
« leur état ordinaire, et maintenant toutes les fois que notre
« malade dîne en ville, quoique âgé de 70 ans, il peut rester à
« table pendant des heures entières sans éprouver le moindre
« besoin d'uriner.

« Enfin, mon cher confrère, notre client me dit, toutes les fois
« qu'il me voit, qu'il ne peut pas songer à son passé sans éprou-
« ver une grande joie du changement complet qui s'est opéré en
« lui depuis votre opération, et il se demande comment il a pu
« vivre pendant trente années avec une telle infirmité, lorsque
« aujourd'hui, c'est-à-dire depuis six mois que vous l'avez opéré,
« il se sent comme s'il n'avait jamais eu de rétrécissement de
« l'urètre.

« Philipeaux, D. M. P. »

Ce cas que M. le Dr Philipeaux a bien voulu prendre la peine
de rédiger avec tant de détails, est fort remarquable sous le
point de vue du prompt retour de la vessie à son état de contraction normale, après avoir été distendue si longtemps par l'accumulation des urines. Il est vraiment surprenant qu'à l'âge de 70
ans ce phénomène se présente si tranché. Chez les personnes
moins âgées, cela arrive quelquefois d'une manière aussi nette,

mais il s'en faut que cela soit toujours ainsi. Lorsqu'on traite par les bougies ou par des dilatations successives, on fait pissoter les malades pendant un temps fort long avant de la dilater tout à fait ; la vessie reçoit une espèce d'éducation pour revenir à sa contraction naturelle (quand elle y revient) ; mais lorsqu'on rétablit *immédiatement* le calibre du canal dans son entier, il n'en est pas de même, le retour vers une contraction normale est dû à la vessie, qui se contracte tous les jours de plus en plus et finit par se vider complétement.

Il est des malades qui ont la disposition contraire, dans le cas de rétablissement immédiat du calibre entier ; c'est qu'ils vident leur vessie trop vite, et que les parois, qui ont été si longtemps sans se trouver en contact, y entrent subitement, et quelquefois avec assez de force pour que le malade en ressente une vive sensation. Mais cette sensation reste inconnue dans son essence au malade, qui l'attribue à ce qui vient d'être fait dans son urètre.

Il est encore un fait important à remarquer chez M. B***, c'est qu'il eut des rétentions d'urine longtemps avant que le canal fût fermé : c'est que, chez lui, la vessie fut frappée d'atonie avant, et indépendamment du rétrécissement. Il y a des malades atteints simplement d'atonie de la vessie, M. B*** a été de ceux-là. Le rétrécissement est venu ajouter à sa cause d'atonie, et l'organe avait contracté d'autant plus l'habitude de se distendre. De là, les incontinences si fréquentes... par regorgement.

1859.

Voici la lettre que M. B*** m'écrit en réponse aux trois questions de la note de la page 9 :

Paris, ce 22 juin 1859.

Mon cher Baron,

En réponse à votre petit billet, je vous dirai que je me trouve bien, que votre opération ne m'a pas fait souffrir et que les bougies, qui ne m'ont pas guéri, ont été pour moi une cause de douleurs et qui se sont renouve-.lées chaque fois qu'il en a fallu introduire.

Tout à vous de cœur,
J. B.

Plusieurs blennorrhagies.—La dernière, contractée en 1823, résiste quoique vigoureusement traitée. — Apparition du rétrécissement immédiatement après. — Le malade me consulte en 1833. — Je le renvoie à Pasquier. — Traitement par la cautérisation et la dilatation pendant trois mois. — Douleurs prolongées pendant trois autres mois. —Retour de la maladie. — J'opère le 10 avril 1858. — **Rétablissement immédiat.** *— État du malade en mai 1859.*

Le 3 avril 1858, M. Dentel, ancien militaire et surveillant au palais de Meudon, qui m'avait autrefois consulté, vint me trouver dans un état de rétention presque complète, état qui durait depuis longtemps, et qui causait au malade, en sus des désordres locaux, des désordres généraux qui compromettaient son existence. Je l'opérai le 10 avril 1858, je le guéris, et quelque temps après je lui demandai de me faire connaître les différentes particularités qui avaient trait à sa maladie.

Voici sa narration :

« J'ai 66 ans; j'ai servi trente et un ans dans l'artillerie à cheval.
« J'ai eu dans ma jeunesse plusieurs blennorrhagies ; la dernière
« est de 1823. Elle fut très-longtemps à être guérie, quoique je
« la fis traiter militairement, au Gros-Caillou, par M. Poisson.
« Depuis cette époque, 1823, je fus rétréci d'une manière sup-
« portable ; mais, bientôt, j'en vins à ne plus pisser que de la
« grosseur d'un fil. Je vous consultai en 1833, lorsque vous
« vîntes d'Angleterre et que vous habitiez Paris. Vous examinâ-
« tes mon canal et vous constatâtes un rétrécissement; mais
« comme vous deviez repartir pour les pays étrangers, vous me
« recommandâtes à M. Pasquier, qui me traita.

« Je restai trois mois en traitement, pendant lesquels je fus
« cautérisé trois fois, et je me soumis à l'emploi des bougies. Ce
« traitement fut très-douloureux, et je me ressentis trois mois
« après de la cuisson excessive que me causa la cautérisation.
« Cela me fit six mois de souffrances. Mon jet d'urine ne fut pas
« beaucoup accru, mais je reculai devant un traitement à faire
« à nouveau, le premier m'ayant été trop pénible à supporter.

« Je restai dans cet état de *mal pissant* jusqu'en 1852, époque
« à laquelle je repassai à l'état de rétréci gros comme un fil et
« goutte à goutte; enfin j'en arrivai à la rétention complète, et,
« apprenant que vous veniez de publier un ouvrage sur le traite-
« ment des rétrécissements de l'urètre, je vins vous voir, vous
« m'opérâtes, et, à ma grande surprise, vingt-quatre heures après,
« j'urinais parfaitement bien, et j'ai continué à le faire jusqu'à
« présent. »

L'occlusion du canal chez M. Dentel était due à des brides enchevêtrées, qui empêchaient qu'aucune bougie pût pénétrer.
Ces brides, plutôt fibreuses que fongueuses, étaient peu sensi-
bles, et elles disparurent avec facilité et sans causer de douleur
au malade. Ces brides, que l'instrument faisait vibrer tant elles
étaient sèches, s'étendaient dans l'espace de 7 à 10 centimètres
de profondeur. Après ces brides, je rencontrai un espace libre
qui me permit de pénétrer jusqu'à un centimètre du ligament
triangulaire. Là, je rencontrai un pertuis qui laissait passer un
instrument d'un millimètre de diamètre. Je donnai 6 millimètres de calibre à ce point et l'opération fut terminée.

1859.

Voici la réponse de M. Dentel aux trois questions de la note de
la page 9 :

Palais de Meudon, le 14 mai 1859.

Monsieur,

*Permettez-moi de vous renouveler mes remercîments au sujet du
traitement que vous m'avez fait. Je porte à votre connaissance, en réponse
à la lettre que vous m'avez adressée :*

1° Que je me trouve parfaitement guéri, et cela en peu de temps;

2° Que j'ai peu souffert par l'opération que vous m'avez faite;

*3° Que j'affirme que le traitement par la bougie est supérieur sous
le rapport de la douleur, qui est presque nulle par votre opération.*

*Veuillez agréer, monsieur, mes remercîments sincères et l'assurance de
mes sentiments respectueux,*

DENTEL,

Surveillant au palais de Meudon, y demeurant.

32 *ans.* — *Une blennorrhagie.* — *Injections styptiques.* — *La blennorrhagie revient à intervalles.* — *Douleur au gland.* — *Retour journalier de
ces douleurs à heure fixe.* — *Le rétrécissement se caractérise en 1853.*
— *Pincement au bout de la verge pendant la marche.* — *Arrêt subit du
jet de l'urine.* — *Ces signes sont indicatifs de la pierre.* — *J'opère le
11 octobre 1853.* — *Je guéris du même coup le malade de son rétrécissement et de la pierre.* — *Bien-être persistant depuis six années.* —
Lettre du malade faisant connaître son état en mai 1859.

Le 3 octobre 1853, M. Geoffroy, demeurant rue du Bouloi,
cour des Fermes, âgé de 32 ans, m'a été adressé par M. France,
pharmacien, rue Saint-Louis. Voici les détails que ce malade,
qui était dans un état de rétention presque complète, me donna :

« En 1847, j'ai eu une blennorrhagie qui a duré pendant un
« mois, et qui s'est passée par l'usage des injections. Trois mois
« après, un très-petit écoulement a reparu, et, en même temps,
« j'ai ressenti de vives douleurs dans le gland qui duraient pen-
« dant une heure, et qui revenaient périodiquement tous les
« soirs. L'intervalle qui séparait ces douleurs était entièrement
« calme, à moins toutefois que je ne prisse quelque chose d'ex-
« citant. Alors j'avais deux douleurs par jour, et cette douleur
« supplémentaire me venait immédiatement ou presque immé-
« diatement après mon écart de régime.

« Je restai dans cet état pendant huit mois. Cela a résisté aux
« pilules de copahu, de cubèbe, mais cela cédait à une injection
« dans l'urètre, dont je ne sais pas la composition, et qui m'a
« été donnée par M. France, pharmacien. Je crois que c'était
« un astringent végétal.

« De 1848 à 1853, j'ai eu plusieurs reprises de cet écoulement
« et de ces douleurs, et toujours à l'issue de dîners. Chaque fois
« j'ai eu recours à mon injection qui arrêtait les symptômes.

« Pendant tout ce temps-là, je ne me suis pas aperçu de dimi-
« nution dans le jet de mes urines, mais c'est seulement parce
« que je n'y faisais pas attention ; car, au commencement de
« cette année (1853), je fus frappé du petit calibre du jet de mes

« urines, et aussi de la persistance de mes douleurs, que je ne
« pus faire passer, même avec l'injection à laquelle je devais le
« calme que je me procurais après chacun de mes accès anté-
« rieurs. Je remarquai aussi que mes urines étaient glaireuses.
« Je vins vous voir, il y a un mois, et vous me prescrivîtes un
« traitement qui fit disparaître ces symptômes, que vous me dites
« résulter d'une légère inflammation de la vessie.

« Maintenant voici mon état : toujours *douleur au méat uri-*
« *naire et un pincement à cet endroit lorsque je marche.* Presque
« tous les soirs sur les six heures, avant l'heure du dîner, ces
« douleurs me prennent plus vivement et me durent presque
« toute la soirée ; le jet de mes urines est mince comme un fil,
« saccadé, et dans mes crises du soir il y a rétention complète
« ou presque complète. Lorsque mon jet est un peu plus fort
« qu'à l'ordinaire, *il s'arrête, comme si une porte et une trappe*
« fermaient le col de la vessie. Ces arrêts sont accompagnés d'une
« douleur très-vive, que, quelquefois, j'ai beaucoup de peine à
« supporter (1). »

Évidemment, j'avais affaire à un malade qui était en même
temps rétréci et pierreux. Malgré son état de délabrement et la
faiblesse de constitution de M. Geoffroy, je vis qu'il s'agissait de sa
vie, et je me décidai à le guérir, si je le pouvais, des deux maladies en même temps. Je procédai à cette opération le 11 octobre
1853. Je trouvai un rétrécissement fibreux, très-étroit, admettant serrée une bougie fine de 1 millimètre 1/2. Je le fis disparaître. Il commençait à 10 centimètres du méat et finissait à 12.

Le canal élargi, je procédai de suite à l'examen de la vessie,
dans laquelle je trouvai des incrustations de *triples phosphates,*
déposées sur le col de l'organe, et, dans la vessie, une pierre ar-
rondie, lourde, de 6 centimètres, à peu près, de circonférence.
J'en fis incontinent l'extraction immédiate au moyen de mon

---

(1) On lira avec fruit le travail que je viens de publier, et qui est intitulé, *De l'ART de broyer les pierres dans la vessie humaine démontré par
de nombreuses figures, suivi d'une instruction pour reconnaître la maladie de la pierre et ses degrés sans avoir recours à la sonde.*

Lorsqu'on aura lu ce travail on pourra facilement se rendre compte des
symptômes ressentis par M. Geoffroy.

perçuteur à cuillers et à marteau, et je renvoyai le malade chez lui.

Le 19 octobre suivant, je procédai à un examen. Je trouvai le canal aussi large que le jour même où je lui rendis son calibre ; je fis l'extraction de quelques dépôts lithiques qui adhéraient encore au col, et, depuis ce temps-là, M. Geoffroy jouit d'une parfaite santé.

1859.

Voici la lettre que M. Geoffroy m'adresse en réponse à mes trois questions de la note de la page 9 :

Montmartre, le 2 mai 1859.

Mon bien cher Docteur,

Je m'empresse de répondre aux questions que vous m'adressez.

Lorsque je fus vous consulter vers la fin de 1854, j'étais affligé d'un rétrécissement de l'urètre qui remontait déjà à plusieurs années et j'accusais tous les symptômes caractéristiques de la pierre.

Vous m'avez opéré du rétrécissement d'une façon véritablement immé-diate, et cela d'une façon si complète, qu'immédiatement après, dans la même séance, vous avez pu procéder à l'introduction de l'instrument né-cessaire pour extraire les calculs, instrument d'un volume considérable, si on le compare à la petite bougie qui quelques jours avant buttait con-tre le rétrécissement et en faisait connaître la place. Cet instrument a pu être introduit sans difficultés 7 ou 8 fois de suite ; tout cela a été accom-pli dans une séance d'une heure environ ; j'ai perdu une ou deux gouttes de sang, et n'ai ressenti qu'une douleur très-supportable, bien inférieure aux craintes que j'avais conçues par avance ; l'opération a été accomplie dans votre cabinet, sans assistance d'aucun aide, et j'ai pu regagner mon domicile en voiture dans un état relativement fort calme.

Je dois ajouter pour répondre à une de vos questions que vous ne m'avez introduit avant l'opération qu'une seule bougie qui vous a servi à constater le rétrécissement.

Quant à l'état actuel du canal, il est aujourd'hui ce qu'il était le len-demain de l'opération, je puis vous l'affirmer et voici pourquoi : vous sa-vez que j'avais avant votre opération un catarrhe vésical entêté à ce point qu'il a résisté jusqu'à présent à toutes les médications possibles ; or, cha-

*que fois qu'un spasme nerveux me fait éprouver des difficultés à opérer
la miction, je vérifie l'état du canal et j'introduis facilement, malgré ma
maladresse, une sonde en caoutchouc du même numéro qu'il y a cinq ans.*

*Voilà je pense ce que vous désiriez savoir; si vous avez besoin d'autres
renseignements ne vous faites pas faute de vous adresser à moi, je serai
toujours empressé de vous répondre.*

*Agréez les sentiments de profonde gratitude de votre bien dévoué ser-
viteur,*

GEOFFROY.

Cité Véron, 11.

Ce cas se fait remarquer sous plusieurs points de vue. D'abord,
la faible constitution du malade ; son état maladif habituel ; les
grandes douleurs que lui faisait éprouver sa double affection ;
la petitesse naturelle d'un urètre duquel je devais faire disparaître la grande étroitesse maladive ; la nécessité de procéder
à *l'extraction immédiate* de la pierre, pour ne pas compliquer
davantage toutes ces circonstances défavorables de la présence
des fragments et de la nécessité de l'extraction ultérieure. Eh
bien, toutes ces difficultés furent surmontées avec bonheur,
grâce surtout à l'énergie, à la confiance et à la bonne humeur
spirituelle du malade. Qu'il soit dit en passant que, lorsqu'un
malade se présente au chirurgien dans des circonstances morales
aussi favorables, il double l'adresse, la confiance et l'intelligence
de celui qui opère. Avis aux méticuleux et aux craintifs.

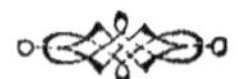

*Antécédents fâcheux du côté de la poitrine. — Eczéma aux oreilles. — Apparition d'accidents du côté de la vessie. — Disparition correspondante de l'eczéma des oreilles. — Crainte de la maladie de la pierre. — Examen. — Constatation du rétrécissement de l'urètre. — Traitement pendant dix années par les bougies et les sondes d'étain. — Ces moyens deviennent insupportables. — L'évacuation des urines ne se fait plus que goutte à goutte. — J'opère sur l'invitation de son parent. — **Guérison immédiate et radicale.** — Disparition des autres symptômes des désordres de la vessie qui duraient depuis si longtemps, malgré un état cancéreux de l'estomac.*

Le 25 août 1855, mon confrère M. le Dr Gillet de Grandmont m'amena M. Dupras, l'un de ses parents, qui depuis longtemps souffrait d'une rétention d'urine ; je l'opérai et le guéris de cette infirmité le 30 du même mois, bien que ce malade ne me semblât pas dans des conditions très-favorables sous le rapport de la santé générale.

J'ai demandé à mon confrère de vouloir bien me donner la note relative à son parent, duquel je n'ai pas eu de nouvelles depuis son opération, et voici sa réponse :

Paris, ce 25 avril 1859.

« Mon très-cher confrère,

« Voici les notes que vous m'avez demandées sur votre malade, M. Dupras, principal du collége de Laon (Aisne).

« M. Dupras, d'une bonne constitution apparente, grand et « fort, avait été atteint, à l'âge de 24 ou 25 ans, d'une gangrène « localisée du poumon gauche qui mit longtemps sa vie en danger ; mais la jeunesse et les bons soins finirent par triompher « de cette rare et cruelle affection, qui le laissa depuis toussant « et expectorant, de façon à faire redouter une affection pulmonaire.

« M. Dupras, quoique toussant toujours, est ainsi arrivé jusqu'à l'âge de 38 ans, affecté seulement d'un eczéma aux

17

« oreilles, qui avait déformé les conduits auditifs externes et
« modifié les pavillons de l'oreille. Frappé d'une surdité pré-
« coce, il se confia aux soins du Dr Deleau, sans résultats avan-
« tageux.

« Bientôt M. Dupras, qui était exempt de tout antécédent fâ-
« cheux de la vessie, ressentit à cet organe une douleur qui se
« faisait sentir surtout pendant la nuit. Cette douleur partait du
« pubis, gagnait le creux de l'estomac, s'étendait à la colonne
« vertébrale jusque dans la région des reins ; dès ce moment il
« fut sujet à des alternatives de constipation et de diàrrhées ;
« puis il remarqua que ses urines déposaient une matière blan-
« che, épaisse, contenant des pellicules ; que sa miction était
« moins facile, et qu'enfin les dartres des oreilles avaient presque
« disparu. Cette coïncidence, les souvenirs que son père était
« mort d'une affection calculeuse de la vessie, le décidèrent à
« venir consulter à Paris.

« M. le Dr Rayer trouva qu'il y avait entre l'affection de la peau
« et la maladie de la vessie une analogie complète. Un régime
« convenable, des dépuratifs, des amers, des bains simples et
« composés, des eaux sulfureuses, améliorèrent l'état de la vessie ;
« le catarrhe disparut, mais les douleurs nocturnes persistèrent.
« Bientôt, il survint une difficulté croissante d'uriner, qui fut pré-
« cédée d'un écoulement muqueux ; l'idée de la pierre revint à
« l'esprit du malade. De nouveau il consulte divers médecins
« spéciaux ; aucun ne trouve de pierre ; mais tous constatèrent
« un rétrécissement très-étendu, et conseillèrent l'emploi des
« sondes graduées pendant plusieurs années, dix ou douze ans
« au moins. M. Dupras apprit à se les mettre lui-même, et sur-
« tout à s'introduire des sondes d'étain de grosseurs graduées.
« Bientôt ces sondes devinrent d'une introduction de plus en plus
« douloureuse et de plus en plus difficile ; l'urine ne s'écoulait
« plus qu'avec beaucoup de souffrances par un petit jet bifur-
« qué, quelquefois goutte à goutte. Malgré des précautions infi-
« nies, les souffrances de M. Dupras étant devenues plus vives,
« il se détermina à vous consulter.

« Par un premier examen qui ne fut pas douloureux, votre
« opinion était fixée, et trois jours après, par une opération d'une
« durée de quelques minutes, et que le malade annonce être à

« peine plus cuisante que l'examen, il put immédiatement rendre
« son urine avec facilité. Après quelques jours de repos à Paris,
« pendant lesquels il ne se montra pas de fièvre, il pouvait, huit
« jours après son opération, ouvrir la chasse dans le département
« qu'il habitait ; depuis cette époque, il ne se plaignit plus de la
« vessie, mais la maladie de l'estomac se déclara l'année sui-
« vante, avança avec une désolante persistance, et près de trois
« ans après votre opération il succomba, à l'âge de 53 ans, à une
« perforation cancéreuse de l'estomac, au grand regret de sa fa-
« mille.

« GILLET DE GRANDMONT. »

Docteur de la Faculté de Médecine de Paris.

Ce cas est rendu remarquable par les circonstances défavorables dans lesquelles j'opérai, par la promptitude du succès, par
la disparition de tous les symptômes qui indiquaient depuis si
longtemps une altération profonde de la vessie, et enfin par cette
circonstance que l'estomac cancéreux resta silencieux pendant et
après l'opération.

Ce cas est, du reste, un exemple de la guérison RADICALE, puisque cette guérison a persisté pendant toute la vie du malade.

Blennorrhagie en 1831. — Elle se guérit assez promptement. — Répétitions de cette blennorrhagie. — Diminution subite du jet de l'urine. — L'abstinence de femmes ne rend pas de volume au jet. — Rétention complète par suite du froid. — Essai des bougies filiformes. — Impossibilité de les introduire. — Opération le 11 avril 1855. — Je retouche le 6 décembre 1856. — Rétablissement du cours des urines. — État du malade en 1859.

M. Victor Lepage, fabricant de bois de fauteuils, rue de la Roquette, 5, a contracté, en 1831, une blennorrhagie, qui, traitée par les antiphlogistiques et le cubèbe, se passa assez vite, mais qui eut quelques réapparitions de temps en temps. Le malade n'opposa à ces blennorrhagies à répétition aucun traitement ; elles disparaissaient seules.

Au mois de juin 1849, M. Lepage vit le jet de ses urines *subitement* diminuer à un degré considérable à la suite d'un travail forcé. Le malade se sevra immédiatement de tout contact sexuel pendant deux années pour voir si le jet de ses urines se rétablirait ; mais ce fut sans succès.

Au commencement de 1851, après s'être exposé au froid dans un chantier, M. Lepage fut pris d'une rétention complète. Il appela M. Troncin, rue d'Angoulême, qui le mit à l'usage des cataplasmes placés sur le périnée et sur l'urètre, et d'un sirop particulier, en lui promettant un jet gros comme le petit doigt. Après en avoir pris une quarantaine de demi-bouteilles, la rétention complète cessa, mais le jet resta filiforme, et les envies d'uriner s'accrurent en proportion de l'action diurétique du sirop et des boissons.

Le 10 février 1855 une nouvelle rétention complète se manifesta, ce qui engagea M. Lepage à appeler M. le Dr Roussin, qui parvint à introduire une petite bougie d'un millimètre dans le commencement du rétrécissement sans pouvoir passer outre. Cela procura cependant au malade la faculté de rendre ses urines par son petit filet habituel ; mais il fallut recommencer sans plus de succès.

Le 10 mars 1855 M. Lepage me fut envoyé par un malade

que j'avais opéré et guéri quelque temps auparavant, M. Lénard ; mais, malade moi-même, je fus forcé de remettre l'opération.

Le 4 avril M. Lepage vient me voir. Il urinait très-fréquemment, et les envies d'uriner demandaient à être satisfaites sur-le-champ ; la quantité qui s'écoulait chaque fois, et goutte à goutte, serait contenue dans un œuf. Une douleur dans l'hypogastre et dans les aines se fait habituellement sentir. Le malade se trouve ordinairement en proie aux angoisses de la rétention complète.

J'opérai immédiatement ; mais je trouvai presque à l'entrée de l'urètre une si grande quantité de filaments fibreux enchevêtrés que je dus n'en faire disparaître que dans l'espace de 3 centimètres, à peu près. Cela fait, je pénétrai presque immédiatement dans une portion de canal libre, et j'arrivai ainsi à une profondeur de 16 centimètres. Là, je fus arrêté par d'autres lacis fibreux. Je laissai là l'opération, après avoir tenté d'introduire une bougie très-mince ; mais elle ne pénétra pas davantage que celle avec laquelle je commençai à explorer le canal.

Cependant, voulant savoir si cette partie profonde qui arrêtait mes instruments était la cause de la rétention, je laissai le malade à lui-même.

Les urines, dès lors, coulèrent avec facilité, par un jet petit à la vérité, mais qui se faisait sans effort. La vessie se vida, les anxiétés cessèrent, et enfin le malade revint à un état de tranquillité qu'il ne connaissait pas depuis longtemps.

Le 6 décembre 1856 je m'occupai de rendre le reste du canal libre, après avoir acquis la certitude que la partie profonde de l'urètre, bien que fortement embarrassée des lamelles fibreuses, n'était pas la cause de la rétention complète. L'urine coulait entre ces lamelles fibreuses.

Depuis ce temps M. Lepage se porte bien et urine avec facilité.

1859.

Je joins ici la lettre de M. Lepage en réponse aux trois questions de la note de la page 9 :

Paris, 29 mai 1859.

Monsieur le Baron,

Je réponds aux questions que vous me demandez.

1° Comment je me trouve maintenant sous le rapport de la miction?
Je vous dirai que je me trouve très-bien.

2° Si j'ai beaucoup souffert par l'opération que vous m'avez faite?
Je n'ai pas plus souffert pendant votre opération que quand je voulais uriner et que je ne le pouvais pas.

3° Ce que je pense de l'usage des bougies dilatantes sous le rapport de la souffrance et des résultats consécutifs?
Je dis que les bougies ne guérissent pas et font beaucoup souffrir.

Je vous salue et suis votre serviteur,

VICTOR LEPAGE,
Fabricant de bois de fauteuils.

Rue de la Roquette, 5.

46 ans. — Rétrécissement très-progressif. — D'abord simple diminution du jet sans accidents. — Augmentation subite du rétrécissement par suite d'un exercice trop violent. — Rétention complète. — Impossibilité d'introduire une sonde. — Une bougie fine est introduite. — Soulagement. — Accumulation de l'urine dans la vessie. — Elle coule goutte à goutte. — J'opère le 15 mai 1855. — **Rétablissement immédiat.** *— Persistance du bien-être pendant quatre années. — État du malade en* 1859.

Le 15 mai 1855, mon confrère M. le Dr Philipeaux, aide de physiologie comparée au Jardin des Plantes, vint me prier de donner des soins à un de nos confrères, M. le D^r X***, qui depuis longtemps était affecté de rétrécissement, mais qui venait de ressentir de tels inconvénients de cette maladie, qu'il se trouvait forcé de recourir à mes soins.

M. le Dr Philipeaux ayant bien voulu me donner quelques mois après la relation des circonstances de la maladie de M. le D^r X***, je reproduis cette relation :

Paris, ce 5 février 1859.

« Mon honoré Confrère,

« Je m'empresse de vous donner, comme vous paraissez le « désirer, l'observation du cas de rétrécissement duquel vous « avez débarrassé notre confrère M. X***, que j'ai eu l'honneur « de conduire chez vous.

« M. X***, âgé de 46 ans, d'un tempérament mixte, tenant « cependant plus du tempérament bilieux que de tous les autres, « n'a jamais été malade, si ce n'est de l'indisposition, ou mieux « encore de l'infirmité de laquelle vous l'avez si heureusement « guéri.

« Depuis quelques années M. X*** avait vu le jet de ses urines « diminuer de volume, mais sans qu'il y fît une attention bien « grande.

« En 1848, notre confrère, après une longue course à cheval,

« se trouva si fatigué, qu'il fut obligé de se mettre au lit, et le
« lendemain il se leva tout courbaturé.

« Le même jour, vers midi, et après avoir déjeuné, il voulut
« satisfaire le besoin d'uriner, mais il ne le put. C'était la pre-
« mière fois de sa vie que pareille chose lui arrivait; il en fut
« fort impressionné. M. X*** rentra immédiatement chez lui et
« prit un bain. Après être sorti de ce bain, il essaya pour la
« seconde fois d'uriner, mais avec autant d'insuccès que la
« première fois. Le malade dit qu'à partir de ce moment, de
« vives douleurs se firent sentir au bas-ventre et dans la région
« du périnée.

« Son moral s'affaissa davantage et il m'envoya chercher pour
« le sonder.

« Dès mon arrivée j'essayai le cathétérisme, mais en vain, car
« la sonde ne put pas pénétrer, le malade étant affecté d'un ré-
« trécissement considérable de l'urètre. N'ayant pas sur moi des
« bougies, je fus obligé de lui conseiller une application de
« sangsues au périnée, de le faire mettre dans un bain de siége,
« et de lui faire appliquer sur le bas-ventre des cataplasmes
« émollients.

« Deux heures après je revins voir M. X***, mais cette fois
« muni de bougies très-fines, que j'introduisis dans la vessie, et
« aussitôt je vis une certaine quantité d'urine couler; mais, dans
« la crainte de voir encore la rétention survenir, je fixai la bou-
« gie pour la nuit. A partir du lendemain les urines reprirent
« leur cours; seulement le malade se trouvait fortement gêné
« par ce liquide qui s'accumulait dans la vessie, et, de plus, il
« urinait fort mal.

« Notre confrère voyant qu'il urinait trop souvent, goutte
« à goutte, ce qui lui faisait craindre la rétention complète;
« qu'il éprouvait de telles douleurs de reins, qu'il était obligé
« de se coucher, et que ces douleurs qui le prenaient par l'envie
« d'uriner allaient jusqu'à le faire tomber en syncope, je trouvai
« qu'il lui fallait recourir au souverain remède, le rétablissement
« du calibre, et je vous l'envoyai sans avoir fait d'autre traite-
« ment que celui de 1848, qui, vous l'avez vu, fut bien peu de
« chose.

« Le 15 mai 1855 M. le D^r X*** s'est présenté chez vous à onze

« heures du matin ; il en est ressorti à onze heures et demie, après
« avoir subi votre opération, et depuis ce jour, c'est-à-dire de-
« puis plus de quatre ans de guérison parfaite, la vie de notre
« confrère est complétement changée. C'est ce qu'il vient de me
« dire, en m'assurant qu'il verrait avec plaisir que vous publiiez
« son observation pour servir à témoigner de l'importance de
« votre découverte.

« Agréez, mon honoré confrère, l'assurance de ma bien haute
« considération.

« Philipeaux. »

D. M. P.

Cette observation est un avertissement salutaire à ceux qui
regardent comme chose indifférente la diminution du jet de
l'urine. Bien qu'ils pissent encore bien ou à peu près bien..., à
ce qu'ils croient..., ils sont tout prêts de se trouver sous le coup
d'une rétention complète, qui les prend subitement lorsqu'ils
s'y attendent le moins. Or, cela est grave, surtout lorsqu'on se
trouve loin de tout secours. Il y a plusieurs années, un officier
étranger se trouvait à Paris. Il vint me consulter ; il urinait encore assez bien, mais sa vessie commençait à devenir paresseuse. Je lui conseillai de se débarrasser de l'obstacle qui ne lui
permettait pas d'accomplir la miction dans toute son ampleur.
Il remit à plus tard, *lorsqu'il serait plus avancé*, se munit de
bougies *de précaution*, partit pour une mission dans l'extrême
nord, et mourut en Sibérie dans un état de rétention complète.

Le cas de M. le Dr X*** était un cas simple, et il montre que
le traitement *éclectique immédiat*, lorsqu'on l'emploie d'abord,
fait obtenir une guérison prompte et permanente.

Quant à la *radicalité*, j'espère que notre confrère M. X*** ne
nous en donnera la preuve que dans un très-grand nombre
d'années (lire la page 95).

1859.

Voici la réponse de M. le Dr X*** à mes trois questions de la
note de la page 9 :

Paris, 26 juin 1859.

Mon bien honoré confrère,

Vous me dites de vous écrire un petit mot pour répondre aux trois questions relatives à l'opération que vous avez bien voulu pratiquer sur moi.

A ces questions je réponds :

1° Que je me trouve aujourd'hui aussi bien qu'aussitôt après votre opération, et j'opère parfaitement bien ;

2° Je n'ai pas, pour ainsi dire, éprouvé de douleur par cette opération ;

3° Je n'ai pas mis de bougie avant d'être opéré, si ce n'est celle qui m'a été introduite par notre confrère Philipeaux, et je ne suis conséquemment pas compétent pour en parler. Seulement, j'en ai mis à d'autres et je puis dire que ce n'était pas si bénin et si prompt que ce que vous m'avez fait.

Agréez, cher et bien honoré confrère, les assurances de ma bien vive reconnaissance.

X***,

D. M. P.

Le 7 mai 1857, M. Goldner, commerçant, demeurant rue de l'Arbre-Sec, 54, vint me trouver dans une anxiété fort grande. Sans être pour le moment dans un état de rétention complète, il urinait goutte à goutte avec douleur et rendait avec peine des urines fétides. Je me décidai à l'opérer le lendemain, après lui avoir fait suivre les précautions que je prescris ordinairement. Quelques mois après l'avoir rendu à la santé, il vint me voir, je lui demandai les détails relatifs à sa maladie, et voici ceux qu'il me donna :

« J'ai 40 ans, je me suis toujours bien porté, mes fonctions
« urinaires ont toujours été normales; j'ai contracté, comme
« beaucoup d'autres, une blennorrhagie qui a duré six mois.
« Je n'ai eu que celle-là. Je l'ai traitée par des injections stypti-
« ques et le copahu à l'intérieur. Je ne me suis aperçu d'une
« diminution dans le jet de mes urines que sept années après la
« cessation de mes symptômes blennorrhagiques. Cependant, je
« ne fus jamais guéri complétement, car je conservai une blen-
« norrhée que rien ne put faire passer.

« Il y a trois années, je commençai à m'inquiéter sérieuse-
« ment; mon jet d'urine devenait de jour en jour plus petit, et
« enfin j'arrivai au moment où je ne pouvais plus uriner que
« goutte à goutte, et quelquefois pas du tout.

« Alors j'étais pris de frissons, de fièvres d'accès; les dou-
« leurs étaient atroces. Je ne dormais plus, j'étais obligé de me
« lever tous les quarts d'heure pour rendre une urine qui ex-
« halait une odeur fétide et qui me brûlait au passage.

« J'étais dans cet état lorsque j'entendis parler de vous par

« M. Ravet, rue de Richelieu, 102, qui m'engagea à me faire
« traiter par votre méthode, et c'est sur son indication que je
« vins vers vous pour me faire opérer avec un succès dont je
« vous suis bien reconnaissant.

 « Du reste, je le dis en riant, mon ami recueillit la récompense
« qu'il avait méritée pour m'avoir donné une si bonne direction,
« car, après ma guérison, il vint se mettre lui-même entre vos
« mains pour recevoir le même bienfait. Entre nous, je crois
« bien lui avoir servi de ballon d'essai, et certes je ne lui en
« veux pas. »

Le cas de M. Goldner était un cas simple sous le rapport de
la maladie tant qu'existant sans la complication de résultats de
traitements antérieurs. En effet, il n'avait été ni dilaté, ni cautérisé, ni incisé. Il en était venu, comme je le dis dans l'introduction de cette seconde édition, à l'état de rétréci *comme la nature le fait*, eh bien, malgré cela, j'ai peu vu de rétrécissements
aussi composés que celui de ce malade. D'une extrémité à l'autre
du canal il existait comme des toiles friables qui s'étendaient
d'un côté du canal à l'autre et qui s'enchevêtraient l'une dans
l'autre. Ces toiles, très-minces, existaient plus spécialement dans
la partie antérieure de l'urètre dans l'espace de 15 centimètres,
à peu près ; elles commençaient tout près du méat. Au delà du
ligament triangulaire il y en avait encore, mais en moins grande
quantité. Je détruisis toutes ces petites membranes, qui, lorsque
je les traversais, me donnaient la sensation de briser des toiles
d'araignées assez résistantes. Aucune bougie, quelque déliée
qu'elle fût, ne pouvait passer, et, si l'on insistait, il s'écoulait du
sang.

Je parvins cependant dans la vessie en *déblayant* le passage,
mais la nature de ce rétrécissement me faisant craindre une hémorrhagie, je ne fis qu'un passage très-étroit, deux millimètres
au plus de diamètre.

Depuis ce temps, les urines se sont écoulées par un jet franc,
peu gros d'abord, mais dont le volume a augmenté depuis l'opération. J'ai déjà observé ce phénomène d'augmentation du calibre du canal après l'opération et de l'amélioration du jet, et
spécialement chez un jardinier fort âgé dont je donnerai peut-
être l'histoire dans ce volume.

1859.

M. Goldner depuis son opération se porte fort bien, et voici
ce qu'il répond à mes demandes contenues dans la note de la
page 9.

Paris, le 5 mai 1859.

Monsieur le Baron,

*Je réponds à votre lettre du 2 mai, que je n'ai pas mis de bougies avant
de me faire traiter par vous et que je ne puis par conséquent vous dire
si elles m'auraient donné plus de mal que l'opération que vous m'avez
faite.*

*Tout ce que je puis dire, c'est que ce que vous m'avez fait ne m'a pas
donné de douleurs. Seulement le soir j'ai eu de la cuisson en urinant,
mais cela a disparu promptement.*

*Quant à mon état actuel, il est tel que vous l'avez fait, c'est-à-dire que
ma fonction s'exécute avec facilité.*

*Ma blennorrhée qui me tourmentait beaucoup est passée presque après
l'opération et n'est plus revenue.*

*Je vous remercie encore, Monsieur le Baron, et je reste votre bien re-
connaissant,*

J. GOLDNER,

Commerçant, rue de l'Arbre-Sec, 54.

*Je n'ai à mettre aucune opposition à ce que vous rendiez mon cas pu-
blic, les bonnes choses ne peuvent être trop connues, et c'est à ce titre que
je vous demande de le faire.*

Votre très-dévoué,

J. GOLDNER.

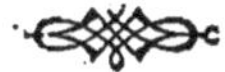

Une seule blennorrhagie. — Le canal commence à se rétrécir deux an-
nées après. — Traitement par les bougies pendant 4 mois et 18 jours.
— Mieux. — Retour du rétrécissement. — Effets de l'hygrométrie. —
Retour aux bougies. — J'opère en 1857. — **Rétablissement immédiat.**
— État du malade en 1859.

M. Petit, gardien attaché au Musée du Louvre, vint, sur l'indication de M. Lair, l'un de ses camarades au même Musée, que
j'avais opéré et guéri quelque temps avant (voir l'observation de
la page 280), me demander le même service dont il avait le plus
pressant besoin. Je l'opère et le guéris le 19 février 1857.

M. Petit a eu une seule blennorrhagie en 1835, lorsqu'il était
militaire. Il s'est traité lui-même par du *mercure* et des tisanes. Ce traitement a duré deux mois et demi, après lesquels la
blennorrhagie a cessé. Les urines commencèrent à mal couler,
seulement depuis 10 années, après de grandes fatigues et des
affections morales ; forcé de se faire traiter, il le fut dans la maison de santé du Roule, par M. le docteur Paris, qui le soumit au
régime des bougies *pendant 4 mois et 18 jours.* Après ce traitement fort long, le malade put mettre une sonde assez volumineuse (six millimètres), et, au moment où il sortit de la maison
de santé, il urinait assez bien, mais après quelque temps il
s'aperçut que dans certains jours où l'atmosphère était chargée
d'humidité il urinait avec plus de difficulté (1). Bientôt M. Petit
fut obligé de recourir de nouveau aux bougies. Il les mit d'a-
bord avec des intervalles de quelques jours, mais peu après il
dut en mettre tous les jours et les laisser à demeure pendant
une heure.

----

(1) Il arrive très-fréquemment que, pendant les temps d'humidité, le
malade pisse moins bien ; cela est une indication de rétrécissement. Chez
les personnes qui se sont longtemps traitées par la dilatation au moyen
des bougies, et dont les parois du canal se sont épaissies, ce phénomène se
présente à un plus haut degré. Cela tient probablement à ce que ces parois épaissies soumises à l'hygrométrie se gonflent, et rétrécissent le pertuis par lequel s'échappe l'urine.

Cependant la bougie finit par s'étrangler et être vaincue par le rétrécissement, et le canal, devenu de plus en plus étroit, ne permit plus d'introduire la plus fine bougie, et les urines cessèrent de couler autrement que goutte à goutte.

C'est dans cet état que M. Petit, apprenant de M. Lair qu'il venait d'être opéré par moi, vint me demander mes soins.

Le rétrécissement chez ce malade était situé à la courbure de l'urètre ; il commençait à quatre centimètres au-devant du ligament triangulaire et s'étendait un peu au delà de ce ligament. Il était fibreux, inégal, parsemé de petites brides multiples très-dures et placées particulièrement à la partie supérieure du canal.

Après l'opération, je laissai M. Petit retourner à ses affaires lorsqu'il eut pris un repos de vingt-quatre heures, et, depuis ce temps, la miction est rétablie.

1859.

Voici la lettre que M. Petit m'envoie en réponse à mes trois questions de la note de la page 9.

Montmartre, le 12 mai 1859.

Monsieur le Baron,

Je réponds aux trois questions que vous me faites l'honneur de m'adresser :

1° Je me trouve très-bien sous le rapport de la miction, je pisse largement ;

2° Je n'ai pas souffert du tout dans le moment de l'opération que vous m'avez faite ;

3° Je souffrais beaucoup plus en me sondant moi-même que lorsque vous m'avez opéré, et de me sonder moi-même ne m'avançait à rien sinon à m'irriter beaucoup. Je n'ai pas besoin de vous dire que lorsque j'ai été traité par les bougies j'ai souffert beaucoup plus. J'ai eu la fièvre, sans compter beaucoup d'autres inconvénients, et tout cela sans me guérir comme vous l'avez fait en un moment.

J'ai l'honneur d'être, Monsieur le Baron, votre très-humble serviteur,

P. PETIT.

Rue Neuve-Pigale, 14, à Montmartre.

Blennorrhagie à l'âge de 18 ans. — Injections de nitrate d'argent. — Pas de résultats fâcheux. — Injection d'un fort vinaigre de toilette par erreur. — Accidents graves. — Rétention complète en 1856. — Usage de sondes d'étain qui se tordent. — On les remplace par des sondes d'argent. — J'opère. — **Rétablissement immédiat.** *— Persistance du bien-être depuis trois années. — État du malade en mars 1859.*

Le 10 avril 1856, M. le capitaine de gendarmerie Roger, en résidence à Colmar, se présenta chez moi atteint d'une rétention à peu près complète d'urine; je l'opérai le 12 et je le guéris.

1859.

Le 20 mars 1859, j'ai reçu de ce malade la lettre suivante qu'il m'a envoyée spontanément, et je ne puis mieux faire que de la publier telle qu'elle est, car elle montre en même temps un beau cas de guérison, un malade reconnaissant et philanthrope, et elle répond à mes questions de la note de la page 9. Voici la lettre de M. Roger :

Orléans, 20 mars 1859.

Monsieur le Docteur,

Lorsqu'au mois d'avril 1856, après avoir lu votre ouvrage sur les rétrécissements, je me confiai à vos bons soins, je vous promis, l'opération terminée, de vous donner quelques détails sur l'affection qui m'amenait chez vous et de vous faire connaître les résultats de cette opération.

Trois ans se seront bientôt écoulés, et ce laps de temps est bien suffisant pour pouvoir juger de la sûreté de votre méthode; aussi je puis, en toute connaissance de cause, vous tenir ma promesse.

Dès l'âge de 18 ans, j'eus un écoulement qui, tantôt faible, tantôt très-intense, persista jusqu'à l'âge de 28 ans, époque à laquelle, par suite d'une fluxion de poitrine et d'une fièvre cérébrale, pour lesquelles j'avais été condamné par les médecins, cette affection cessa complétement sans laisser aucune trace.

Dans cet intervalle de temps les remèdes les plus violents m'avaient été indiqués, tels que des injections au nitrate d'argent; cependant je ne re-marquais pas une plus grande difficulté pour uriner, lorsqu'il y a sept ou huit ans, un léger écoulement s'étant déclaré de nouveau, je voulus me faire une injection au tannin: *deux flacons de formes et de couleurs semblables se trouvaient sur ma table, contenant, l'un du tannin, l'au-tre du vinaigre très-fort de toilette; je fis une injection de ce dernier par méprise: aussitôt une douleur affreuse s'ensuivit et je reconnus bientôt mon erreur.*

Dès ce moment la difficulté d'uriner commença; enfin au mois d'avril 1856, peu d'instants après avoir pris deux petits verres de kirchen-wasser le matin, une rétention complète se manifesta; deux médecins furent ap-pelés; les sondes en étain se tordaient et ressortaient en tire-bouchon sans pouvoir arriver jusqu'à la vessie, il fallut donc employer de fortes sondes en argent; après deux heures et demie d'opération pendant les-quelles ces Messieurs alternaient, une trouée se fit et la vessie put alors se vider, mais avec hémorrhagie. La sonde avait fait fausse route.

C'est alors, Monsieur le Docteur, que, me rappelant le contenu de vo-tre ouvrage que j'avais fait venir de Paris quelque temps auparavant, je partis de Colmar dans un assez piteux état peu de jours après cette opération, pour me confier à vos soins.

Vous m'avez opéré le surlendemain par votre méthode et m'avez en-levé, comme avec une gouge (1), toutes ces membranes fibreuses qui obs-truaient le canal, sur une étendue de plus de six centimètres; cependant, arrivé à un certain point, votre instrument a fait couler quelques gouttes de sang, ce qui n'avait pas encore eu lieu; vous cessâtes l'opération dans la crainte que le sang ne pénétrât dans la vessie.

Quant à la sensation que m'a fait éprouver le travail de votre instru-ment, je ne puis mieux l'assimiler qu'à celle qu'on éprouve lorsque quel-qu'un vous pince sans trop de force, c'est-à-dire que cette sensation n'est nullement douloureuse.

Maintenant le résultat est que depuis trois ans je n'ai pas cessé d'uri-ner comme tout homme en bonne santé; aussi je me fais un devoir de proclamer bien haut l'efficacité de votre méthode et d'engager tous les rétrécis que je rencontre à avoir recours à vous.

En attendant le plaisir que j'aurai bientôt d'aller vous remercier moi-même, je vous prierai, Monsieur le Docteur, d'agréer l'assurance de mes sentiments les plus dévoués.

E. ROGER,

Capitaine de gendarmerie, résidant à Orléans.

P. S. *Dans l'intérêt public je vous autorise à insérer tout ou partie de cette lettre dans les publications que vous pourrez faire.*

---

(1) Il faut remarquer que je laisse parler les malades, et que je n'altère

L'opération que je pratiquai chez M. Roger présenta quelques anomalies qu'il est bon de faire remarquer. La partie rétrécie était située à la courbure, vers le bulbe, mais il était alterné de parties molles et fibreuses. Les parties molles donnèrent très-promptement du sang qui ne s'écoula qu'en très-petite quantité, 10 à 12 gouttes, mais ces gouttes se succédèrent avec rapidité. Cela me rendit circonspect. J'employai donc contre les parties fibreuses un moyen qui me permit de ménager les parties saignantes et variqueuses, et je rendis le canal aisément franchissable pour le flot de l'urine et aussi pour le sang s'il s'en écoulait; mais il ne s'en écoula pas.

En général, lorsque après une opération dans l'urètre on craint que le sang ne puisse s'écouler, il faut bien veiller à ce qu'il ne pénètre pas dans la vessie, car alors il s'amasse dans l'organe, et amène des accidents qui sont quelquefois fort graves.

Le cas de M. Roger est remarquable encore sous ce rapport, qu'il est un de ceux où le canal *s'élargit* après l'opération au lieu *de diminuer*. Ceci est un phénomène particulier à ma méthode d'opération, car je ne l'ai jamais vu lorsque je traitais autrefois, ou par la dilatation, ou par la cautérisation, ou par les incisions (1).

---

pas les lettres qu'ils veulent bien m'écrire. On va voir bientôt que ma *gouge* est bien innocente.

(1) On perd trop de vue que j'ai mis en usage tous ces procédés et bien d'autres, avant de me servir de ceux que j'emploie maintenant. Il y a même à présent des malades craintifs qui demandent qu'on les traite par les bougies, tant le préjugé a de la force. Eh bien, je les traite comme ils le désirent, car il vaut mieux un traitement palliatif que pas du tout. Seulement, comme je n'ai pas de temps à perdre pour faire en trois ou quatre mois ce que je fais en un moment, je charge quelques jeunes gens de ce métier facile, et, le plus souvent, les malades le font eux-mêmes..... à leur détriment.

*Faible constitution. — Blennorrhagie à 18 ans.— Renouvellement de la blennorrhagie avec hématurie. — Difficultés d'uriner.— Symptômes de pierre. — Dilatation. — Une petite pierre est rendue. — Rétentions complètes. — Traitement par M. Nélaton. — Bougies. — Dilatation avortée. — Fièvres. — M. Nélaton sent une pierre. — Tentatives nouvelles de dilatation. — Insuccès. — Le malade vient me consulter. — Je l'opère le 25 juin 1850. — Je le guéris en même temps de sa pierre, de son rétrécissement et de son écoulement. — Emploi du système d'extraction immédiate par mon percuteur à cuillers. — **Rétablissement immédiat**. — Persistance du bien-être depuis neuf années. — État du malade en 1859.*

M. Sandré (Julien-Félix), rue de Lappe, 55, 32 ans, ébéniste-mécanicien, d'une constitution faible quoique saine, n'a éprouvé dans sa vie d'autre maladie que des convulsions dans son jeune âge, convulsions qui s'accompagnèrent d'un grand amaigrissement et d'une déformation considérable des extrémités inférieures, principalement de la jambe et de la cuisse droites, et qui donnèrent à sa constitution une apparence de faiblesse.

A l'âge de 18 ans, il fut atteint d'une blennorrhagie aiguë qui se compliqua d'une inflammation aiguë de la vessie, inflammation qui fut accompagnée d'un pissement de sang. Entré à l'hôpital Saint-Antoine, sa maladie fut combattue par les émollients et les injections nitrées. Le troisième jour, le pissement de sang étant disparu, M. Sandré demanda sa sortie. Trois mois après, sans causes appréciables, il fut repris d'un écoulement léger, accompagné d'une difficulté d'uriner qu'il fit traiter par les Albert, les Marie, les Troncin et autres. Nonobstant, il conserva son écoulement et se trouva affligé d'un rétrécissement de l'urètre.

En 1842, allant voir un de ses amis qui était à l'hôpital Necker, malade de la pierre entre les mains de M. Nélaton, il fut frappé de la ressemblance des symptômes qu'il éprouvait avec ceux ressentis par ce malade. Cela engagea M. Sandré à aller voir M. Nélaton, qui introduisit des bougies, et au bout de neuf jours de dilatation un petit calcul d'un jaune foncé et de la grosseur d'un très-petit pois fut évacué.

Pendant une année M. Sandré se trouva assez bien, mais au

bout de ce temps, l'écoulement et le rétrécissement qui n'avaient pas cessé s'accrurent et furent combattus l'un et l'autre par le malade lui-même au moyen de bougies qu'il s'introduisait de temps en temps, surtout lorsque la fatigue déterminait des rétentions complètes graves, rétentions qui mirent quelquefois le malade en danger, car l'une d'elles dura deux fois vingt-quatre heures. Du reste, M. Sandré ne pouvait ordinairement uriner qu'en se sondant préliminairement (1).

En 1845, M. Sandré fut pris d'une forte colique néphrétique, pour laquelle il entra dans l'hôpital du Havre ; il y resta dix-sept jours.

M. Sandré vécut dans cet état précaire et douloureux jusqu'au 2 mai 1850, lorsque, ses souffrances devenant extrêmes, il se détermina à entrer à l'hôpital Saint-Louis, dans le service de M. Nélaton, salle Saint-Augustin, n° 29. Il resta dans cet hôpital pendant *sept semaines*, durant lesquelles on tenta d'introduire des bougies pour *dilater* le canal, tentatives qui, bien qu'elles ne produisissent que peu de résultats, déterminèrent pourtant de grandes souffrances.

Cependant M. Nélaton put un jour introduire une petite bougie de gomme au moyen d'un mandrin de fer, et, après cette introduction, il éprouva la sensation d'un corps étranger situé dans la vessie. On en continua l'introduction qui se faisait avec une certaine force, mais M. Sandré éprouvait alors des fièvres violentes, et des coliques très-fortes le prenaient dans le bas-ventre et dans la région des reins.

----

(1) Ceci est le signe que le rétrécissement est fibreux et *élastique*. Ce sont, après les rétrécissements spongieux, et après les rétrécissements fibroso-musculaires, les plus difficiles à guérir. On voit que celui de M. Sandré n'a pas résisté à mes procédés.

Je distingue pour mes opérations les rétrécissements en rétrécissements *fibreux simples,— vasculaires,— spongieux,— musculaires,—lamelleux, — tendineux, — cribleux*. Toutes ces variétés principales se combinent ensemble, et leurs combinaisons se compliquent souvent de la forme *spasmodique*, qui est due ordinairement à la contraction des bulbo-caverneux. Quelquefois la forme spasmodique tient au spasme des tissus, mais cela est bien rare. L'opérateur qui mettra en œuvre ces procédés devra tenir compte de tout cela.

Enfin, M. Sandré, fatigué de ne pas voir arriver sa guérison, sortit de l'hôpital le 16 juin 1850, vint me trouver le dimanche 23, accompagné par un malade que j'avais opéré quelque temps auparavant.

Je le priai de venir le mardi suivant 25, *pour être examiné.*

Effectivement, il avait un rétrécissement très-considérable et situé très-profondément, rétrécissement que je fis incontinent disparaître. Une sonde introduite, je constatai la présence d'une pierre à *l'extraction* de laquelle je procédai sur-le-champ, et je renvoyai le malade de la rue Louis-le-Grand au faubourg Saint-Antoine chez lui, où il dîna confortablement.... malgré ma recommandation de s'abstenir; mais rien de fâcheux n'en résulta.

Quelques semaines après, M. Sandré eut quelques douleurs néphrétiques que je dus combattre par les antiphlogistiques, jusqu'à ce qu'il rendît une petite pierre de phosphates mélangés, de la forme et du volume d'un gros grain de blé, entouré de cristaux aigus. Dès lors les coliques néphrétiques cessèrent.

J'employai, pour guérir M. Sandré de son rétrécissement, le traitement *éclectique immédiat,* et pour lui enlever sa pierre, qui était d'un certain volume (deux centimètres de diamètre), le système de *l'extraction immédiate,* que je mets en usage au moyen de mon *percuteur à cuillers et à marteau* (1).

1859.

Voici la réponse que M. Sandré m'adresse au sujet de mes trois questions de la note de la page 9. Bien que cette lettre ait un autre caractère que celles des autres malades, je la reproduis telle qu'elle est parce qu'elle appuie fortement la justesse de la relation que je viens d'imprimer et que je fis dans le temps sous

---

(1) C'est ce système que j'ai présenté en 1846 à l'Académie des Science et qui n'a pas encore été l'objet d'un rapport.

Pauvres gens!!! (Voir la protestation à la fin du livre.)

la dictée du malade ; je la reproduis aussi parce que M. Sandré n'a pas seulement senti le besoin de me répondre relativement à son rétrécissement, mais aussi celui de me parler dé sa pierre, maladie qui le préoccupait beaucoup, surtout avec un passage assez solidement obstrué pour avoir résisté à des tentatives de guérison aussi bien dirigées..... que multipliées.

Je reproduis encore la lettre de M. Sandré pour donner l'idée de la sollicitude avec laquelle certains malades demandent la publication de l'observation de leur maladie et de leur guérison, dans l'intérêt de tous.

Quant aux compliments à moi adressés par un cœur reconnaissant et par une plume naïve, je les imprime, bien persuadé que l'on supposera que je n'en accepte qu'une faible partie, et que je désire vivement qu'ils soient mérités dans leur entier par d'autres que par moi.

Prions Dieu pour cela qu'il n'y ait plus ni coteries, ni amphitryons, ni simoniaques..... ni spéculateurs en bienfaisance.

Belleville, ce 10 avril 1859.

Monsieur le Baron,

Je vous écris ces quelques lignes, d'abord pour vous répondre, et ensuite pour vous prier de vouloir bien insérer dans votre prochaine édition mon cas, dans l'espoir de décider les malheureux atteints de la pierre qui vous liront, à venir vous demander de leur rendre l'immense service que vous m'avez rendu d'une façon si prompte et si complète.

Ma maladie, je crois, date de mon enfance. A l'âge de 7 à 8 ans, je me sentais des douleurs de vessie et j'eus un écoulement ; je possédais un très-petit canal ; vous moins avare que la nature, vous m'en avez fait un d'une dimension plus que raisonnable. Jusqu'à 18 ans je devins tous les jours plus malade. Je voyais bien des médecins, qui finirent, ne sachant pas ce que j'avais, par me traiter pour le mal vénérien. Je courus alors les Albert, les Marie, les Troncin et autres, qui me procurèrent d'affreuses rétentions de 36 à 48 heures.

J'eus affaire au docteur Nélaton pendant 5 à 6 ans ; il me traitait par la dilatation. J'avais le canal dans un affreux état, et la seule introduction d'une sonde me faisait souffrir le martyre.

Je traînai cette malheureuse existence jusqu'en 1850, époque à laquelle ie rencontrai le nommé Vanackère qui venait d'être opéré par vous. Il me mit en rapport avec vous. Le 8 juillet 1850, trois jours après, vous me débarrassiez de mon rétrécissement et de mon calcul; en trois ou quatre minutes j'étais guéri sans douleur ni perte de sang. Je dis guéri, car il y a 9 ans de cela et je ne vis réellement que depuis cette époque. J'étais avant votre opération dans un tel état de fièvre, d'épuisement et de faiblesse, que ma famille pensait que je devais finir dans vos mains. Quel fut l'étonnement de mon père qui venait au-devant de moi, me trouvant descendant tranquillement votre escalier! Je lui contai ce qui venait de se passer, il n'y voulait pas croire. Arrivé chez moi je mangeai d'un bon appétit, je dormis jusqu'au lendemain. C'était un rêve et pourtant il dure depuis neuf ans.

Non! l'opération n'est pas longue et elle est moins douloureuse que l'introduction d'une sonde; non! il n'y a pas de perte de sang.

Je vous prie donc de me rendre le service, après tous ceux que vous m'avez rendus, de mettre mon cas dans votre livre afin d'engager les personnes atteintes de cette affection d'aller vous trouver sans hésiter, car j'ai été assez longtemps malade et j'ai vu assez de docteurs et soi-disant, pour pouvoir affirmer que vous seul pouvez guérir réellement cette maladie.

Agréez les sentiments respectueux de celui qui ne vous sera jamais assez reconnaissant,

SANDRÉ,

Propriétaire, rue des Envierge, 12, à Belleville.

Rétrécissement et blennorrhée survenus sans causes appréciables. — Traitements pendant cinq années. — Usage itératif des bougies. — Obligation d'y renoncer. — Aggravation des symptômes. — Rétentions complètes. — Je pratique l'opération. — **Rétablissement immédiat du** *cours des urines. — Guérison de la blennorrhée. — Traité antérieurement par M. Ricord et d'autres médecins. — Persistance du bien-être depuis deux ans. — État du malade en 1859.*

M. Lair, employé attaché à la restauration et à la conservation des antiquités égyptiennes du Louvre, demeurant rue de l'Arbre-Sec, 52, fut atteint, en 1851, après quelques mois de mariage, et sans causes appréciables, de difficultés en urinant et d'une blennorrhée, accidents qui avaient été précédés et accompagnés de pertes de sommeil et d'altération de la santé générale. Les érections étaient devenues pénibles et douloureuses. Ayant eu une rétention d'urine presque complète, le malade alla trouver un médecin qui donnait des consultations dans une pharmacie ; ce médecin employa le cathétérisme pour faire uriner M. Lair, et se contenta d'ordonner des cataplasmes, frictions, tisanes et pilules. Une partie de ces médicaments devait agir comme émollients et l'autre partie était destinée à suspendre l'écoulement. En effet, M. Lair éprouva quelque soulagement du cathétérisme et l'écoulement diminua un peu. Malgré ce traitement, le mal n'en persista pas moins.

Quelque temps après, une rétention complète s'étant de nouveau produite avec recrudescence de l'écoulement, le malade alla voir M. Ricord, qui prescrivit de la tisane de chiendent, avec sirop d'orgeat, des bains et des lavements ; puis il passa huit ou dix fois des bougies. Ce traitement eut également pour effet d'améliorer l'état du malade, et l'écoulement disparut pendant un temps.

Malgré ce mieux sensible, les souffrances du malade continuaient toujours ; il resta dans cet état à peu près une année, au bout de laquelle l'écoulement revint, ainsi que des difficultés d'uriner encore plus grandes que précédemment. M. Lair fut obligé de suspendre ses occupations, et, sur le conseil qu'on lui donna, il alla voir M. le Dr Sisti, qui ne put la première fois, après des essais infructueux, pratiquer le cathétérisme, ce qui exaspéra les douleurs du malade, à qui l'on fit prendre de la *tisane pour dilater*, des pilules d'une formule inconnue, de l'iodure de potassium. On répéta le cathétérisme à l'aide d'une sonde que le malade gardait quelques heures. Tout ceci n'eut d'autre résultat que d'amener des troubles digestifs chez M. Lair.

Pendant toute la durée de ces différents traitements, chacun des médecins qui ont soigné M. Lair lui avait recommandé l'usage des bougies matin et soir, l'introduction desquelles bougies était pour le malade d'une douloureuse difficulté, et quelquefois de toute impossibilité.

Malgré ces bougies, la miction ne se faisait pas, et le malade, pissant quelquefois goutte à goutte, éprouvait de grandes douleurs et une grande anxiété.

C'est dans cet état que M. Lair vint me trouver. Après avoir constaté sa maladie, je l'opérai le 25 septembre 1856, dans la même séance, et sans aucun traitement préalable. Après l'opération, M. Lair franchit lui-même tout son canal sans rencontrer d'obstacle. Cela se fit sans qu'il sentît aucune des douleurs qu'il éprouvait auparavant par l'introduction des bougies.

Depuis ce temps, M. Lair a continué à se bien porter, les urines coulent librement, et la blennorrhée a disparu.

1859.

J'ai prié M. Lair de vouloir bien répondre aux trois questions placées dans la note de la page 9, et, au lieu d'avoir adopté la forme de lettre, il a employé celle d'une déclaration. J'imprime cette déclaration telle qu'elle m'a été envoyée, afin de ne lui rien faire perdre de son caractère de vérité; ce fait prouve aussi, plus que tout autre, le moins de douleur que cause mon opération comparativement au traitement par les bougies, et surtout son résultat plus décisif.

Voici l'écrit de M. Lair :

Aujourd'hui le 28 avril 1859, je déclare qu'ayant été affligé d'un ré-
trécissement du canal pendant plusieurs années, auquel s'était joint un
écoulement, je déclare, dis-je, avoir été opéré par M. le docteur baron
Heurteloup, à la date du 25 septembre 1856, et avoir été guéri sur-le-
champ des deux affections. Je jouis, depuis la même époque, d'une par-
faite santé et me trouve disposé à satisfaire à tous les besoins de la vie,
sous tous les rapports, qu'un homme à mon âge est susceptible d'éprou-
ver. -

Je déclare aussi avoir très-peu souffert pour l'opération, et n'avoir eu
aucune suite fâcheuse ni difficile à supporter, n'ayant été obligé de ces-
ser mes occupations habituelles que pendant un jour seulement après ce-
lui de l'opération.

Je dirai aussi, relativement à l'usage des bougies dilatantes, qu'il est
fâcheux pour les personnes atteintes de cette maladie qu'ils ne connais-
sent pas les résultats obtenus par M. le baron Heurteloup, car d'après le
dire de tous les médecins qui m'ont traité, et qui m'avaient obligé pendant
trois années d'en faire usage, en me recommandant de ne pas négliger
de m'introduire une bougie soir et matin ou au moins une fois par jour,
opération toujours très-douloureuse et surtout très-ennuyeuse, et pour-
tant avec M. le baron Heurteloup je n'eus aucunement besoin de ces ins-
truments. Si par hasard je m'écartais quelque peu du régime qui m'était
prescrit, soit dans le choix de mes aliments où de mes boissons, ou en-
core si je faisais le moindre excès contrairement à mes habitudes, je res-
sentais dès le lendemain plus d'irritation dans le canal, et il m'était im-
possible alors de m'introduire la bougie, mais même on doit penser que
j'éprouvais plus de difficulté pour uriner, ce qui m'obligeait à avoir re-
cours assez souvent au médecin, soit pour prendre de nouveaux médica-
ments, soit pour me faire passer les bougies, on en doit conclure que j'ai
éprouvé alors de grandes souffrances.

Et pour preuve de ce que j'avance, qui m'est personnel, je dirai aussi
qu'un employé, comme moi de l'administration du Louvre, a été aban-
donné aussi par différents médecins, et a dû se résigner à se passer des
bougies tous les matins et à prendre des tisanes tous les jours. Pendant
dix ans il s'est traité ainsi; lorsque j'ai pu lui faire connaître M. le ba-
ron Heurteloup, qui l'a opéré, il y a dix-huit mois, il a été également
guéri de suite parfaitement, maintenant il n'a plus besoin, ni moi non
plus, d'avoir recours à aucun instrument ni médicament, ni de faire
choix de ses aliments ni de ses boissons, et lorsque nous nous trouvons en
société nous faisons comme tout le monde et nous nous portons aussi bien
le lendemain que les jours précédents.

Ce sera avec un grand plaisir que je verrai figurer, avec mon nom, cette réponse aux trois questions posées par M. le baron Heurteloup, dans sa prochaine édition.

Recevez, Monsieur le Baron, mes salutations respectueuses.

P. Lair.

Rue de l'Arbre-Sec, 52.

Attaché à la restauration et la conservation des antiquités égyptiennes au Louvre.

Ce cas est certainement très-remarquable, d'abord parce qu'il s'agit d'une blennorrhagie sans les causes ordinaires qui la produisent. Il s'agit aussi d'un rétrécissement et d'une blennorrhée qui en sont la suite. On voit le traitement par les bougies donner lieu à l'amendement momentané des symptômes, mais on voit de même le retour des accidents. On voit ce traitement aboutir à une aggravation de l'état du malade; on voit le malade forcé d'y renoncer, avoir recours à mon opération, et sentir immédiatement toutes ses souffrances disparaître et.... ne plus revenir !

Prodromes d'affection nerveuse générale.—Irritation concomitante de la vessie. — Douleur.— Pus évacué. — M. trois étoiles reconnaît un rétré-cissement. — Six mois de traitement. — Inflammation du canal et de la prostate. — M. quatre étoiles traite à son tour. — Dilatation, injec-tions. — Le malade est mis pour plusieurs semaines au lit. — Retour à M. trois étoiles. — Le cubèbe et les injections échouent. — Envoi du ma-lade à M. cinq étoiles. — Prouesses de M. cinq étoiles. — Effet des bougies de cire. — Abcès et fistules au périnée. — Opinion du malade sur M. cinq étoiles.—Recours à M. six étoiles.— Bougies à demeure.—La fistule se ferme. — Douleurs atroces et catarrhe opiniâtre. — M. six étoiles sonde pour voir s'il n'y a pas de pierre.—Il n'y en a pas. — Ce cathétérisme rouvre la fistule. — Cela force de n'uriner que par les sondes. — Cessation momentanée du catarrhe, mais douleurs intoléra-bles persistantes dans la vessie. — J'opère le 19 mai 1858. — Je rends immédiatement la faculté d'uriner sans sonde et sans fistule. — Bien-être sous ce rapport persistant depuis une année. — État du malade en 1859.

Dans le mois d'avril 1858, M. A. Sm. se présenta chez moi dans un état de santé déplorable, pour me demander si je pouvais faire quelque chose pour le soulager, et me remit l'histoire de sa maladie, et des différents traitements auxquels il s'était soumis depuis l'année 1848, époque à laquelle il commença à souffrir. Je publie cette narration telle qu'elle m'a été donnée ; je la ferai suivre de mes observations.

« En novembre 1848 ma santé a commencé à s'altérer, et de-
« puis cette époque elle ne s'est pas rétablie.

« Les premiers froids de l'automne me causèrent une agita-
« tion nerveuse, inconnue jusque-là. Il s'y joignit des douleurs
« qui me prirent à la nuque, descendaient le long de l'épine
« dorsale et des flancs pour se fixer définitivement dans le bas-
« ventre. Mon médecin ordinaire ne connaissant point ce mal,
« me calma cependant peu à peu par des cataplasmes et des
« bains.

« En même temps, je m'aperçus qu'en lâchant mes urines je
« perdais à la fin, toutes les fois, à peu près la valeur d'un petit
« verre à liqueur fortement chargé de pus.

« J'allai voir M. *trois étoiles,* qui me déclara que la maladie

« dont je venais d'être atteint était une névralgie, et que le susdit
« pus témoignait d'une irritation à la prostate *sans importance.*

« Cette irritation ne se calma cependant pas, et, sur le conseil
« d'un médecin, j'allai de nouveau voir M. *trois étoiles* pour
« explorer mon canal, afin de s'assurer s'il n'existait pas de ré-
« trécissement.

« En effet, j'étais très-rétréci, et M. *trois étoiles* me traita. Ce
« traitement dura *cinq à six mois*, et je fus obligé de l'interrom-
« pre pendant six semaines pour une violente inflammation sur-
« venue au canal et à la prostate.

« Un ou deux ans après cette époque mon rétrécissement re-
« parut. J'allai alors trouver M. *quatre étoiles*, qui me traita
« quelque temps par la dilatation, et puis par des injections, fai-
« tes, dit-il, pour arrêter l'écoulement.

« Ces injections me causèrent d'affreuses douleurs à la pros
« tate et à la vessie. M. *quatre étoiles* les continua néanmoins,
« jusqu'à ce qu'une inflammation intense de la vessie me clouât
« plusieurs semaines au lit. Là-dessus je quittai M. *quatre étoi-*
« *les*. L'écoulement devenant toujours de plus en plus violent,
« je retournai voir l'aimable M. *trois étoiles*. Pendant deux mois
« il me traita par le cubèbe et les injections, mais sans aucun
« succès. Le talent de M. *trois étoiles* échoua complétement.

« Sur l'avis de M. Cazenave, le savant médecin de Saint-
« Louis, je m'adressai, présenté par un petit mot de lui, à
« M. *cinq étoiles.*

« Je croyais toucher à la fin de mes maux. J'eus pleine et en-
« tière confiance en M. *cinq étoiles*, que je considérais, décoré
« de son titre de membre. . . . . (obtenu de quel droit?
« personne n'a jamais pu me répondre), comme le plus habile
« de son siècle.

« Mon erreur ne fut pas de longue durée. Il n'est pas le plus
« habile, mais le plus grossier, le plus brutal personnage que
« j'aie rencontré de ma vie.

« C'est le vrai type du paysan du Danube; il cherche à inspi-
« rer de la confiance par des brusqueries et par l'indifférence
« qu'il vous témoigne; il ne quitte son rôle de muet que pour
« lâcher des phrases saccadées, pleines de brutalité; jamais pour
« vous éclairer sur l'état de votre santé, et pour cause.

« Eh bien! ces façons-là lui réussissent à merveille; on a con-
« fiance dans cet . . . . déguisé en homme, et on se laisse
« faire en dévorant ses larmes (1), soutenu par l'espoir d'une
« prochaine guérison. Mais cette guérison n'arrive jamais.

« Au bout d'un mois de traitement par des bougies d'un cali-
« bre *très-fort*, le périnée s'enflamma et devint très-douloureux;
« la vessie fut atteinte également.

« Je lui parlai à plusieurs reprises de mes souffrances, mais
« en vain; il ne m'écouta pas et continua.

« Au bout de quelques jours je me réveille un matin avec une
« fièvre horrible et un abcès épouvantable au périnée, abcès
« urineux qui a mis ma vie à deux doigts de sa perte.

« Ce triste accident était le résultat de son inhabileté, de son
« aveuglement entêté et de sa brutalité (2).

« Il vint me l'ouvrir, me fit une large plaie, qui donna issue
« à une forte quantité de sang mêlé d'urine.

« Je lui remis les honoraires de l'opération qu'il venait de
« me faire. Il les empocha sans honte et sans vergogne.

« Je dus garder mon lit deux mois consécutifs. Je fis appeler
« à ce moment M. *trois étoiles*, qui fut indigné de la barbarie de
« M. *cinq étoiles;* le D^r *trois étoiles* me dit : Écrivez à ce . . . . . .
« qu'il est malheureux qu'on ne puisse pas traîner un bourreau
« comme lui devant une cour d'assises, et ajoutez que c'est moi,
« *trois étoiles*, qui vous autorise à lui écrire ainsi.

« Après cela, j'ai été trouver M. *six étoiles*, qui me traita
« d'une manière plus douce.

« Il me cautérisa, et la plaie fut refermée, mais pour se rou-
« vrir. Il me mit alors des bougies *permanentes*, changées de ca-

---

(1) Celui qui arrache de tels cris d'angoisse et de telles plaintes à un
malade, d'ailleurs bienveillant, est-il bien le même que celui qui, oubliant
le lieu où il est, passe sa vie à faire écrire, moyennant argent, des articles de *boniment* dans lesquels il exalte la légèreté de ses larges mains et
la prudence que lui inspire la bonté de son cœur?

(2) Et aussi du grossier procédé d'enfoncer avec violence d'énormes
bougies de cire avec un pouce large, puissant et vainqueur, malgré les
cris des malades. C'est une plainte que je reçois continuellement de ceux
qui ont été soumis à ce supplice. Est-il donc si déplacé de faire la guerre
aux *procédés féroces?...*

« libre de *douze en douze heures*, et cela pendant *trois jours*.
« Immédiatement je pris les bains de mer, en ayant soin de
« n'uriner qu'avec la sonde. De retour à Paris, M. *six étoiles*,
« supposant la fistule refermée, me conseilla d'uriner sans sonde.
« C'est ce que je fis ; et, en effet, la fistule étant fermée, il ne
« survint aucun nouvel abcès. Mais le rétrécissement reparut
« bientôt. Je luttais contre lui en passant de temps en temps
« une bougie.

« Les douleurs de vessie, qui m'avaient par intervalle souvent
« quitté, reparurent en mars dernier 1854, et depuis elles ne
« m'ont pas quitté ; et, comme toujours quand ces douleurs
« existaient, l'urine s'échappe en partie troublée.

« M. *six étoiles* me conseille de nouveau les bains de mer. Je
« ne pus les prendre longtemps, car ils m'irritèrent trop la vessie
« ou la prostate. De retour à Paris, M. Chomel m'expédia à
« Bagnères-de-Luchon (Pyrénées). Je pris ces bains, et après
« trente jours, je revins à Paris.

« En novembre, au lieu du petit flux blanc, un catarrhe de
« vessie se déclara ; il fut extrêmement opiniâtre, et tout ce qui
« me fut administré, eau de goudron, capsules de térébenthine,
« ne firent que m'irriter.

« Pour examiner s'il y avait une pierre, M. *six étoiles* m'ex-
« plora la vessie ; il n'y trouva rien, ni à la prostate.

« Mais cette opération *déchira probablement la cicatrice inté-*
« *rieure de la fistule*, car mon ancien abcès *revint* et *s'ouvrit*.

« Depuis, il s'est *rouvert* encore *deux fois*, aussitôt que *je*
« *cessai* d'uriner *avec une sonde*. L'abcès fut accompagné cha-
« que fois de huit jours de souffrances et de fièvre.

« J'urine maintenant depuis quatre semaines, toujours avec la
« sonde ; le catarrhe est guéri ; mais mes douleurs intolérables
« de la vessie n'ont pas cessé.

    « 28 avril. »

J'opérai ce malade, duquel je publie la très-intéressante observation, le 19 mai 1858, et depuis ce temps son canal est
resté ouvert ; les urines s'écoulent facilement, la fistule n'est plus
revenue, et tout cela a été obtenu dans un moment, sans avoir

donné lieu à de la souffrance ; et je suis à même d'obtenir immédiatement, et quand je le voudrai, ces mêmes avantages s'ils
venaient à s'amoindrir. Cependant, ce n'est pas du rétrécissement que cette observation tire son plus grand intérêt. Sous ce
point de vue, je me borne seulement à dire que voici un malade
qui vient fortement à l'appui de l'efficacité de mon traitement
contre la maladie qui m'occupe. M. A. Sm. a eu beau s'appro-
cher des étoiles et se placer en plein firmament, il n'a pas été
assez fortuné pour recevoir pendant un bien grand nombre
d'années l'heureuse influence d'astres aussi resplendissants ! ! !

M. A. Sm. avait deux maladies, le rétrécissement d'abord, et
une autre affection trop peu connue, que je désigne depuis
longtemps sous le nom d'*érythème foudroyant de la vessie* (1).
Très-souvent cette seconde maladie est la conséquence de la
première ; quelquefois il n'en est pas ainsi. On a vu que dans le
commencement des souffrances de M. A. Sm. l'une et l'autre de
ces maladies ont été complétement méconnues, et qu'elles furent traitées de névralgie et d'irritation *sans conséquence de la
prostate* (voir la note 1 de la page 132), et que ce ne fut qu'après
plusieurs mois que l'on découvrit le rétrécissement et que l'on
entreprit son traitement, traitement qui, bien que tenté avec
successions d'efforts par plusieurs chirurgiens de distinctions...
variées, n'aboutit pas à la guérison... loin de là.

M. A. Sm. m'est donc arrivé rétréci, blessé et affligé de son
érythème. Or, cet érythème était idiopathique ou dépendait du
rétrécissement, ou participait de ces deux essences. Il fallait
donc savoir ce qu'il en était, et pour résoudre ce problème il fallait commencer par faire disparaître le rétrécissement ; c'est ce
que j'ai fait. Ce rétrécissement était particulièrement déterminé
par un de ces développements valvulaires, formés en panier à
pigeon, tourné du côté de la vessie, et qui quelquefois se déve-
loppait lorsque les urines s'écoulaient. Alors celles-ci étaient ar-
rêtées ; il en restait derrière l'obstacle, et des ulcères atoniques

---

(1) L'*érythème foudroyant* de la vessie est une maladie tout à fait spéciale, *sui generis*, qui a ses caractères tranchés, ses degrés, ses développements, sa durée, et que l'on appelle trop souvent une *maladie nerveuse*.
L'érythème *foudroyant* ou *douloureux* demande aussi une monographie.

perforants déterminaient la fistule, qui fut un si grand motif de chagrin pour le malade. En faisant disparaître la valvule épaisse qui produisait ces accidents, j'ai pu obtenir la miction sans que la fistule se rouvrît.

Mais si j'ai pu établir une miction facile, je n'ai pas obtenu le calme de la vessie. Le malade souffre toujours de son érythème, moins sans doute (ici M. A. Sm., auquel je lis cette observation, me prie d'écrire BEAUCOUP moins sans doute) que lorsque les urines ne coulaient pas facilement, mais assez pour rendre bien désirable d'apporter du soulagement dans un organe éprouvé depuis si longtemps. C'est ce que je me propose de tenter; mais il me faut attendre encore quelque temps, car il est possible que les accès de cette terrible maladie continuent à s'éloigner davantage *par le seul fait de la miction facile.*

Je remets donc à dire ce qui sera advenu de cet intéressant malade à ma troisième édition; et, en ce faisant, je donnerai aux médecins et aux chirurgiens l'idée d'établir un genre de clinique que j'appellerai *clinique sans rémission,* en opposition avec celle qui permet le retour sur les *assertions premières,* en les noyant dans le silence. Ici, *scripta manent,* cela est *sans rémission.* Un journal de clinique établi sur ce principe, corroboré du principe de l'*authenticité suivie,* aurait son intérêt..... et..... il serait un journal..... rare.

<hr>

1859.

Je place ici la réponse de M. A. Sm. à mes trois questions de la note de la page 9, comme la preuve de ce que j'ai maintenant mission de prouver, à savoir : la persistance du rétablissement de la miction sans produire de fistule, le peu de douleur causée par mon opération, et les douleurs incomparablement plus grandes que produisent les impuissantes bougies.

Voici la réponse de M. A. Sm. à mes trois questions de la note de la page 9 :

Paris, ce 3 juillet 1859.

Mon bien cher Docteur,

Pour répondre d'une manière catégorique aux trois questions que vous me faites, je vous dirai que j'urine toujours bien sans sonde et sans fistule, que votre opération ne m'a donné que très-peu de sensation pénible, et que j'ai souffert longtemps et beaucoup de l'introduction des bougies et des autres traitements que j'ai eu à supporter.

Du reste, j'ai détaillé tous mes malheurs dans la rédaction que je vous ai remise dans le temps et que je vous autorise à publier.

Agréez, bien cher Docteur, les assurances de dévouement de votre bien reconnaissant serviteur.

A. S.

22, rue Montholon.

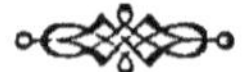

Plusieurs blennorrhagies. — Elles sont traitées par les injections astrin-
gentes. — Un rétrécissement apparait après la troisième. — Rétention
complète un an après. — Efforts inutiles de beaucoup de médecins pour
y remédier. — Le malade se soulage lui-même en se sondant. — Impuis-
sance des médecins de Rennes. — J'opère le 4 juin 1858. — **Rétablisse-**
ment immédiat. *— État du malade en 1859.*

En juin 1858, M. Mahé, pharmacien à Quintin (Côtes-du-Nord),
me fit l'honneur de venir me demander mon assistance pour le
soulager d'une rétention d'urine dont il souffrait depuis longtemps, et qui avait persisté malgré les efforts tentés par beaucoup de médecins pour lui donner du soulagement. Le rétrécissement qui donnait lieu à cette rétention n'avait pu être
surmonté, et le malade se trouvait dans une anxiété extrême.

Je procédai à son opération le 4 juin 1858, après l'avoir examiné le 31 mai, et avoir constaté que j'avais affaire à un malade
d'une sensibilité extrême et rendu nerveux par de longues souffrances antérieures.

Malgré ces circonstances éminemment défavorables, je guéris
immédiatement ce malade, quoique l'état très-complexe de son
canal me donnât à faire disparaître trois rétrécissements fibro-
vasculaires, l'un situé à 10 centimètres, l'autre à 13, et le troisième à 19 centimètres de profondeur.

Après avoir opéré M. Mahé, je le priai de vouloir bien écrire
lui-même l'exposé de son cas et de ses impressions. Je publie
cet écrit.

« Paris, 5 juin 1858.

« Monsieur le Baron,

« Vous m'avez demandé l'historique de ma maladie, je m'em-
« presse de vous être agréable.

« Dans l'année 1817 j'eus le guignon de contracter une blen-
« norrhagie, que je fus obligé de laisser s'éteindre d'elle-même,
« par l'impossibilité dans laquelle je me trouvais de la soigner.
« En 1820, une deuxième, qui fut un peu soignée par des tisa-

« nes et des injections astringentes. En 1824, une dernière, dès
« la fin de laquelle je m'aperçus d'une diminution notable dans
« le jet des urines; depuis, cette diminution n'a fait qu'aug-
« menter jusqu'en 1825, époque à laquelle je fus tout à coup
« frappé d'une rétention complète. Tous nos docteurs firent
« leurs efforts pour m'en débarrasser, par les sondes, par les
« bougies; mais toutes les tentatives n'eurent d'autre résultat
« que de me faire beaucoup souffrir. Enfin, désespéré, après
« des applications de sangsues, des bains, des cataplasmes, sans
« aucune amélioration, j'essayai moi-même et je réussis à faire
« pénétrer une bougie dans le rétrécissement. En la retirant
« l'urine partit; mais, à dater de ce jour, il n'y eut plus moyen
« d'uriner sans l'introduire, opération qui bien souvent présen-
« tait de grandes difficultés causées par des gonflements et les
« grandes frayeurs que me donnait ma position de rétréci.

« Cette position a presque constamment duré, tantôt mieux,
« tantôt plus mal. Ce voyant, je me rendis à Rennes dans l'année
« 1837, espérant, au centre de la Faculté, trouver du soulage-
« ment à mes souffrances...... Erreur; je revins dans le même
« état, ne devant qu'à moi le peu de soulagement que j'éprou-
« vais.

« Aujourd'hui, 4 juin 1858, je viens d'être opéré par vous,
« Monsieur le docteur baron Heurteloup, avec toute la dextérité,
« la délicatesse et la célérité qui accompagnent toujours une
« main guidée par l'assurance que donne une grande conviction
« appuyée sur la science et une longue expérience.

« Si l'expression des sentiments de ma reconnaissance blessait
« la modestie de M. le Baron, tout en la maintenant, je lui en
« demande bien pardon; mais c'est le cœur d'un Breton qui
« parle.

« Croyez, Monsieur le Baron, à toute ma reconnaissance la
« plus respectueuse.

« FÉLIX MAHÉ, »
Pharmacien.

Trois jours après son opération, M. Mahé repart pour Quintin,
et écrit sur la couverture de son dossier les quelques lignes sui-
vantes :

« Je pars, et veux préalablement vous faire savoir que depuis
« vos deux très-courtes et bien peu douloureuses opérations, je
« pisse comme il me souvient à peine avoir pissé, même dans ma
« jeunesse. Toutes mes urines sont d'une limpidité admirable
« depuis la dernière opération. En un mot, tout va pour le
« mieux.

« Mahé, pharmacien. »

7 juin 1858.

1859.

M. Mahé m'écrit la lettre suivante pour répondre à mes trois
questions de la note de la page 9 :

Quintin, 5 mai 1859.

Monsieur le Baron,

*Dans le mois de juin 1858, lorsque j'eus l'honneur d'être opéré par vous
de plusieurs rétrécissements dans le canal de l'urètre, vous me priâtes de
vous donner l'historique de mon indisposition, de sa marche et des moyens
qui avaient été mis en pratique pour y remédier. Je m'empressai de répondre à votre désir, 1° par reconnaissance; 2° dans l'espérance qu'un
exemple de plus pourrait servir, à la suite de beaucoup d'autres, à convaincre les pauvres malades de l'efficacité de votre méthode et de son in-
comparable supériorité sur toutes les autres; j'ai voulu, en même temps,
que mon cas servît à prouver encore une fois de plus à vos b.... de détrac-
teurs, que ce que vous avancez dans votre ouvrage sur les rétrécissements
n'est que l'expression de la pure vérité.*

*L'autorisation que je vous donnai en ce temps, de publier l'historique
de mes misères passées, je vous la renouvelle encore aujourd'hui et je
m'estimerai heureux si ce récit peut être utile à l'humanité.*

Je réponds aux trois questions que vous me posez :

*1° L'urine pourrait sortir plus largement, mais, comme toujours, je
vide la vessie sans fatigue; mes urines continuent à être d'une limpidité
parfaite et ne m'occasionnent aucune cuisson comme celle que j'éprouvais avant votre opération;*

*2° Comme vous le dites dans votre ouvrage, vous m'avez opéré dans
deux séances de deux à trois minutes, sans pour ainsi dire de douleur
que celle de l'imagination;*

3º Les bougies (vous me parlez des bougies !); j'ai été à Rennes plus d'un mois entre les mains de docteurs qui, avec leurs bougies, m'ont fait beaucoup souffrir sans apporter à mon état aucune amélioration; chez vous, monsieur le Baron, cinq à six minutes ont suffi pour me mettre à l'abri de toutes inquiétudes.

J'espère vous aller présenter mes salutations respectueuses; en attendant, croyez-moi votre dévoué et respectueux serviteur.

Félix MAHÉ,

Pharmacien.

A Quintin (Côtes-du-Nord).

Je profiterai du voyage de M. Mahé à Paris pour l'examiner, s'il veut bien le permettre, et lui donner un peu plus de passage, si je le juge convenable. Le temps qu'il me faudrait pour mettre une bougie suffira. Cependant, il se pourrait bien que je ne fisse rien, et que je le renvoyasse au cas de M. D***, que j'ai publié dans ma première édition, et qui se trouve à la page 142 du présent livre.

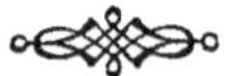

Blennorrhagies nombreuses. — Diminution du jet dix ans après. — Ré-
trécissement complet dix ans plus tard. — Cautérisation et dilatation en
1843. — Rétention complète en mer. — Cautérisation et dilatation en
1845 par M. deux étoiles. — Scarification et dilatation par M. trois
étoiles quelques mois après. — Bains nombreux et dilatation par
M. quatre étoiles en 1846. — De 1846 à 1851 deux nouveaux traite-
ments par la cautérisation et la dilatation par M. deux étoiles. — Re-
tour aux bougies employées par le malade. — Inanité de ces bougies et
des traitements précédents. — J'opère le 17 mai 1853. — **Rétablisse-**
ment immédiat. *— Persistance du bien-être depuis six ans. — État*
du malade en 1859.

Dans le mois de mai 1853, je reçois la visite de M. Dugué,
capitaine au long cours de Saint-Malo. M. le capitaine a 53 ans,
est d'une bonne constitution, n'a jamais eu de maladie grave,
excepté une fièvre typhoïde en Amérique, il y a vingt ans. Il est
rétréci au plus haut degré ; je l'opère le 17 mai 1853, je le guéris, et le 15 juillet suivant il me fait, sur ma demande, le rapport
suivant :

« Il y a bien dix ans que je m'occupe de mon canal, mais il y
« a une trentaine d'années que j'ai contracté les premières blen-
« norrhagies ; je crois en avoir eu huit ou neuf. Il y a vingt ans,
« je m'aperçus de la diminution du jet de mes urines, mais je
« n'en tins aucun compte alors. Cependant, il y a dix ans, je fus
« assez rétréci pour être obligé, en 1843, de m'adresser à un
« médecin de Bordeaux dont je ne me rappelle pas le nom. Je
« fus cautérisé et dilaté. Le jet de mes urines devint meilleur, et
« je restai ainsi pendant quelques années *assujetti à me passer*
« *des bougies.* Ce traitement dura qninze jours, mais il ne m'em-
« pêcha pas d'avoir une rétention complète en mer, pendant que
« je doublais le cap Horn, ce qui, faute de secours, mit ma vie
« en danger.

« Malgré les soins que je pris de dilater mon canal, mon ré-
« trécissement revint donc et m'obligea de m'adresser en 1845
« à M. *deux étoiles* (1), qui procéda, comme ci-devant, à la dila-

____

(1) Que l'on veuille bien remarquer qu'en me servant des désignations

« tation de mon canal après m'avoir cautérisé une fois. Mon canal
« ne resta pas longtemps ouvert, car, quelques mois après, je
« fus obligé de recourir de nouveau à un autre médecin, M. *trois*
« *étoiles,* qui me traita par la scarification, au moyen d'un ins-
« trument avec lequel il coupa l'endroit rétréci, et ensuite obtint
« la dilatation au moyen de bougies. Ce traitement dura un mois
« et demi et me tint le canal *assez* ouvert pendant le même
« temps que celui de M. *deux étoiles.*

« Fatigué de ne pas obtenir de guérison, j'allai en 1846 à la
« maison de santé de M. Dubois, et là, je fus soumis par M. *qua-*
« *tre étoiles* à des bains de toute espèce, bains sulfureux, bains
« froids, bains salés, bains de vapeur, et à la dilatation. Ce trai-
« tement, qui dura *deux mois,* me mit en état de pisser pendant
« un plus long espace de temps que par les deux traitements
« précédents. Cependant mon rétrécissement revint bientôt.

« Il m'obligea de 1846 à 1851 à me remettre de nouveau deux
« fois entre les mains de M. *deux étoiles* qui me soumit, *dere-*
« *chef,* à ses procédés de cautérisation et de dilatation sans ob-
« tenir un autre résultat que précédemment. Le premier de ces
« nouveaux traitements dura un mois et plus, et le deuxième
« deux mois et demi.

« De février 1851 à septembre 1852, je pissai assez bien en
« me *passant des bougies* tous les huit jours, mais, *nonobstant,*
« le rétrécissement *revint.*

« Derechef, je cherchai des moyens de soulagement et j'ap-
« pris avec une vive satisfaction par M. Lamarre (voir l'observa-
« tion p. 212) qu'il venait de recevoir la faculté d'uriner large-
« ment par vous, au moyen d'un procédé nouveau, et que
« l'opération, qui avait duré à peine quelques minutes, n'avait
« pas été douloureuse.

---

deux étoiles, trois étoiles, etc., je le fais pour éviter de désigner quel-
qu'un. M. *trois étoiles* d'une observation n'est nullement M. *trois étoiles*
d'une autre. Ainsi, il n'y a pas ici un *système* de désignation. Ce qu'il
m'importe, c'est de faire saillir le traitement employé avant moi pour
comparer ses effets aux effets de celui que j'emploie moi-même. Lorsque
je n'ai pas de raisons pour taire le nom du médecin qui m'a précédé, je
le dis.

« M. Lamarre me conduisit chez vous, vous me fîtes la même
« opération qui me causa à peine de douleur, qui ne donna
« lieu à aucune hémorrhagie et qui me mit en quelques minutes
« le canal dans le même état que je l'avais obtenu par chacun
« de mes divers traitements, après deux ou trois mois de tour-
« ments et de patience.

« Je ne saurais dire si je resterai toujours guéri, mais, à coup
« sûr, je ne m'en inquiète plus autant, puisque j'ai la preuve
« que dans un moment vous pouvez me remettre dans l'état
« heureux où je me trouve. »

Telle est la narration de M. le capitaine Dugué, qui après
l'avoir dictée, trouva bon d'y ajouter cette note écrite de sa
main :

« Je n'hésite pas à constater que dès le premier jour, M. Heur-
« teloup m'a fait un canal nouveau et large de très-étroit qu'il
« était, cela sans douleurs ou du moins très-supportables, et
« que je n'ai éprouvé aucun malaise, tandis que les précédents
« traitements m'avaient occasionné des fièvres intermittentes
« qui m'ont duré jusque pendant quinze jours, sans compter
« les douleurs causées par la présence des sondes que M. Heur-
« teloup n'a pas employées pour me traiter.

« Th. Dugué. »

Paris, 15 juillet 1853.

Ce cas est certainement un beau *spécimen* de l'importance du
traitement *éclectique immédiat*. On voit combien de temps a été
dépensé par M. D*** pour se guérir d'une maladie qui a fait son
tourment pendant une grande partie de sa vie. On voit quelle a
été l'inanité de ces traitements dirigés par les mains les plus habituées. On voit qu'en un moment j'ai rétabli la fonction. On
voit que toutes ces dilatations, ces cautérisations, ces scarifications répétées n'ont abouti qu'à mettre le malade momentanément dans un état de miction plus facile, à grand renfort de bougies, et que ces bougies ont toujours et toujours fini par être
vaincues par le rétrécissement qui n'en poursuivait pas moins
impassiblement sa marche. Toutes ces *blessures*, et leurs *cicatrices* ne m'ont pas empêché d'accomplir mon œuvre, le réta-

blissement immédiat de la miction et d'obtenir une guérison *permanente*, comme le constate la lettre qui suit.

1859.

Voici la réponse de M. Dugué à mes trois questions de la note de la page 9.

A MONSIEUR LE BARON HEURTELOUP,

Docteur-Médecin à Paris, rue Louis-le-Grand, 31.

Paris, ce 25 juin 1859.

Monsieur,

Je m'empresse de répondre aux questions que vous m'avez adressées hier.

Depuis 1853, époque à laquelle je me suis adressé à vous, je pisse très-bien en me conformant à vos prescriptions.

Les opérations que vous m'avez faites ne m'ont pas fait souffrir, elles sont courtes, agissent spontanément et vous font un large canal.

Auparavant vous, j'avais essayé, entre les mains de praticiens habiles, de la dilatation par les bougies avec la cautérisation, mais sans résultat positif; aussi aujourd'hui, le cas échéant, je vous donnerai toujours la préférence.

Agréez, Monsieur, l'assurance particulière de ma gratitude et croyez-moi votre serviteur.

Th. DUGUÉ.

*Rétention complète. — Impossibilité d'introduire des petites bougies. — Le malade m'est envoyé.—Je l'opère le 18 juin 1855.—***Rétablissement im-****médiat***. — Bien-être conservé pendant deux ans, après lesquels son médecin, M. le docteur Boulu, le perd de vue. — Lettre de M. le docteur Boulu, médecin par quartier de l'Empereur.*

Le 18 juin 1855, à 9 heures du soir, mon confrère M. le docteur Boulu voulut bien m'envoyer un malade atteint d'une rétention absolument complète, qui durait depuis quinze heures et qui était due à un rétrécissement considérable qui datait de plusieurs années et qui s'était accru d'une manière progressive malgré l'usage des bougies.

Le malade, M. Mauriceau, teinturier, rue du Rocher, 40, était dans une anxiété considérable; il fut soumis à mon opération, par laquelle je donnai immédiatement cours aux urines par un canal large, qui permit sur-le-champ à ce liquide de s'échapper par un jet fort et puissant.

Cette fonction accomplie, M. Mauriceau, revenu à un état de bien-être qu'il trouva bien doux après les grandes souffrances qu'il avait éprouvées, me conta les antécédents de son mal.

Comme beaucoup de rétrécis, il avait eu autrefois plusieurs urétrites qu'il avait traitées soit par les injections, soit par le copahu. Quelques années après il avait ressenti les premières difficultés d'uriner; il n'y avait pas fait grande attention d'abord; bientôt le rétrécissement s'accrut; il voulut y remédier par les bougies, mais il fut forcé d'en mettre de plus en plus petites au lieu d'en mettre de plus grosses en plus grosses comme il l'espérait (1); bientôt il en vint aux filiformes, et, après plusieurs ré-

----

(1) Le malade se trouve, lorsqu'il met des bougies, dans deux états opposés : celui de vainqueur et celui de vaincu; il passe de l'un à l'autre. Lorsqu'il *commence* à opposer la bougie à un rétrécissement mou et *commençant* il est vainqueur; le rétrécissement mou se laisse dilater. Mais aussitôt que la bougie a durci le canal par des passages successifs, il passe à l'état de vaincu, et alors il est forcé de diminuer piteusement le

tentions à peu près complètes, il en vint à ne plus pouvoir pisser ni introduire de bougies et à être obligé d'avoir recours au chirurgien.

C'est dans cet état qu'il se présenta à mon bien honoré confrère qui essaya des bougies comme le malade les avait essayées lui-même. Ne pouvant pénétrer, M. Boulu m'envoya M. Mauriceau.

Le rétrécissement de ce malade était situé à 15 centimètres de profondeur; il était central, commençait à quelques centimètres au-devant du ligament triangulaire, et s'étendait presque jusqu'à ce ligament. Je trouvai d'abord un lacet de valvulettes que je fis disparaître dans l'espace de un centimètre à peu près, après quoi je rencontrai un pertuis fibreux uni de 2 centimètres. Je donnai au canal un calibre suffisant.

Depuis, le canal s'est bien conservé, du moins autant qu'il a été possible à M. le docteur Boulu de le constater.

Cette observation a un caractère bien spécial; elle démontre que le traitement *éclectique immédiat* ne donne pas seulement au chirurgien, comme le traitement généralement en usage, la faculté de procurer au malade un petit passage pour pisser misérablement par un petit jet, qui se fait jour par le petit trou que vient de faire une timide bougie (qui, comme l'on voit, n'entre pas toujours), mais qu'il permet de rétablir largement, triomphalement, un large passage qui permet à la vessie de se vider promptement, et que ce grand passage se conserve, pendant que le petit passage issu de la petite bougie se referme, si on ne le refait avec patience.

1859.

J'ai voulu retrouver ce malade pour le prier de répondre à mes trois questions de la note de la page 9, mais il était parti

----

calibre de ses bougies, au lieu de les augmenter triomphalement comme lorsqu'il commence à fourgonner son canal.

pour l'étranger. J'ai prié alors mon confrère, M. le docteur Boulu, de me donner une petite note qui pût constater que le rétrécissement de M. Mauriceau a eu de la permanence.

Voici la lettre de mon confrère :

Paris, ce 1er mars 1859,

Mon cher et honoré Confrère,

Vous me demandez que je vous adresse une petite note sur le malade rétréci que je vous ai envoyé, il y a quelques années. Ce malade, M. Mauriceau, teinturier, rue Royale, 17 (1), est venu me consulter pour une rétention complète. Cette rétention tenait à un rétrécissement de l'urètre dans lequel je tentai d'introduire de fines bougies. Aucune ne put pénétrer, et voyant qu'il était d'une grande urgence de rendre le cours des urines libre, sous risque de graves accidents, je m'empressai de vous l'adresser.

Vous lui fîtes une opération dont le succès immédiat me parut évident, car, deux jours après, M. Mauriceau vint me donner les preuves évidentes d'une fonction en plein exercice.

Depuis ce temps, j'ai suivi le malade dont le bien-être s'est conservé jusqu'à deux années après l'opération, époque à laquelle il a quitté la France et depuis ce temps je l'ai perdu de vue.

Recevez, mon cher Confrère, l'assurance de mes sentiments les plus dévoués.

Boulu,
Médecin par quartier de l'Empereur.

---

(1) Lorsque je l'ai opéré, M. Mauriceau demeurait rue du Rocher, 40, et M. le docteur Boulu donne l'adresse où il avait suivi le malade qui avait changé la place de son établissement.

Symptômes simultanés de pierre et de rétrécissement en 1845. — La double maladie est méconnue pendant cinq mois. — En 1846 on dilate et on reconnaît la pierre. — Fragmentation de pierre en 8 opérations. — Accidents. — Bougie à demeure. — Retour du rétrécissement. — Pierre dans le canal reconnue par Gerdy. — Incision du périnée pour l'extraire. — Dilatation et incision par M. Civiale en 1847. — Gonflement de la verge. — Brisement de quelques fragments de pierre. — Sorti de l'hôpital Necker après six mois de séjour. — Dix répétitions des opérations de broiement en deux ans et demi. — Retour du rétrécissement. — Je l'opère le 11 juin 1851 de la pierre et du rétrécissement. — Quelque temps après j'extrais le reste des pierres. — **Rétablissement immédiat.** *— Persistance du bien-être. — État du malade en 1859.*

Dans le mois de juin 1851, M. Royer, ébéniste, vint me consulter ; il était atteint de rétrécissement et de pierre, et était traité depuis longtemps pour ces deux affections, mais infructueusement. Je pris immédiatement son observation, que je lui fis parapher, et je l'opérai le 9 juin 1851. Voici la relation de M. Royer, que j'ai écrite sous sa dictée, et à la troisième personne :

« M. Royer (Jacques-Pierre), rue Traversière-Saint-Antoine, « 78, ancien militaire, maintenant ébéniste, a éprouvé, étant au « service, les symptômes composés de la pierre et d'un rétré- « cissement de l'urètre, pour lesquels il entra, en 1845, à l'hô- « pital de Cherchell, en Afrique, où il resta pendant cinq mois, « sans que l'on découvrît la nature de sa maladie. Renvoyé en « France, il entra à l'hôpital d'Hyères, où il passa un mois sans « être traité. Après ça, il fut envoyé en convalescence dans son « pays, à Laval, où il demeura deux mois sans faire autre chose « que des essais inutiles pour introduire des bougies. Nonobs- « tant, M. Royer fut renvoyé rejoindre son corps en Afrique, « mais à la troisième étape il fut obligé d'entrer à l'hôpital de « Tours, au mois de septembre 1846, où l'on parvint à intro- « duire des bougies dans la vessie, ce qui permit de découvrir la « présence d'une pierre dans cet organe.

« On continua à dilater l'urètre jusqu'à ce qu'un instrument

« brise-pierre à pression pût être introduit, et M. Harpin, le
« chirurgien de l'hôpital, procéda à l'opération de la lithotripsie
« par simple fragmentation, opération *qui fut répétée huit fois.*
« Chacune d'elles durait dix minutes; elles furent assez pénibles,
« principalement l'une d'elles, où l'instrument, engoué de dé-
« tritus, et augmenté de volume, ne put être extrait de la vessie
« que *par un arrachement d'une extrême violence,* arrachement
« qui fut suivi de deux hémorrhagies considérables. Entre cha-
« cune des opérations qui demandèrent *quatre mois,* le malade
« gardait *continuellement* une bougie dans la vessie afin de tenir
« le canal ouvert, et de donner passage aux fragments qui s'en-
« gageaient fréquemment dans le passage.

« Après ces opérations, M. Royer fut réformé du service mili-
« taire, car, peu de temps après, le canal, qui n'avait été *que*
« *dilaté,* revint sur lui-même, et, sous le rapport du rétrécisse-
« ment, le malade se trouva dans le même état qu'avant.

« Revenu à Paris en mars 1847, il entra à l'hôpital de la Cha-
« rité dans le service de M. Gerdy, parce que, à force d'intro-
« duire des bougies très-fines pour pouvoir uriner, il sentait un
« grattement sur cette bougie, ce qui le fit conclure qu'il lui
« restait ou qu'il lui était revenu de la pierre dans la vessie.
« Bientôt un calcul fut reconnu dans l'urètre, derrière la partie
« rétrécie du canal, et M. Gerdy (1) en fit l'extraction au moyen
« d'une incision qui fut pratiquée sur l'urètre, au-devant du
« scrotum.

« Cette incision n'était pas cicatrisée, et l'urine filtrait à tra-
« vers les trous des fils qui avaient servi à recoudre les chairs.
« M. Royer sortit de la Charité, mais fut bientôt obligé d'entrer
« à l'hôpital Saint-Antoine, où il ne resta que quinze jours,
« voyant qu'il ne guérissait pas.

« Souffrant toujours, il se détermina à entrer à l'hôpital
« Necker, sous les soins de M. Civiale, en juin 1847 (2).

---

(1) Gerdy est mort, et on ne peut laisser passer son nom sans dire que
Gerdy fut un chirurgien d'une honnêteté rigide. Il eut bien d'autres qualités, mais celle-là les dépassait toutes.

(2) M. Civiale a été admis par tolérance à traiter des calculeux à l'hôpital Necker; il était question de le remercier, lorsqu'il fut forcé de re-

« Là, on attendit que la boutonnière fût guérie; on employa
« des sondes pour dilater l'urètre; mais voyant que cette dilata-
« tion prolongée ne faisait pas d'effet, on procéda au débride-
« ment de l'urètre, qui se fit au moyen de trois instruments in-
« troduits l'un après l'autre, et avec chacun desquels le canal
« fut tranché d'arrière en avant.

« Cette opération fut suivie d'un gonflement de la verge, qui
« dura quelques jours. Ce débridement donna la possibilité de
« briser des petites pierres qui se formaient dans la vessie, ce
« qui permit à M. Royer de sortir de l'hôpital Necker après un
« séjour de *six mois.*

« M. Royer resta dans cet état pendant deux ans et demi,
« sans s'occuper d'autre chose que de faire briser par M. Civiale
« des pierres qui se formaient dans la vessie, ce qui fut répété
« au moins dix fois depuis. »

Ce cas offre beaucoup d'intérêt, d'abord sous le point de vue
des deux maladies existant ensemble et présentant une complication qui fut longtemps au-dessus des ressources de l'art, et
aussi sous celui de l'inanité des moyens qui furent employés
pour surmonter les difficultés que chacune de ces maladies présentait. Au rétrécissement, on oppose la dilatation et l'incision;
on emploie ce traitement des mois entiers, et on ne vient à bout
de rien: le rétrécissement reparaît toujours. A la pierre, on oppose la simple fragmentation avec mes instruments courbes;
mais on emploie les instruments de pacotille que fait le commerce, et on ne guérit pas le malade. On est obligé de revenir
dix fois à l'opération (je ne dis pas séances), et, en définitive, le
malade, après plusieurs années de souffrances, m'arrive avec
une vessie remplie de platras formés de phosphates mélangés,
phosphates qui s'étaient formés par suite de l'irritation donnée
à la vessie par les instrumentations précédentes (1). Pour ex-

---

noncer à se servir du *perce-pierre* pour adopter mon *instrument courbe,*
mais comme ce renvoi lui eût été fatal, il donna aux hôpitaux 1,500 fr.
de rente, et on continua à le tolérer!!! (Voir la note de la page 21.)

(1) La vessie irritée et enflammée forme des *tartres* comme les genci-
ves enflammées. C'est pour cela que les opérations de lithotripsie prolon-

traire ces phosphates il m'a fallu employer mon *percuteur à cuillers*, et aller les chercher dans les anfractuosités de la vessie, qui, chez M. Royer, étaient très-nombreuses et très-profondes. Le canal que je venais de faire au malade me permit tout cela.

Le *percuteur à cuillers* m'a donc donné de bons résultats, comme dans un grand nombre d'autres occasions. Les hommes qui tiennent sous le boisseau cet instrument et le système de lithotripsie qu'il représente sont donc bien coupables (1) !

———

1859.

Je trouve sur le dossier de M. Royer cet écrit de sa main, et à la date du 18 août 1854, trois années après la rédaction de cette observation :

« J'ai été opéré de mon rétrécissement et de ma pierre le pre-
« mier jour que M. le baron Heurteloup m'a touché. Je n'ai pas
« souffert, je ne me suis pas soigné et je n'ai pas eu la fièvre,
« trois inconvénients que j'ai ressentis par les traitements qui
« m'ont été faits, et qui ne m'ont pas guéri. La preuve, c'est que
« je ne souffre plus. M. Heurteloup vient de me rélargir un peu
« mon canal, qui cependant recevait encore une bougie de 4 mil-
« limètres 3/5, ce qu'il a fait tout de suite.

« Je m'en retourne à Tours, où je demeure, rue Colbert, 35.

« ROYER. »

Paris, ce 18 août 1854.

J'ai revu M. Royer en octobre 1857, lorsqu'il est revenu s'établir à Paris. J'ai donné encore du rélargissement au canal,

———

gées et mal faites sont dangereuses, car elles donnent plus de pierres qu'elles n'en ôtent.

(1) Pauvres gens!... (Voir la protestation à la fin du livre.)

car il avait été bien mal mené, avant mon opération, par les incisions et les bougies. Quant à la pierre, il n'en était plus question.

Je voulais obtenir de M. Royer une réponse à mes trois questions de la note de la page 9 ; mais, malgré toutes les recherches que j'ai fait faire, je n'ai pu le retrouver. Du reste, sa déclaration, écrite en 1854, peut remplacer, en grande partie, la réponse que je voulais lui demander.

Il demeurait, il y a dix mois, rue de Laborde, n° 1.

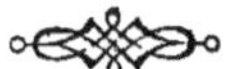

Plusieurs blennorrhagies à longs intervalles. — Rétentions complètes ré-
pétées. — Persévérance dans le traitement antiphlogistique. — Cessa-
tion constante des phénomènes de rétention, sous l'empire de la déplé-
tion sanguine. — Opération le 5 août 1855. — Cessation des phénomè-
nes de rétention. — **Rétablissement immédiat.** *— État du malade en*
1859.

Le 3 août 1855, mon confrère M. F. Broussais, le fils du grand
Broussais, duquel je m'honore d'avoir été l'élève, m'amena un
de nos confrères qui était rétréci, et me le recommanda. Ce
confrère était un ancien médecin des armées, et, à ce titre, il
éveilla tout mon intérêt (1). Je lui demandai, longtemps après
l'avoir opéré, de bien vouloir m'écrire les circonstances qui
avaient précédé son rétrécissement, et voici la relation que m'a
donnée M. le D^r Z*** :

§ 1. *Antécédents.*

« Je suis d'une bonne constitution; mon tempérament est
« lymphatico-sanguin, devenu nerveux par la vie sédentaire. J'ai
« eu les cheveux châtains. Pour ce qui a trait à mon impression-
« nabilité, je dois dire que la miction s'effectue d'une manière
« imparfaite lorsque j'appréhende un dérangement ou toute
« autre sensation pendant cet acte. Cette susceptibilité est na-
« tive (2).

« Jamais je n'ai eu la syphilis proprement dite, c'est-à-dire
« l'affection vénérienne qui se manifeste par des symptômes gé-
« néraux et des phénomènes consécutifs.

---

(1) Mon père, mort en 1811, fut premier chirurgien des armées, et ins-
pecteur général du service de santé, et j'ai conservé pour le corps des
médecins de l'armée un penchant qui s'explique facilement.

(2) Ce phénomène de miction imparfaite par affection morale, se montre souvent et à un point extraordinaire. Quelquefois la miction devient
impossible devant témoins : j'ai connu un malade qui ne pouvait uriner

« En 1842, à 42 ans, j'ai contracté une première urétrite
« aiguë, avec une femme brune méridionale en état de mens-
« truation. *Je l'avais vue précédemment;* je la revis plusieurs
« jours *après cette phlogose sans aucun résultat fâcheux* (1).

« En 1843, j'eus une seconde blennorrhagie au contact d'une
« Allemande blonde, que j'avais vue en passade.

« Ces deux phlegmasies locales furent traitées par le copahu
« dans des capsules, le lin en boisson, des bains locaux émol-
« lients, et des bains de siége froids très-prolongés. Nulle émis-
« sion sanguine. Régime de vie peu modifié.

« Dans l'un et l'autre cas, la sécrétion morbide, venue quel-
« ques jours après le coït, se tarit complétement dans la sixième
« semaine.

« Me considérant comme guéri, je restai en sécurité de 1843
« à 1850.

« Le 8 décembre 1850 le passage de l'urine s'intercepta. Des
« cataplasmes et du lait pris en abondance rétablirent la miction.

« Je devins inquiet en apercevant le jet de l'urine s'arrêter à
« la plus minime appréhension, se vriller fortement, se divi-
« ser, etc., etc.; je ne recourus, néanmoins, à aucune théra-
« peutique.

« En septembre 1852, je pris une troisième urétrite d'une
« femme chez laquelle le spéculum me montra une vaginite.

« Cette fois je joignis l'action des antiphlogistiques, des sang-
« sues, à celle du copahu et de la diète.

§ 2. *Rétention.* — *Récidive.* — *Palliatifs.*

« Le 30 avril 1853, je commençai à souffrir d'une ischurie,
« qui, se prolongeant soixante heures, accumula une si grande
« quantité d'urine dans la vessie, que celle-ci vint envahir la ré-

---

que dans l'obscurité. Cela tient à un grand phénomène encore inaperçu
et sur lequel j'ai un travail tout prêt. Ce travail a pour intitulé : *De la
Myolèle* (oubli du muscle).

(1) Encore une fois, que l'on ne perde pas de vue que la vérole et la blennorrhagie sont deux maladies distinctes que les gens du monde confon-
dent trop souvent. Que l'on relise la note de la page 37.

« gion hypogastrique. La gêne était si cruelle, que, après avoir
« tenté vainement de me passer une algalie, je dus appeler des
« confrères.

« Des chirurgiens en renom me visitèrent successivement :
« MM. Amussat, Larrey (Hippolyte), Belliol. On me conseilla,
« Amussat surtout, l'application de sangsues, le plus près possi-
« ble du col de la vessie. J'exécutai moi-même la prescription,
« l'urine coula *avant que les sangsues fussent détachées* (1). Je
« pris un bain.

« Le 31 mai 1853, nouvelle rétention, — *infructueux* essais
« de cathétérisme, — sangsues appliquées avec succès, — bain.

« Le 3 juin 1853, accidents identiques, — 30 sangsues : 15 au
« périnée, 15 au-dessus du pubis, — sortie facile de l'urine.

« Le 21 juin, après quinze jours de miction indolore, nouvelle
« ischurie (2), de six heures du matin à onze. Dix sangsues au
« périnée; — l'urine reprend son cours.

« Je mis encore des sangsues le 20 juillet, le 24 août 1853;
« puis les 11, 16, 24 novembre; les 4 et 14 décembre de la
« même année, soit pour remédier à la strangurie, soit pour la
« prévenir.

« En février 1854, sous des influences morales fâcheuses, je
« fus en proie à de nouveaux accidents, dont je triomphe encore
« par des saignées locales.

« Le 23 mars et le 25 juillet 1854, je fis une application de
« sangsues par mesure de prudence, conservant *l'espoir de*
« *guérir à force de saignées locales* et *de temps*. Je redoutais les
« procédés de la chirurgie, connaissant mon extrême irritabilité.

« Au mois d'octobre de cette année 1854, je gagnai une qua-
« trième urétrite. Le copahu et les déplétions sanguines locales
« enlevèrent la phlogose, toujours limitée au canal et au repli
« valvulaire dans la vessie. »

---

(1) Voir la dernière note qui tient à cette observation.

(2) *Ischurie*, impossibilité d'uriner. Lorsque le malade urine goutte à
goutte avec ténesmes, il est atteint de *strangurie;* lorsqu'il urine avec
simple difficulté il est atteint de *dysurie*. Je mets cette note parce qu'il y
a beaucoup de personnes qui ne savent pas la vraie signification de ces
trois mots, qui sont souvent employés.

C'est dans ces circonstances que notre confrère vint se confier à mes soins, sous les auspices de M. F. Broussais. Il était fortement rétréci, et portait, non pas un rétrécissement fibreux, mais de ces rétrécissements vasculaires, les plus mauvais de tous quand il s'agit de les guérir. Ce rétrécissement était situé à la courbure de l'urètre, et avait de trois à quatre centimètres de long (1).

J'ai opéré le 5 août 1855, et une seconde fois quelques mois après, car ces rétrécissements nous demandent qu'on y revienne plus qu'aux autres. Le malade *retourna à pied dans le quartier du Jardin des Plantes*, ce que je ne permets pas ordinairement, et l'urine *coula à plein canal* et *il en ressentit du bonheur*. Depuis ce temps, *il n'a plus été exposé à l'ischurie*.

Toutes ces phrases soulignées sont tirées de la rédaction du malade, car les expressions de sa reconnaissance sont trop flatteuses pour être placées dans ce livre.

Ce cas est riche de circonstances à remarquer, mais je ne vais en faire saillir que la principale. Cette circonstance est celle-ci : Notre confrère est resté des années à combattre sa dysurie par les antiphlogistiques répétés et à haute dose. Eh bien, nous trouvons qu'il a couru de grands risques à affronter ainsi la rétention complète. Il fallait en venir tout de suite au rétablissement du canal. Si notre confrère l'eût fait, il n'eût pas passé de longs jours dans l'attente pénible d'une rétention, dans les soins plus pénibles encore pour la surmonter, et dans l'inquiétude qu'elle donne à si juste titre. Encore une fois, il fallait rétablir le calibre du canal avant la première rétention, et la prévenir en observant le jet des urines. Mais, je l'ai déjà dit, les rétrécis oublient comment on pisse.

On voit dans cette observation, si méticuleusement rédigée, et dont la rédaction rappelle l'école de Broussais, le retour continuel des rétentions et le succès toujours prompt des déplétions

____

(1) En général les rétrécissements fongueux et vasculaires sont longs.

sanguines. Cela prouve la nature des rétrécissements; en effet, plus ils sont mous, plus ils sont perméables au sang, et naturellement plus ils se trouvent sous l'effet immédiat des moyens qui diminuent la masse (1) de ce liquide. Il est naturel alors que les parois du canal malade, dégonflées, laissent passer l'urine. C'est ce que l'on a vu avec surabondance dans le cas rédigé par notre confrère.

Il y aurait bien d'autres choses à dire sur ce cas, mais ce serait trop long.

1859.

Voici la réponse de M. le D^r Z*** à mes trois questions de la note de la page 9 :

Paris, ce 10 juin 1859.

Mon cher et bienveillant confrère,

Eu réponse à votre petit billet je vous dirai :

1° Que mes urines continuent à couler à ma suffisance, et que si elles venaient à couler moins bien , je profiterais de votre obligeance;

2° Que je n'ai éprouvé pendant votre opération qu'un sentiment de piqûre assez vif du reste, mais qui a été très court, et puis j'ai été rétabli tout de suite, ce qui est à considérer;

3° Que je n'ai pas mis de bougies d'une manière assez suivie pour que j'en connaisse bien l'effet.

---

(1) Dans la masse de ce liquide *en général d'abord*, et aussi dans la masse de ce liquide envisagée *localement*. J'ai fait des expériences très-curieuses sur cette masse *locale*, et on ne saurait croire comme une perte très-minime de sang, un gramme par exemple, produit des phénomènes de sédation tout à fait hors de proportion avec la modification opérée. J'appelais cela, dans le temps, faire des saignées homœopathiques. J'ai publié quelque chose à ce sujet dans la *Revue de Thérapeutique médico-chirurgicale,* il y a six ou sept ans. Les instruments que je proposais pour faire ces saignées locales sont d'un grand usage en Allemagne et sont employés par M. Græfe, le célèbre oculiste.

Voilà, je crois, ce que vous me demandez, si je vous ai bien compris.

Recevez de nouveau, mon bien cher confrère, mes vifs remerciements et croyez que je vous suis bien dévoué,

Z.,

Docteur en médecine de la Faculté de Paris,

Bien que la réponse de mon confrère me parut favorable, je fus assez piqué de voir qu'il parlait de sensations de *piqûre*, lui qui avait mis pendant si longtemps un si grand nombre de sangsues, et j'allai lui poser cette question : « Mais si vous n'avez pas mis de bougies, au moins vous avez mis des sangsues? Eh bien, avez-vous plus souffert par vos sangsues que par mon opération? — Oh certainement! » me fut-il répondu.

*Rétrécissement en 1841. — Cautérisations itératives. — Insuccès. — Dila-
tation par les bougies et section par M. Ricord. — Emploi périodique
de la bougie. — Cathétérisme nécessité par une rétention. — Fausse
route. — Six semaines de bougies par M. Chelius, à Heidelberg. — Orchite violente. — Sept semaines au lit. — Rétention complète six mois
après. — Bougies en permanence par le docteur Siebold, à Darmstadt.
— 46 jours au lit sans ôter la bougie. — Bougie rompue dans le canal.
— 4 ou 5 mois de dilatation par M. Civiale. — Retour du rétrécissement. — Emploi de la bougie métallique par M. Nélaton. — Continuation des bougies métalliques pendant un an. — Orchite. — Retour du
rétrécissement. — Retour à M. Civiale. — Emploi des bougies de cire.
— Nouvelle section du canal par ce praticien. — Écoulement violent. —
Orchite plus violente que toutes les autres. — Organisation malheureuse. — Nouvelle dilatation. — Précaution. — Nouvelle dilatation. —
Emploi des bougies métalliques par M. Civiale. — Trois semaines d'accès de fièvre. — J'opère le 19 août 1858. —* **Rétablissement immédiat.** *— État du malade en 1859.*

Dans le mois d'août 1858, je reçus la visite de M. le comte
d'E***. M. le comte, homme du monde, d'un esprit remarquable, comme on le verra dans la suite de cette observation, me
faisait l'honneur de me consulter pour un rétrécissement qui
depuis longtemps causait le malheur de sa vie, et qui avait résisté à tous les traitements qui jusqu'alors avaient été entrepris.
M. le comte d'E***, grand voyageur, avait beaucoup vu de médecins de tous les pays, et son cas m'intéressa vivement. Je
l'opérai donc, je le guéris, et il repartit pour le Tyrol.

Au mois de juin 1859 il revint en France, et comme je le lui
avais demandé, il vint se soumettre à mon examen. Je le trouvai dans un état très-favorable. Continuant à exécuter la miction
presque aussi bien qu'à son départ, je le retouchai légèrement,
bien que je m'attendisse à devoir le faire d'une manière plus
prononcée, à cause des nombreuses cicatrices dont était couturé
son urètre. Il était sur son départ, lorsque, voyant sur ma table
quelques épreuves du présent livre, que je venais de corriger, il
m'offrit de me rédiger son observation, ce que j'acceptai avec
empressement. Je m'attendais à recevoir un exposé méthodique

et composé des tribulations d'un rétréci ; mais, au lieu de cela, je reçus un exposé plein d'entrain, qui cadrait parfaitement avec le genre de travail que je fais maintenant, qui consiste, non pas seulement à donner les preuves de l'existence d'un nouveau moyen de guérir, mais aussi. un livre qui montre beaucoup d'abus, beaucoup d'inconvénients résultant de ces abus, afin que le législateur puisse les prévenir et les corriger.

Je publie donc l'observation de M. le comte d'E*** telle qu'il me l'a donnée, en me réservant de l'accompagner de mes notes ; et peut-être ferai-je de cela une observation intéressante et instructive, non pas au point de vue de la thérapeutique, que mon travail n'a pas pour objet, mais à mon point de vue.

Voici donc l'observation de M. le comte d'E*** ; elle est longue, mais je crois qu'elle est intéressante. Or ce qui intéresse n'est pas long.

« Peu de temps après avoir passé, en 1841, dans ma vingt-
« huitième année, par ce qu'on est convenu de nommer en Alle-
« magne le *grand traitement au mercure* (1), je fus incommodé
« de rétrécissements naissants dans l'urètre. Le Dr *Stofella*, à
« *Vienne*, soi-disant spécialiste, me cautérisa itérativement, sans
« cependant me faire du bien ; et, après quatre années d'inquié-
« tudes et d'ennui, j'allai, sur la foi du renom à l'étranger, de
« M. Philippe Ricord, le consulter à Paris.

« Après m'avoir examiné, il déclara que mon état n'avait rien
« de très-sérieux, mais qu'il fallait me résigner à un traitement
« qui pourrait bien durer *deux ou trois mois*. Il en dura *quatre ;*
« et M. Ricord, après avoir dilaté moyennant bougies, me fit
« une section, qui, plus tard, fut cautérisée. J'eus à user de
« bains fréquents et assez dispendieux ; je ne souffris pas peu, et
« partis enfin pour l'Amérique, moins riche en effectif, mais
« plus riche, en revanche, de l'assurance que j'étais un homme
« radicalement guéri.

« Arrivé au Mexique, je vis que, malgré l'emploi *périodique*

---

(1) Voilà encore un malade qui me paraît avoir passé par le *grand traitement* allemand, parce qu'il *avait une blennorrhagie* (lisez la note de la page 37).

« *de la bougie recommandée* par M. Ricord, le canal avait déjà
« considérablement perdu de l'ampleur qu'il avait cinq mois
« auparavant. Je fus consulter le Dr Galezowski, à Mexico, qui
« m'examina, et me dit que je n'avais pas à m'inquiéter pour
« une durée de voyage de quinze à vingt mois; mais que, re-
« tourné en Europe, je ferais bien de m'adresser à un homme
« habile, et, en attendant, de n'employer la bougie *qu'avec*
« *beaucoup de réserve*. Quinze mois plus tard, j'eus au Canada
« et à New-York des cas de rétention très-pénibles. De retour
« en Europe, le Dr Kuchler, à Darmstadt, appelé pour me passer
« la sonde pour un accès de rétention, et faisant *fausse route*,
« me blessa profondément, et je fus *quatre* semaines à souffrir
« d'atroces douleurs, cloué au lit dans mon auberge.

« Je crus donc ne pas devoir hésiter un instant à m'adresser à
« M. le conseiller intime *Chélius*, à Heidelberg. Ce praticien,
« jouissant *aussi* d'un grand renom, reprit encore la dilatation
« mécanique; mais, *après six semaines de traitement*, une or-
« *chite violente* vint l'interrompre. Je fus *sept semaines* à en
« guérir, et, Chélius hésitant à recommencer immédiatement,
« ce fut six mois plus tard qu'après une rétention des plus ai-
« guës, survenue pendant une partie de chasse, je m'adressai
« au Dr Siebold, à Darmstadt. Celui-ci me conseilla la dilatation,
« opérée par le moyen des bougies en *permanence*. Je fus donc
« *quarante-six jours* au lit sans ôter la bougie que pour intro-
« duire un numéro plus fort, et j'allai ainsi jusqu'au n° 12 (filière
« Béniquet) (1).

« Trois mois plus tard, le mal revint; Siebold me condamna
« *encore une fois à quarante-huit jours* de lit, avec bougies *en*
« *permanence*. J'échappai heureusement à l'opération de la

---

(1) Mais, mon Dieu, avec vos filières enrichies de tous les noms de ceux
qui ont fait ces découvertes précieuses, on ne se comprend plus. Est-ce
que le *mètre* est œuvre morte? Est-ce que la dix-millionième partie du
quart du méridien terrestre n'a pas assez de dignité pour qu'on oublie son
nom en faveur d'autres noms?

Quand vous parlez de bougies, parlez donc de millimètres et de cin-
quièmes de millimètre, et tout le monde vous comprendra.

D'autant plus que les bougies sont rarement rondes, et que vous les
faites passer par des trous ronds... et puis la loi l'exige.

« pierre, devenue presque nécessaire *pour extraire* six centi-
« mètres de bougie restés dans l'urètre, Siebold étant parvenu
« à retirer, après une très-forte hémorrhagie, le tronçon sans
« user d'instrument (1). Cependant, six mois plus tard, le rétré-

---

(1) Lorsque j'écrivais ma première édition j'ai rencontré une singulière
coïncidence de faits que j'ai signalée dans cette édition page 34, note 1.

Voici maintenant une autre singulière coïncidence à l'occasion d'un autre fait singulier.

Au moment où j'imprime l'intéressante observation de M. le comte
d'E***, je lis une nouvelle renversante.

Siebold était une femme !

Voici ce que je lis dans le journal *la Presse* d'aujourd'hui, 14 juillet
1859 :

« Il vient de mourir à Darmstadt un docteur en médecine qui jouissait
« d'une réputation européenne. Ce docteur était une femme, Mme Char-
« lotte Heideinreich, née de Siebold. Elle vouait particulièrement ses
« soins aux jeunes mères. En 1819, elle avait été appelée en Angleterre,
« lors de la naissance de la reine Victoria. Un grand nombre de cours du-
« cales ou princières d'Allemagne ont eu recours à son art.»

Il paraît que Siebold ne donnait pas que des soins aux jeunes mères, si
j'en juge par les soins donnés à M. le comte d'E***.

Pour nous reporter à cette circonstance de *l'extraction d'un tronçon de
sonde sans user d'instrument*, ce qui devient piquant dans l'état des choses susdites, j'ai vu un fait semblable il y a quelques années. Ce fait appartient à notre confrère M. Matry. Il s'agissait d'une bougie de gutta-
percha qui s'était brisée dans l'urètre. M. Matry retira le tronçon par de
simples manœuvres et *sans user d'instrument*, bien que ce tronçon fût
presque arrivé dans la vessie. L'extrémité y était entrée, s'était rompue et
y était restée; c'est pour cela que M. Matry était venu me prier de la retirer. C'est ce que je fis, mais avec des circonstances particulières que je
publierai autre part.

Disons ici seulement que ces bougies sont bien dangereuses, et qu'il
est déplorable que les considérations commerciales entrent pour quelque
chose dans la fabrication des agents qui doivent conserver la vie des hommes.

M. Civiale, auquel on s'est avisé de demander un rapport sur ces bougies qui se cassent TOUTES SEULES *dans les armoires où on les conserve*,
a dit qu'elles étaient excellentes et d'un emploi sûr. De là l'extension que
leur inventeur a su donner momentanément à son commerce. Cela est
malheureux ! Puissent ces quelques lignes obvier au danger que je signale, danger bien grand puisqu'il augmente les cas de pierre, lorsqu'on
n'extrait pas tous les morceaux de gutta-percha (et il y a des raisons pour
cela), et que, lorsqu'on procède à l'extraction de ces sondes, l'opération

« cissement était revenu ; je vis que j'avais été à la fois torturé
« et pressuré en vain pendant onze ans, par *Stofella, Ricord,*
« *Chélius* et *Siebold.* Je résolus alors d'aller encore une fois à
« Paris, afin de consulter M. Civiale, qui m'avait été recom-
« mandé itérativement comme *le tout premier* de sa spécialité.

« Ce spécialiste (1) en titre donc, M. Civiale, assez peu attentif

---

est plus pénible que lorsqu'on a affaire à des pierres d'un petit volume!
Ainsi, metteurs de bougies, soyez circonspects au sujet de celles qui sont
faites de gutta-percha. Soyez circonspects surtout, car vous êtes rétrécis.

(1) Puisque ce mot *spécialiste* me tombe sous la main et qu'on me le
donne lorsque je me glorifie de n'être qu'*inventeur*, je reproduis ici ce que
je dis dans un autre livre, de l'un et de l'autre, pour en faire bien sentir
la différence que le public ne connaît pas assez.

Voici cette différence :

LE SPÉCIALISTE ET L'INVENTEUR.

On confond bien souvent deux mots qui n'ont entre eux aucun rapport. Or, cela a un inconvénient, par la raison que l'un étant un titre
d'honneur et l'autre ne l'étant pas, on désoblige celui auquel on donne
le premier nom quand il mérite le second, et on galvaude le second nom
lorsqu'on le donne à qui ne mérite que le premier.

L'*inventeur* est celui qui invente, qui CRÉE ; le *spécialiste* est celui qui
fait particulièrement une chose ou une autre. Il n'est pas besoin du don
divin pour être *spécialiste*, il suffit de payer la patente... exactement.
Quelquefois le *spécialiste* se fait *spécialiste* parce qu'il ne sait pas autre
chose ; quelquefois même il *ignore* ce qu'il fait *spécialement. L'inventeur*
sait toujours ce qu'il fait.

Si on ne peut pas donner sans impolitesse le nom de *spécialiste* à un *inventeur*, il ne s'ensuit pas que l'*inventeur* ne doive forcément être *spécialiste*, car il doit plus *spécialement* s'occuper d'une chose qu'il a inventée
que d'une autre, cela est tout naturel, comme il n'est pas naturel qu'un
spécialiste puisse être appelé, sans risque pour l'instruction générale, à
professer sur l'invention d'un *inventeur*.

Le populaire a une très-grande confiance dans le *spécialiste* ; il a raison
sous le point de vue que celui qui s'occupe spécialement d'une chose doit
la savoir mieux qu'un autre, mais il a tort sous cet autre point de vue
que le *spécialiste* se fait *spécialiste* parce qu'il ne sait pas autre chose, et
que souvent le *spécialiste* ignore ce qu'il fait *spécialement.*

En général, le *spécialiste* sent son infériorité, car il cherche toujours à
monter au rang d'*inventeur* ; c'est pour cela qu'il s'attache aux œuvres
créées pour y accrocher son pauvre nom. Il va jusqu'à faire ressembler le
tranchant d'une lame à son dos, pour avoir la gloire de dire... MON cou-

« au narré que je lui fis ou lus plutôt de mon passé, lisez *passif*,
« me dit que *quatre à cinq mois de dilatation* étaient devenus
« indispensables, et m'engagea à prendre une chambre dans un
« hôtel voisin. Après sept mois de séjour très-dispendieux à
« Paris (l'introduction des bougies ayant lieu d'abord tous les
« jours, puis enfin ne se renouvelant plus que de trois en trois
« jours pour demeurer un quart d'heure en place), M. Civiale
« me déclara radicalement guéri, *à la condition de continuer*
« *l'introduction des bougies* de quinze en quinze jours, afin de
« conserver une ampleur de canal suffisante. Je remis une
« somme honnête à M. Civiale.

« Vers l'automne 1855, les difficultés recommençant, je m'a-
« dressai au Dr Nélaton. Sans désapprouver Civiale, il me dit
« que la bougie métallique convenait le mieux à mon état, à
« condition que j'en userais avec précaution et à des intervalles
« non trop rapprochés ; il me les passa jusqu'à concurrence du
« n° 10 (filière Charrière), et me renvoya en janvier 1857, me
« disant que ma maladie provenait surtout des blessures qui
« m'avaient été faites. Continuant l'usage des bougies métalli-
« ques, je m'en trouvai assez bien une année entière, quand
« tout d'un coup, à la suite d'un effort, apparemment très-léger,
« pour me passer la bougie métallique n° 7, une orchite se dé-
« clara ; elle fut cependant assez légère, et, quinze jours plus
« tard, je pus continuer mon voyage.

« En janvier 1857 je retournai à M. Civiale.

---

teau... et il affiche... son couteau. Le couteau ne coupe pas, mais c'est
égal, cela en impose aux ignorants, et c'est tout ce qu'il veut. Le grand
nombre lui suffit.

Le *spécialiste* est toujours *spéculateur ; l'inventeur* ne l'est pas.

L'*inventeur* veut la *gloire*, le spécialiste veut le *profit*.

Le *spécialiste* est obséquieux, l'inventeur est *fier*.

Le *spécialiste* demande, l'*inventeur attend*.

Le premier affiche, le second n'affiche pas.

C'est pour cela qu'il faut se méfier du premier, et pas du second ; car
l'un ne pense qu'à son intérêt, l'autre n'y pense pas.

Avis à qui de droit.

Ainsi, vous inventeurs UTILES, comprenez votre dignité, et ne souffrez
pas qu'on vous appelle *spécialiste*.

« Il me dit qu'il fallait, derechef, dilater avec la bougie de
« cire; mais, deux mois plus tard, le rétrécissement étant de-
« venu, disait-il, trop dur (1), il fallait recourir à la section. Je
« m'en défendis du plus loin que je pus en rappelant mes expé-
« riences passées; mais ce fut en vain, M. Civiale m'opéra. Un
« écoulement des plus violents et douloureux se déclara aussi-
« tôt, Civiale disant qu'il fallait en attendre la fin avant de met-
« tre la dernière main à la dilatation. Après deux mois, cet
« écoulement vint, *sans la moindre cause déterminante*, se
« compliquer d'une orchite la plus forte dont j'aie eu souve-
« nance. Elle me dura sept semaines, pendant lesquelles M. Ci-
« viale ne consentit que *très-rarement* à venir me voir, à cause
« du peu d'importance de la chose, comme il disait; quand,
« enfin, je me présentai chez lui, et me permis d'observer s'il
« n'aurait pas été possible de m'épargner et l'écoulement et
« l'orchite, M. Civiale me répondit très-brusquement : Que vou-
« lez-vous? Y a-t-il de ma faute si votre organisation est malheu-
« reuse (2) !

« Je repris courage, et la dilatation fut recommencée. Mais
« une affaire d'intérêt réclamant impérieusement ma présence
« en Allemagne, je ne pus revenir à Paris qu'au mois de janvier
« 1858: M. Civiale me fit observer qu'avant de continuer son
« traitement, il fallait que je me règle avec lui; et, sur mon ob-
« jection, que cela se ferait bien plus naturellement *quand la*
« *cure serait terminée*, il répliqua que son habitude était de
« faire, autant que possible, table nette de son nouvel an, et
« que, m'ayant donné des soins dans le cours de 1857 (Dieu sait
« lesquels!), je devais comprendre les devoirs de prestation mu-
« tuelle. Ce procédé me parut assez peu convenable vis-à-vis
« d'un malade qui n'avait pas lésiné une première fois sur l'ho-
« noraire. — Pourtant, je me contins, et je contentai mon aima-
« ble et très-prudent docteur.

« Cette question réglée, M. Civiale continua à dilater, en se

---

(1) Les rétrécissements deviennent donc *trop durs* par l'emploi des bougies?

(2) Je n'ai pas trouvé cette organisation malheureuse, bien au contraire.

« servant, malgré mes douleurs très-fortes et le danger im-
« minent d'une nouvelle orchite, de très-grosses bougies de
« métal. En vain je me plaignais de ce que ces bougies me fati-
« guaient, me rendaient malade des nerfs : M. Civiale me dit
« qu'il fallait en finir, et que ce n'était pas au malade à juger
« le faire du médecin. A peu de temps de là, après l'introduc-
« tion du n° 10 (Charrière), en métal, je sentis, en rendant les
« urines, comme une bandelette de muqueuse qui, poussée par
« l'urine, et se plaçant en travers du canal, empêchait ainsi à la
« fois la sortie des urines et me causait des douleurs extrême-
« ment vives. Je parvins, au moyen d'une bougie en corde, à
« rendre les urines ; après quoi, je fus immédiatement pris de
« très-gros frissons, qui, sans être suivis de transpiration, se ré-
« pétaient *jusqu'à quatre fois par jour*, et me durèrent *trois
« semaines entières*. Malade, et même très-malade, comme je
« l'étais d'absence de santé et d'espoir, je fis en vain prier
« M. Civiale de venir ; en vain je lui écrivis en termes pressants.
« Il me fit répondre que l'emploi de calmants, le repos et la
« *résignation* me remettraient sans ses visites, que ses occupa-
« tions ne lui permettaient pas de les interrompre pour une
« cause aussi peu importante. Je pris alors la résolution de me
« traîner péniblement chez lui ; il me reçut d'un air extrêmement
« chagrin, et, sur ma question : Si la muqueuse n'avait pas pos-
« siblement été entamée? il me dit : Franchement, *mon bon
« ami*, vous radotez, il me semble, sans parler de ce que vous
« *me fatiguez ;* rentrez chez vous, et quand vous aurez repris de
« la force, nous verrons ce qu'il y aura à faire.

« Retenant mon impatience, je lui demandai si de pousser ses
« grosses sondes de métal, comme il le faisait, malgré mes dou-
« leurs, ne pourrait pas être la cause de cette nouvelle interrup-
« tion du traitement? Mais, pour toute réponse, il me poussa à
« petits pas jusqu'à la porte, en répétant : Allons, allons, ren-
« trez, calmez-vous, *vous ne savez pas ce que vous dites.*

« Après trois semaines de fièvre et de frissons j'étais exténué
« de fatigue, et j'avais perdu le goût et l'odorat. J'eus donc be-
« soin d'autres trois semaines pour me refaire. Enfin, je revins
« chez M. Civiale, et le priai d'examiner, cette fois avec douceur,
« les parties malades. Il le fit, resta un moment comme à réflé-

« chir, puis me dit : « Eh bien ! il nous faudra faire encore une
« *petite section:* Je ne comprends pas votre organisation. Il n'y a
« pas à tortiller, *mon bon ami,* il faut passer par là. »

« Je me permis toutefois de *tortiller* en ce que je lui dis que,
« blessé trois fois déjà savamment, par Stofella, Ricord et lui,
« j'en avais assez pour mon argent, et là-dessus je le quittai pour
« ne plus revenir.

« Profondément découragé, je passai ainsi deux mois sans
« combattre ma maladie, et préoccupé des pensées les plus tris-
« tes, me croyant à tout jamais condamné à être invalide de
« toute manière, je me faisais honte à moi-même. Je pensai
« à me mettre en pension dans quelque maison de santé,
« quand tout à coup l'idée me vint d'aller encore une fois re-
« trouver le D^r G*** et de lui conter mes tristes expériences, en
« lui demandant son conseil. Il me dit de lui donner quelques
« jours pour préparer sa réponse, puis, une semaine plus tard,
« me priant de déjeuner chez lui, il me conseilla d'aller chez
« M. le baron Heurtéloup. — « Vous croirez ou vous ne croirez
« pas ce qu'il pourra vous dire ; la question n'est pas là. J'avoue
« que, moi aussi, je ne le comprends pas (1). Mais il y a deux
« choses qu'on ne saurait nier, malgré le meilleur vouloir : c'est
« que Heurteloup a de la tête et du cœur, et, ma foi, qu'il en a
« guéri déjà un très-grand nombre. Voici mon conseil, prenez-le
« si vous voulez ; puis, ajouta-t-il, il n'est pas nécessaire que
« vous disiez que c'est moi qui vous ai conseillé d'aller là (2). »

« Je suivis son conseil, et, le 19 août 1858, je fus opéré par
« M. Heurteloup, *non* sans aucune crainte à l'aspect du siége
« sur lequel je devais l'être (3). L'opération, très-peu douloureuse
« cependant, et ne durant qu'un quart d'heure au plus (4), me

---

(1) J'espère que M. le docteur G*** me comprendra après avoir lu mon
introduction.

(2) Que cette réticence est charmante et a de sel ! ! Comment, mes dé-
licieux *confrères,* vous en êtes venus, par vos calomnies et vos méchan-
cetés jalouses, à retenir la vérité sur les lèvres de l'honnête homme ? Oh !
mes confrères, vous êtes bien habiles... et bien amusants.

(3) Lisez la note 1 de la page 113.

(4) M. le comte comprend là dedans le temps de se déshabiller et de se
réhabiller... et le temps que j'ai mis à aller choisir mes instruments.

« coûta à peine quelques gouttelettes de sang, et, après deux
« jours de maison avec de très-légers frissons, je fus mieux *et*
« *restai mieux*. Je partis immédiatement pour le Tyrol, où, pen-
« dant trois mois, je passai ma journée entière à la chasse ; puis,
« rentré à Inspruck, je me donnai pendant plusieurs semaines
« le plaisir d'aller à patin chaque après-midi ; puis je fis de la
« gymnastique, j'allai à des bals, et, en un mot, je fis tous les
« exercices corporels aussi bien avec mes quarante-neuf ans,
« qu'un jeune homme qui n'aurait jamais eu une maladie.

« Sans doute, après quelque temps, le canal commença à de-
« venir moins large ; mais, quoique incommodé par les change-
« ments de température, je n'éprouvai pourtant, pendant dix
« mois, pas la moindre difficulté d'uriner. Le jet bifurquant seu-
« lement *à la fin*, l'éjection des urines se maintenait sur des
« proportions satisfaisantes, et, bien qu'intimidé de l'observa-
« tion qu'après le huitième mois il me devenait moins facile
« d'introduire la bougie qui m'avait été donnée par M. Heurte-
« teloup, pour me la passer instantanément de temps à autre,
« je dois dire cependant que *jusqu'à aujourd'hui* la recrue du
« rétrécissement, dans la partie supérieure de l'urètre, n'a pas,
« malgré l'existence de varices, *influencé l'émission des uri-*
« *nes* (1) autrement qu'en leur faisant éprouver un temps d'arrêt
« au moment de passer. Je dois donc à la justice et à la vérité
« de dire que le traitement de M. Heurteloup m'a donné plus de
« résultats POSITIFS et IMMÉDIATS que tout autre, et certes le
« fait est très-important, qu'une opération d'un quart d'heure,
« presque sans douleur ni perte de sang, suffise à obtenir ces
« résultats. »

Je supprime la fin de la relation donnée par M. le comte d'E***,
car dans cette fin M. le comte exprime sa reconnaissance dans
des termes qu'il ne m'est pas permis de reproduire.

Il exprime aussi son désir de voir la *docte confrérie* plus sage

---

(1) Après mon opération le mouvement de *contraction* des tissus commence, mais pour s'arrêter bientôt. Quand cela arrive, je dis : *le canal se
règle*. Quelquefois, j'en ai donné des exemples, le contraire arrive ; le canal se dilate après l'opération et reste stationnaire après s'être dilaté. Tout
cela a ses raisons d'être.

dans des termes que je laisse supposer, et enfin il finit par ce paragraphe à l'adresse de la partie marchande du personnel de notre bienheureuse profession :

« Mais, malgré la phalange serrée de ces marguillers à face
« soit grave, soit riante, qui vivent de l'autel d'Esculape à la
« manière des prêtres desservant les téocallées des Atzèques,
« c'est-à-dire en se repaissant des victimes qu'ils immolent, et
« en se servant, eux, de leur dieu, au lieu de le servir, puisse
« l'époque de leur déconfiture ne plus être éloignée (1) !

« V. Gust. d'E***. »

1859.

La relation écrite par M. le comte d'E***, portant la date du 14 mai 1859, remplace complétement la lettre que j'ai demandée à tous mes malades pour faire connaître leur état en 1859. Quant à la question relative à la douleur éprouvée pendant mon opération, comparativement à celle que donnent les bougies et les autres traitements, la relation qui précède est assez explicite à cet égard.

M. le comte est parti pour Inspruck dans la dernière quinzaine de juin en parfaite santé. Son canal, après une année, était très-ouvert, et n'a demandé qu'une retouche légère.

On a dû s'apercevoir que j'ai placé dans mon livre l'observation qui précède tout au long, parce qu'elle donne un aperçu de toutes les manières de traiter les rétrécissements à l'étranger et en France. J'ai cru cela intéressant et instructif.

---

(1) Je recommande la lecture de mon écrit intitulé *De la sangsue scientifique*. Il se trouve dans ma brochure de polémique intitulé *De la science dévoilée*, à la page 75.

Blennorrhagie qui cesse après deux mois de traitement.— Dartre vive autour des bourses et sur le pubis.— Blennorrhée avec cuissons violentes. — Scarification pendant un mois. — Cautérisation pendant une année, une ou deux fois par semaine. — Insuccès. — Deux hémorrhagies. — Deux orchites. — Repos pendant un mois. — J'opère le 10 décembre 1857. — **Rétablissement immédiat.** *— Persistance du bien-être pendant dix-huit mois. — État du malade en 1859.*

Le 2 novembre 1857, M. M***, propriétaire à Saint-Maur, se présenta chez moi avec un rétrécissement considérable qui rendait la miction presque impossible. Il avait été soumis à de nombreux traitements. Je lui prescrivis de rester pendant un mois dans le repos et de ne plus rien faire à son urètre, et de venir me trouver. C'est ce qu'il fit, et, le 10 décembre 1857, je l'opérai et lui rendis la faculté de miction.

Mais, avant d'opérer M. M***, je le priai de me faire connaître les circonstances de sa maladie et voici ce qu'il me raconta :

« J'ai 53 ans, j'ai toujours eu une vie très-réglée ; seulement à
« 25 ans j'ai payé, comme tout le monde, mon tribut aux infir
« mités humaines et je contractai une blennorrhagie. Cette blen
« norrhagie disparut après deux mois de traitement. Cependant
« trois ou quatre mois après il me survint, tout autour des bour
« ses et sur le pubis, une dartre vive ; c'était une plaie, que je
« traitai au moyen de bains de vapeur et de bains sulfureux ;
« trois ou quatre années s'étant écoulées, après quelques ébats
« qui ne furent pas cependant extraordinaires, il me vint un suin
« tement qui me dura deux ans, et qui fut accompagné, en uri
« nant, de cuissons violentes. C'est à partir de ce moment-là
« que je vis le jet de mes urines diminuer journellement, ce qui
« m'engagea à consulter un chirurgien qui me pratiqua la scari
« fication pendant un mois et *tous les trois ou quatre jours,* la
« cautérisation *pendant un an,* une ou deux fois par semaine, et
« encore la scarification pendant deux ans, la cautérisation pro
« longée n'ayant pas eu d'effet. Pendant le cours de cette opéra
« tion, *je n'eus que quatre accidents, deux hémorrhagies et deux*

« *orchites*. J'oublie de vous dire que ces orchites ne doivent *pas*
« *sembler extraordinaires*, car, pendant tout le cours des opéra-
« tions, je passais des bougies *du plus gros modèle deux fois par*
« *jour*.

« Je suis venu vous voir au commencement de novembre, vous
« m'avez dit de ne plus mettre de bougies qui, bien que grosses,
« ne me feraient pas mieux pisser, et je me présente à vous au-
« jourd'hui 10 décembre 1857 pour être opéré. »

Effectivement, j'opérai ce malade ce jour même et j'eus bientôt fait disparaître des obstacles qui se trouvaient spécialement
dans le tiers antérieur de la verge. Dans le tiers postérieur et
même jusqu'au col était une énorme dilatation de l'urètre. Je
vais revenir là-dessus.

Certes, on ne peut voir un cas où l'on ait fait un usage plus
grand et de la dilatation, et de la cautérisation, et de la scarification. Eh bien, une seule petite opération faite au moyen de
ma méthode mit la chose dans un état infiniment meilleur, car,
M. M*** étant venu me consulter pour une hernie à la fin du
mois d'août 1858 (je l'avais opéré le 10 décembre 1857), j'ai
trouvé le canal dans l'état où je l'avais mis neuf mois auparavant
ou à très-peu de chose près. Cependant, je jugeai convenable de
donner plus d'élargissement au canal; ce fut l'affaire d'un instant.

J'ai dit que je reviendrais sur ce que j'avais trouvé le canal
extrêmement élargi vers les deux tiers postérieurs. Eh bien, une
conséquence découlait de cette disposition, c'est que si le malade
portait sa cuisse droite en dedans et prenant sur le périnée, quelques gouttes d'urine sortaient par le méat. Cela tenait à ce que
cette partie dilatée outre mesure faisait poche, et cette poche
pressée faisait sortir l'urine. Cette disposition en poche est une
disposition très-fréquente chez les anciens rétrécis, et elle est
fâcheuse, car l'urine séjournant dans ces poches fait naître des
ulcérations atoniques dans l'urètre. Ces ulcérations atoniques
creusent-elles, elles forment à la longue des trajets fistuleux. Il ne
faut pas perdre de vue que l'urètre est fait seulement pour laisser passer l'urine et non pour la garder. De là, la différence de
nature et de lésions dans les membranes.

Une circonstance bien curieuse s'est aussi présentée chez ce malade, c'est celle-ci. Toutes les fois que le malade voulait pisser, cela avant d'être opéré, il ne le pouvait que difficilement et quelquefois pas du tout ; alors la verge devenait blanche, était prise de *frigidité*, et ce n'est que lorsque cette *frigidité* était disparue sous l'emploi des moyens de réchauffement, principalement l'exposition devant un grand feu, que la miction pouvait s'opérer tant bien que mal.

J'ai vu plusieurs cas de cette *frigidité*, et j'attends, pour les publier, que j'en aie mieux étudié le mécanisme et surtout trouvé le moyen d'y remédier. Mais je doute beaucoup du succès.

Je ne puis finir cette observation sans signaler un fait très-important. M. M*** était, avant les opérations qui furent pratiquées sur son urètre, atteint d'un éblouissement subit qui quelquefois l'empêchait de voir pendant l'espace d'une demi-minute. Ces éblouissements revenaient tous les deux jours et quelquefois tous les jours. Les opérations faites, ces éblouissements sont devenus beaucoup plus rares, et la vue, au lieu d'être momentanément perdue *complétement*, n'est que troublée ; avis à MM. les Oculistes. Je pourrai aussi dire avis à MM. les Auristes, car quelquefois l'audition se ressent comme la vue des désordres que produisent les rétrécissements. M. M*** était également pris par les oreilles : cela s'est passé complétement.

1859.

Je n'ai pas la permission de publier, le nom de M. M***, mais, comme son observation est fort intéressante, j'ai prié le malade de faire lire la présente rédaction par son médecin ordinaire à Saint-Maur, qui a eu la bonté de me faire tenir ce petit mot, qui remplit parfaitement le but que je me propose en priant mes malades opérés de répondre à mes trois questions de la note de la page 9.

Voici cette lettre :

Saint-Maur, 10 juin 1859.

Monsieur le Docteur,

*J'ai lu, avec la plus scrupuleuse attention, l'observation si bien rédigée de la maladie de notre client M. M***; elle est la relation fidèle et complète de sa maladie et des accidents qui l'ont précédée. Je ne puis que lui donner ma très-faible approbation.*

*Je dois, pour rendre hommage à la vérité, déclarer hautement que M. M*** m'a affirmé, différentes fois, avoir été bien plus promptement soulagé et avec infiniment moins de douleurs par les deux opérations que vous lui avez faites, que par les bougies et les nombreuses scarifications et cautérisations qui lui ont été faites.*

*Notre malade, M. M***, continue à aller fort bien.*

Recevez, monsieur le Docteur, l'assurance de mon parfait respect.

CHALUT,
Médecin à Saint-Maur.

A Monsieur le baron Heurteloup, à Paris.

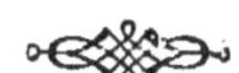

Écoulement insignifiant venu sans contact sexuel. — Varicocèle survenu simultanément sous l'empire de la même cause. — Effet de la pression d'une foule. — Le canal commence à se rétrécir en 1849. — Essai des bougies. — Impossibilité de les supporter. — Les urines ne coulent plus que goutte à goutte. — Incontinence par regorgement. — Fièvres intermittentes. — J'opère en août 1852. — **Rétablissement immédiat.** *— Persistance du bien-être depuis sept années. — Lettre du malade indiquant son état en 1859.*

M. Angoulvent, rue de Lamartine, 17, employé, d'un tempérament nerveux, n'a jamais eu de maladie, si ce n'est un écoulement insignifiant et tout à fait indolore. Quelques mois après, il fut pris d'une rétention complète, qui d'ailleurs cessa bientôt. Cette rétention est attribuée par le malade à une pression violente qu'il éprouva dans la foule attirée par le mariage du duc d'Orléans, qui, comme on sait, fut accompagné de beaucoup d'accidents. A cette rétention se joignit, par suite de la même cause et simultanément, un gonflement considérable du testicule, ou plutôt des vaisseaux sanguins, qui depuis sont restés à l'état de varicocèle. Ce varicocèle donne lieu encore maintenant à des douleurs sourdes et pesantes. M. Angoulvent n'a jamais eu d'autre maladie de l'urètre.

En 1849, ce malade commença à s'apercevoir d'une grande diminution dans le volume du jet de ses urines. Il s'adressa à un médecin qui lui mit des sondes et tenta d'élargir le canal, mais cela ne put être supporté. Le rétrécissement augmenta, et le malade, voulant s'introduire lui-même de fines bougies, ne put les supporter davantage. Il en vint bientôt à n'uriner que goutte à goutte ; et les urines s'écoulèrent par regorgement, soit le jour soit la nuit, de manière qu'il inondait ses vêtements et ses draps. M. Angoulvent lutta pendant longtemps contre cette fâcheuse et incommode maladie, à laquelle, de désespoir, il voulait opposer des bougies ; mais, outre qu'elles étaient difficilement introduites et douloureusement supportées, elles donnaient lieu à des accès de fièvre qui l'exténuaient.

C'est dans cet état qu'il vint me trouver en août 1852, et, mon opération pratiquée, tous les symptômes si fâcheux dont il se plaignait cessèrent, et, depuis ce temps, M. Angoulvent jouit d'une parfaite santé.

Ce cas est assez simple, mais il met en relief une grande vérité, c'est que les rétentions d'urine peuvent survenir subitement et sans que le malade ait été averti qu'il était sur le point d'éprouver un tel accident. J'ai un assez grand nombre d'exemples de cela, et il y en a, je crois, plusieurs dans cette série de 1859.

Dans le cas de M. Angoulvent, on voit non-seulement survenir une rétention d'urine, mais aussi un varicocèle, sous une forte pression éprouvée dans la foule. Ces deux effets, ressentis sous l'empire de la même cause et se présentant simultanément, ont quelque chose de remarquable.

———

1859.

Voici la lettre que M. Angoulvent m'écrit en réponse à mes trois questions de la note de la page 9.

Paris, le 25 juin 1859.

Monsieur le Baron,

Vous désirez savoir comment je me trouve actuellement des suites de l'opération que vous avez pratiquée sur moi en août 1852.

Je vous dirai que je jouis de la meilleure santé et que mes urines sortent chaque fois à plein canal sans aucune sensation pénible.

Vous voulez savoir aussi si l'opération que j'ai subie a été douloureuse.

Je me fais un vrai plaisir de vous rappeler combien peu vous m'avez fait souffrir; à peine si j'ai éprouvé une sensation chaque fois que vous avez introduit vos instruments dans mon urètre; quelle différence quand les bougies, quelque petites qu'elles fussent, traversaient mon canal! j'éprouvais les douleurs les plus vives, sans parler des accès de fièvre que j'ai eu si souvent.

Je ne saurais trop, monsieur le Baron, vous exprimer combien je vous suis redevable pour l'immense bienfait que je vous dois; ma reconnaissance sera éternelle.

J'ai l'honneur de vous saluer,

L. ANGOULVENT,

Rue Lamartine, 17.

43 ans. — Première blennorrhagie à 11 ans. — Deuxième à 20 ans. — Troisième à 23 ans et enfin quatrième et dernière en 1845. — Injections abortives par l'azotate d'argent à haute et à petite dose. — Insuccès. — Trois cautérisations par le porte-caustique Lallemand. — Insuccès. — Injections astringentes et styptiques. — Insuccès. — Copahu et cubèbe. — Insuccès. — Plusieurs orchites produites par les bougies en cire. — Accès de fièvre formidables. — Miction goutte à goutte par regorgement. — Rétention complète. — J'opère le 17 mai 1858. — **Rétablissement immédiat** *du cours des urines. — Guérison de la blennorrhée concomitante. — Persistance du bien-être depuis treize mois. — État du malade en 1859.*

L'un de nos confrères distingués de la province vint, dans le mois de mai de l'année 1858, me demander de vouloir bien le traiter pour un rétrécissement considérable qui le faisait souffrir depuis longtemps, qui avait résisté à beaucoup de traitements, et qui, accompagné d'une blennorrhée très-forte, le mettait dans des conditions d'existence déplorables. Je l'opérai et le guéris de son rétrécissement et de sa blennorrhée.

Ce cas était perdu pour la science *authentique*, comme le sont beaucoup d'autres, que je laisse dans l'oubli pour bien des raisons, lorsque je trouvai dans M. le Dr Marty, de Castelnaudary, qui était de passage à Paris, un confrère obligeant qui, connaissant mon opéré, voulut bien recueillir de mon malade des renseignements écrits sur sa maladie et son opération. C'est à quoi mon confrère guéri s'empressa de coopérer. Je profite donc de deux obligeances, et j'ajoute encore une nouvelle preuve, prise sur personne *compétente*, à celles puisées à la même source, et qui militent en faveur du traitement *éclectique immédiat*.

Paris, le 5 avril 1859.

A MONSIEUR LE BARON HEURTELOUP.

Monsieur et très-honoré Confrère,

Au moment où vous allez livrer à l'impression la deuxième édition de votre important travail sur le traitement des rétrécis-

sements de l'urètre et des blennorrhées qui les accompagnent
habituellement, je vous adresse la narration détaillée que notre
excellent confrère, le D^r X***, a rédigée lui-même neuf mois
après avoir été opéré et guéri par vous d'une affection dont
aucun praticien n'avait pu le débarrasser, et qui faisait le tourment de sa vie. Le succès, à ce qu'il paraît, a dépassé toutes ses
espérances, et c'est avec une grande joie qu'il a tracé sur ce papier les détails que vous allez lire.

Je laisse la parole à notre confrère.

« J'ai 43 ans; mon tempérament est un peu lymphatique,
« mais ma santé générale a toujours été des plus florissantes.
« J'ai contracté une première blennorrhagie à l'âge de 11 ans;
« elle dura deux mois, et le traitement qui fut mis en usage eut
« un plein succès. Une seconde et une troisième blennorrhagie,
« contractées l'une à 20 et l'autre à 23 ans, ne présentèrent
« rien de particulier.

« Enfin, en 1845, après un coït suspect, je vis apparaître
« l'écoulement qui a amené toutes mes souffrances. Pour en
« obtenir la guérison, j'ai mis en réquisition tout l'arsenal des
« moyens employés contre l'urétrite, et rien ne m'a réussi. Les
« injections d'azotate d'argent à haute et petite dose n'ont pas
« eu plus de succès que les cautérisations faites, au nombre
« de trois, à l'aide du porte-caustique Lallemand. Les astrin-
« gents, proprement dits, et les styptiques, seuls ou combinés
« avec le copahu et le cubèbe, n'ont pas amené une améliora-
« tion de longue durée.

« Non-seulement les injections astringentes n'ont pas tari
« mon écoulement, mais encore elles ont produit de graves dé-
« sordres dans mon urètre et au col de la vessie. Les testi-
« cules eux-mêmes ont été enflammés à plusieurs reprises
« J'étais en proie à des pollutions nocturnes très-nombreuses, et
« chaque fois que le sperme parcourait l'urètre, j'éprouvais une
« sensation des plus douloureuses, comme si un fer rouge l'eût
« traversé. Il en était de même pour le passage des urines; de
« telle sorte que le jour je redoutais la miction et la nuit l'émis-
« sion du sperme. Je n'osais pas m'endormir.

« Lorsque les principaux phénomènes de cette inflammation
« se furent calmés, une autre préoccupation s'empara de moi.

« Je voyais, pour ainsi dire, diminuer un peu tous les jours le
« jet de mes urines. Celui-ci commença d'abord par prendre la
« forme d'un tire-bouchon ; un peu plus tard il se bifurqua, et
« finit par devenir presque imperceptible.

« Dans cet état de choses, je me décidai à venir à Paris. Un
« spécialiste des plus renommés explora l'urètre avec beaucoup
« de soin à l'aide d'une sonde en argent, et diagnostiqua une
« stricture de l'urètre et une névralgie au col de la vessie. Il
« me conseilla l'introduction méthodique de bougies en cire dans
« le double but de dilater mon canal et, en même temps, de
« modifier la vitalité du col vésical par le passage journalier de
« ces corps étrangers, et le préparer ainsi à recevoir plus tard
« des injections médicamenteuses.

« Je dois le dire, ce traitement me paraissait parfaitement
« rationnel, alors que je ne connaissais pas le livre de M. le
« baron Heurteloup, et je m'empressai de rentrer dans mes
« foyers pour le mettre en usage.

« Pendant une quinzaine de jours tout alla bien ; mais, le sei-
« zième, il survint des phénomènes tellement graves que, trois
« mois après, je m'en ressentais encore. Ces accidents consistè-
« rent *en accès de fièvre formidables et en orchites.*

« Trois fois, en trois ans, j'ai voulu recommencer la dilatation
« par les bougies, et chaque fois les mêmes accidents se sont
« produits. J'ai donc dû renoncer pour toujours à ce genre de
« traitement.

« Mais ma position devenait grave ; le jet de mes urines allait
« en diminuant sensiblement ; les besoins de la miction se fai-
« saient de plus en plus impérieusement sentir, et les efforts que
« je mettais en jeu, à chaque heure de la journée, pour expul-
« ser quelques gouttes d'urine, me faisaient cruellement souf-
« frir, en même temps que mon moral s'affectait vivement, au-
« tant par les douleurs que j'endurais que par la privation de
« sommeil, qui m'empêchait de prendre aucun repos (1).

---

(1) Il est important de considérer que le manque de repos chez les
malades est une circonstance bien aggravante qui doit faire prendre une
détermination plus prompte lorsqu'il s'agit de guérir. Il est tel malade
qui prend du repos auquel je ne ferais pas courir les risques d'une opéra-

« Au mois de mars 1858, à la suite d'un écart de régime, j'eus
« une crise plus violente que toutes les autres ; les deux testicu-
« les s'enflammèrent à la fois, et j'eus une rétention d'urine
« complète. Je demeurai dix-huit heures dans cet état, duquel
« je ne sortis que par un bain de dix heures. Je parvins à uriner
« goutte à goutte et par regorgement.

« C'est dans cette situation que j'entendis parler du baron
« Heurteloup. Je me procurai et lus son livre. Pourtant, malgré
« les expressions de franchise qui se trouvent à chaque page, ma
« conviction n'était pas entière, tant tous les moyens que j'avais
« mis inutilement en usage jusqu'alors m'avaient jeté dans un
« découragement profond.

« Avouerai-je qu'avant de prendre une décision je me rendis
« chez six des malades opérés par M. le baron Heurteloup, et
« dont le nom et l'adresse sont consignés dans son ouvrage ?
« Tous me confirmèrent pleinement ce qui avait été dit d'eux.
« Ma conviction fut dès lors si complète que je me rendis chez
« M. Heurteloup.

« Donc, le 17 mai 1858, je me plaçai sur son lit si bien ima-
« giné, si bien combiné, que tout y est disposé pour faciliter
« l'action des instruments. Une bougie de la plus petite dimen-
« sion parvint dans la vessie avec des difficultés infinies, mais
« aussi avec une légèreté de main telle que je n'en ressentis rien
« de pénible. A peine cette bougie fut-elle hors de mon urètre,
« que M. Heurteloup procéda immédiatement à l'opération pro-
« prement dite de la destruction du rétrécissement. Vous dire
« en quoi consiste cette opération, j'en serais fort empêché ;
« mais toujours est-il qu'avant de descendre du lit en question,
« l'opérateur m'a introduit dans l'urètre une bougie de 7 milli-
« mètres, et que j'ai pissé immédiatement d'un jet énorme.

« Lorsque je me livrais à la dilatation, qui ne me guérissait
« pas, j'éprouvais des accès de fièvre formidables, et mes testi-
« cules se tuméfiaient. J'avoue donc que je n'étais pas sans ap-

tion, et si tel autre était atteint de la même maladie et même atteint de
cette maladie à un moindre degré, je passerais outre et j'opérerais. Ceci
soit dit en thèse générale.

« préhension sur ce qui allait m'arriver après l'opération que je
« venais de subir. Mais, ô prodige! pas une goutte de sang, pas
« de douleur, pas d'accès de fièvre, et surtout pas de retentisse-
« ment dans mes testicules, et pourtant je sortais d'une crise
« violente du côté des organes sécréteurs du sperme, comme je
« l'ai noté un peu plus haut. Le lendemain je me promenai sur
« les boulevards, et depuis je me trouve à merveille. Je pisse
« comme je veux, je garde mes urines dans ma vessie des cinq
« et six heures, je dors comme un charme, et mon écoulement
« si tenace, que je l'ai conservé plus de douze ans, n'a pas en-
« core reparu. »

Voilà, Monsieur le baron, l'histoire de notre confrère X***
telle qu'il me l'a transmise sur votre demande. Je m'abstiendrai
de toute réflexion, tout ce que je pourrais dire ne pouvant être
que d'un bien faible intérêt à côté de la chose elle-même.

Veuillez, Monsieur le baron, agréer l'hommage de mon entier
dévouement.

Dr J. MARTY.

19, rue de Montyon.

1859.

Je priai M. le Dr Marty de vouloir bien mettre mes questions
de la note de la page 9 sous les yeux de notre confrère, et voici
la réponse que M. Marty me transmet. Cette réponse est péremptoire.

Paris, 5 juillet 1859.

Monsieur et très-honoré Confrère,

J'ai mis sous les yeux de mon ami et confrère, le D^r X***, les
trois questions posées par vous à tous vos opérés, et consignées
dans la note de la page 9.

Voici ce qu'il me répond :

Toulouse, le 2 juillet 1859.

Mon cher Marty,

Je m'empresse de répondre aux trois questions que vous m'avez posées de la part de mon sauveur, M. le baron Heurteloup.

Depuis le 17 mai 1858, jour à jamais célèbre dans ma vie, je pisse admirablement, car, non-seulement j'ai conservé le calibre qui m'a été si libéralement octroyé, mais encore celui-ci s'est un peu augmenté, et la blennorrhée que j'avais gardée plus de douze ans n'a plus reparu.

Je n'ai nullement souffert par l'introduction des instruments que M. le Baron a employés pour me guérir. Point de sang, point d'accès de fièvre, point d'orchite, en un mot, aucune suite, je ne dirai pas fâcheuse, mais pas même pénible.

Il n'en a pas été de même de l'introduction des bougies qui était toujours très-douloureuse et suivie très-fréquemment d'accès de fièvre formidables et d'orchites.

Le parallèle est donc complétement en faveur de M. le Baron, puisque chez moi les bougies ont toujours amené à leur suite des accidents de toutes sortes et ont aggravé la maladie au lieu de l'améliorer, tandis que le traitement qui a guéri à la fois et le rétrécissement et l'écoulement qui l'accompagnait a été d'une bénignité parfaite.

Tout à vous,

Dʳ X'''.

Agréez, Monsieur et très-honoré confrère, l'hommage de mon entier dévouement.

Docteur J. MARTY.

19, *rue de Montyon.*

Cette observation fait saillir une fois de plus ce fait, que mon opération ne donne pas d'orchite, et que les bougies en donnent. Je la publie parce qu'il s'agit d'un médecin, que je remercie des bonnes paroles qu'il veut bien m'adresser, en lui faisant remarquer que la reconnaissance dans les bons cœurs s'exprime toujours avec une chaleur que je respecte dans ce livre, mais que je voudrais amoindrir.

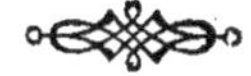

Deux malades rétrécis.— Tous les deux affectés de blennorrhée.— Usage des bougies sans succès. — M. le professeur Champouillon me les envoie. — Je les opère et je les guéris. — Tous les deux, des rétrécisse-ments.— Tous les deux, de la blennorrhée.— **Rétablissements immédiats.** *— État des malades en 1859.*

Vers le mois de mai 1858, M. le Dr Champouillon, professeur au Val-de-Grâce, voulut bien me faire l'honneur de m'adresser deux malades à quelques semaines de distance. Ces deux malades étaient fortement rétrécis par cause blennorrhagique, et tous les deux étaient affectés de blennorrhée ; tous les deux avaient fait usage du traitement par les bougies et cela sans succès. — Je les opérai et les guéris de leur rétrécissement et de leur blennorrhée aussitôt qu'ils me furent envoyés.

Je ne mis pas leurs observations en écrit, me réservant de prier M. Champouillon de prendre cette peine, afin d'entourer ces deux faits d'une haute authenticité ; c'est ce que je fis. Mais, au moment où M. le professeur Champouillon se disposait à me rédiger ces deux cas, il fut appelé à l'armée d'Italie comme médecin en chef du premier corps (maréchal Baraguey-d'Hilliers), et fut obligé d'abandonner ses matériaux de rédaction.

Je croyais mes deux faits aventurés, en cela que je ne m'étais même pas précautionné de prendre les noms et les adresses de mes deux malades, lorsque M. Champouillon, dans une lettre amicale qu'il eut la bonté de m'écrire au beau milieu de ses occupations les plus pressantes (quatre jours après la bataille de Solferino), me fit parvenir ce qu'il y avait de plus intéressant dans l'observation de mes deux malades, à savoir l'heureuse opération que je fis à l'un et à l'autre, le témoin de haut caractère qui leur donnait de la sanction, et leur résultat heureux et persistant.

Je devrais ne mettre dans ce livre que ce qui, dans la lettre de M. le professeur Champouillon, concerne mes deux malades ; mais une partie de cette lettre imprimée dans ce livre présente un grand intérêt sous d'autres rapports. Elle rappellera un épisode saillant de la vie de mon éminent confrère, elle consacrera une impression de *voyage* qu'il est utile de recueillir, et elle me donnera l'occasion de faire une remarque importante au sujet de l'utilité de mon genre de traitement.

Si donc je mets de la bataille dans mon livre, c'est que j'y suis pour quelque chose, car maints officiers qui s'y sont merveilleusement conduits n'y seraient pas sans moi, et bien que peu partisan du *gladiatisme*, ce qui n'est pas philosophique, je suis bien aise, peut-être par un reste d'instinct féroce et par défaut de raison... de coup férir... par commission, et de dire... j'y étais!!

Dieu veuille que mes vaillants guéris ne se fassent pas placer, du moins trop tôt, dans mes éditions subséquentes, au nombre de mes guérisons *radicales* (lire la page 95) !

Voici la lettre de M. Champouillon :

« Pozzolengo, devant Peschiera, le 28 juin 1859.

« Mon cher Baron,

« Il y a longtemps déjà que je me propose de profiter d'un jour
« de loisir pour vous donner de mes nouvelles. Je commence
« par vous dire qu'au milieu des nombreux malades qui s'abat-
« tent chaque jour à mes côtés, je jouis d'une santé parfaite. Il
« semble que la fatigue, l'insomnie, une alimentation misérable
« sont sans influence sur moi, et cependant je ne me ménage
« guère ; je prends même une part très-active aux événements
« dont la relation vous surprend et vous enchante très-probable-
« ment. Depuis que nous avons mis le pied dans le pays, nous
« marchons d'un succès vers un autre. Il y a quatre jours encore,
« nous avons livré et gagné une des batailles les plus considéra-
« bles des temps modernes. Pendant quinze heures et sur une
« étendue de six lieues, 350,000 hommes ont combattu avec un
« acharnement sans pareil. Un orage effroyable est venu à huit
« heures du soir mettre fin à cette horrible boucherie. Nous avons
« fait de grandes pertes, les Autrichiens en ont fait de beaucoup
« plus considérables ; ils se sont battus avec une intrépidité à la-

« quelle nous étions loin de nous attendre. Il est vrai qu'ils occu-
· « paient autour du village de *Solferino* une multitude de colli-
« nes très-escarpées qui ne pouvaient être escaladées que par
« des démons ou des Français ; aussi jugez quelle réputation nous
« nous faisons parmi les gens du pays ; . . . .

. . . .

. . . .

    « Nous voici établis à trois kilomètres de Peschiera et à dix mi-
« nutes du lac de Garde. Des hauteurs que nous couronnons nous
« voyons les Autrichiens faire la manœuvre du canon, travailler
« à des terrassements avec une activité de fourmis. Qu'allons-
« nous entreprendre, je l'ignore. Mais il me paraît certain que,
« *militairement*, l'Italie est perdue pour l'Autriche ; sauf appel
« devant la diplomatie. »

. . . .

1859.

. . . .

*Voici en peu de mots les renseignements que vous m'avez demandés rela-
tivement à M. de B'". Le jeune homme a contracté, à 18 ans, une urétrite
qui a été négligée, s'est reproduite 12 à 15 fois en 10 ans, a été suivie d'un
rétrécissement traité 12 à 13 fois par la dilatation. Il venait de subir un
traitement de ce genre, et avec un succès momentané (comme d'habitude),
lorsqu'il a été opéré par vous. Je sais que depuis cette époque l'urine coule
à plein jet et que la goutte militaire n'a plus reparu.*

    *Le chef d'escadron que je vous ai adressé et que vous avez opéré va par-
faitement : le suintement blennorrhagique s'est complétement tari. Je le
vois tous les jours, puisqu'il fait partie de l'état-major du 1ᵉʳ corps d'armée.*

    Adieu, mon cher Baron, croyez-moi votre bien affectionné,

CHAMPOUILLON.

Ainsi donc voilà encore deux malades guéris en même temps
immédiatement, et de leur rétrécissement et de leur blennorrhée,
et cela..... sans bougies !

Rétrécissement. — Érythème vésical douloureux. — Je fais disparaître le rétrécissement le 13 avril 1855. — Les douleurs de l'érythème persistent plusieurs mois. — Elles disparaissent par suite du rétablissement de la miction. — **Rétablissement immédiat de la miction.** *— État du malade en 1859.*

Le 13 avril 1855, M. le Dr Cintrat, médecin du Val-de-Grâce et maintenant médecin de première classe au 1er régiment de cuirassiers, à Versailles, et qui m'avait déjà fait l'honneur de m'adresser plusieurs malades, voulut bien m'amener M. le Dr W., l'un de ses amis, et qui depuis longtemps souffrait d'un rétrécissement de l'urètre, compliqué de douleurs continuelles dans la vessie, douleurs qui s'accroissaient après le moindre écart de régime.

Je débarrassai d'abord mon confrère du rétrécissement, supposant que les douleurs de la vessie étaient symptomatiques de cet obstacle à la libre émission des urines. Ce rétrécissement était d'une nature molle et fongueuse, ce qui me fit craindre de ne pas réussir aussitôt que je le désirais, ayant affaire à un confrère, mais je n'eus pas besoin d'y revenir. La miction rétablie, elle persista à s'exécuter parfaitement.

Cependant, bien que la vessie se vidât franchement et complétement, les douleurs continuèrent à se faire sentir pendant un temps assez long, plusieurs mois; mais bientôt elles cessèrent peu à peu. Je n'employai absolument aucun moyen, si ce n'est de conseiller l'abstinence du vin et de s'en tenir aux boissons toniques *fixes*. Je comptais que si je laissais la vessie et le canal à leur état naturel sans les irriter par des bougies, j'arriverais à obtenir le calme que le malade appelait de tous ses vœux. C'est effectivement ce que j'obtins si l'on en juge par la lettre suivante de M. le Dr Cintrat, auquel je viens de demander des nouvelles de mon confrère, qui prouve qu'en 1859, quatre années après être opéré, il continue à se bien porter.

1859.

Orléans, le 5 mai 185?.

Mon cher Baron ,

*Vous me demandez des nouvelles de notre confrère M. W¹**, que je vous ai présenté, il y a quelques années, et que vous avez bien voulu opérer par votre méthode.*

Je suis heureux de vous dire que depuis votre opération il va parfaitement bien sous le rapport du canal, et se trouve même étonné de la persistance d'une guérison obtenue, comme il me l'a assuré plusieurs fois, avec tant de facilité et si peu de douleurs. C'est, du reste, ce que m'ont assuré les personnes que je vous ai déjà envoyées.

*Je crois bien que M. W*** va partir pour l'Italie, comme vont le faire aussi beaucoup de nos confrères. S'il passe par Paris, soyez persuadé qu'il ira vous voir et vous donner lui-même des nouvelles de sa santé.*

En attendant que je puisse en faire autant, car je suis en tournée, croyez-moi, mon cher Baron, votre tout affectionné confrère.

A. CINTRAT,

Médecin de 1ʳᵉ classe au 1ᵉʳ régiment de cuirassiers.

P. S. J'ai trouvé ici un brave capitaine du recrutement qui a bien besoin de vous. Je lui ai parlé de vos succès, et il se propose d'aller vous trouver après la tournée de sa révision. Soyez assez bon pour l'accueillir avec bienveillance et faire encore un heureux.

Cette lettre répond à mes trois questions de la note de la page 9. M. le Dʳ W. n'avait pas mis de bougies, et conséquemment il n'avait pas à me répondre à ce sujet. On voit, du reste , avec quelle merveilleuse facilité la miction s'obtient par le traitement *éclectique immédiat*, sans avoir recours à cet agent de dilatation qui, dans ce cas de guérison remarquable obtenu chez un médecin, prouve que l'on commence à comprendre que ce mode de traitement peut être nuisible. Si je n'obtenais que le résultat de répandre la connaissance de la nocuité de la bougie opérant par dilatation, je serais satisfait. Il est de toute évidence pour moi que si M. W., avec son *érythème douloureux* (lisez la page 288), eût employé les bougies, il eût perdu son organe et

en serait encore à courir après une guérison qu'il verrait fuir devant lui.

Le rétrécissement et les douleurs se sont présentés chez le
Dr W. presque simultanément, et, bien qu'il se soit exposé dans
le temps à quelques causes inflammatoires pour l'urètre, il n'y a
cependant pas eu de coïncidence entre ces causes et les douleurs que ressentait M. le Dr W. — Ces douleurs sont donc idio-
pathiques, et si elles ont précédé le rétrécissement, il n'est
pas impossible que la cause d'irritation qui a produit les unes ait
aussi produit l'autre, et peut-être ce dernier a-t-il été causé par
la modification première imprimée à la vessie.

Je développe cette pensée, parce que j'ai de fortes raisons de
soupçonner l'existence d'un fait qui serait important dans la
science, à savoir, que des inflammations de la vessie peuvent se
communiquer à l'urètre par continuité de tissus, et produire des
rétrécissements.

*Écoulement insignifiant de l'urètre en 1822. — On le néglige. — Le canal s'obstrue sans que le malade en fasse la remarque. — Plusieurs rétentions complètes. — Essais de bougies par le Dr Aussandon. — Elles ne passent pas. — Essai de bougies par Tanchou. — Elles ne passent pas. — Bougies en contact avec le rétrécissement. — Elles ne passent pas. — J'opère en août 1849. — **Rétablissement immédiat.** — Retouches en 1850 et 1851. — Persistance du bien-être depuis huit années. — État du malade en 1859.*

Dans le mois d'août 1849, j'ai reçu la visite de M. Mayer..., atteint d'un rétrécissement considérable de l'urètre, qui me donna les détails suivants sur les circonstances qui s'étaient présentées pendant le cours de sa maladie :

« J'ai 50 ans, je n'ai jamais été malade autrement que de
« maladies sans conséquence. Dans ma jeunesse, sans me rap-
« peler positivement la cause, je me suis aperçu d'un écoule-
« ment léger qui tachait faiblement mon linge. Je me serais bien
« traité, mais, obligé de partir pour la guerre d'Espagne, en
« 1822, je négligeai cela et je n'y pensai plus. Je ne me suis
« jamais aperçu d'une manière positive que le jet de l'urine de-
« venait plus petit, ou, pour mieux dire, je n'y avais pas apporté
« assez d'attention, lorsque je fus pris d'une rétention complète
« sérieuse, car je fus toute une nuit sans pouvoir uriner. Avant,
« j'avais eu de ces rétentions, mais elles ne duraient pas.

« Je m'adressai à M. le Dr Aussandon, qui me passa une pe-
« tite bougie. Cela alla bien pour la première, mais les autres
« bougies que M. Aussandon voulut m'introduire ne purent plus
« l'être. M. Aussandon me mit alors dans les mains de M. Tan-
« chou, qui, pendant un mois à peu près, vint pour me poser des
« bougies de cire. Mais ces bougies n'entraient pas. Nonobstant,
« M. Tanchou les laissait en contact avec le rétrécissement, les
« assujettissait, et me les faisait garder pendant une heure, une
« heure et demie. Mais tout cela ne produisait pas de résultat,
« les bougies n'entraient pas, et je n'en pissai pas mieux. Ceci
« se passait en juin et juillet dernier (1849).

« Je vécus quelque temps dans un état de souffrance qui

« commençait à devenir insupportable, lorsque j'eus le bonheur
« de rencontrer M. Duclos (1), qui m'a envoyé à vous.

« Je suis maintenant dans un état très-fâcheux, j'urine très-
« difficilement par un très-petit jet qui s'interrompt à tout mo-
« ment, de manière que je ne puis rendre l'urine que goutte à
« goutte, avec beaucoup d'efforts. Je suis souvent pris de réten-
« tions complètes qui m'inquiètent beaucoup. »

Je priai M. Mayer... de revenir le surlendemain, et je le débarrassai de son mal. Bien que ce malade n'ait pour ainsi dire eu
aucun écoulement blennorrhagique, son cas était cependant un
des plus composés que j'aie rencontrés ; les tissus fibreux, fongueux et lamelleux alternaient de distance en distance, de manière qu'à partir de cinq centimètres du méat tout le reste du
canal était entrepris. Je rendis immédiatement la faculté d'uriner par un jet plein et vigoureux ; mais je fus obligé d'y revenir
deux fois encore à une année d'intervalle, non pour rétablir la
miction qui s'était conservée suffisamment pour l'évacuation
des urines, mais pour obtenir une guérison durable, car les désordres de l'urètre étaient trop grands pour qu'une seule modification fût suffisante.

1859.

Voilà maintenant un grand nombre d'années que j'ai opéré
M. Mayer..., et voici la lettre qu'il veut bien m'écrire en réponse
à mes questions de la note de la page 9 :

Paris, le 7 mai 1859.

Mon cher Docteur,

*Votre aimable lettre m'a causé une surprise d'autant plus agréable
qu'il y avait bien longtemps que je n'avais été vous voir. Je suis bien coupable, pardonnez-moi.*

------

(1) M. Duclos le célèbre conchyliologiste qui a fait des travaux considérables sur cette branche de l'histoire naturelle. Il est mort il y a quelques années ; c'était un excellent homme, avec le feu sacré... des coquilles !

Puisque vous êtes assez bon pour vous intéresser à ma santé, je vous dirai que je vais toujours très-bien, c'est-à-dire que l'organe, autrefois malade, fonctionne à ravir. Seulement, de temps en temps, je m'introduis momentanément des bougies, tant je redoute le retour de cette diable de maladie qui m'a tant fait souffrir.

Vous m'aviez, il est vrai, défendu cette introduction, mais, que voulez-vous, on ne commande pas à la peur; au reste, je ne cherche pas à dilater, c'est-à-dire que je n'introduis qu'une bougie qui passe facilement.

Ne vous rappelez-vous pas que feu votre confrère Tanchou voulut m'en introduire et qu'il ne le put jamais; vous verrez cela dans mon cas que je vous dictai il y a 8 ou 9 années. Je suis donc allé à vous sans avoir passé par l'épreuve des bougies et je n'ai conséquemment pas à m'en plaindre; mais ce qui m'a tant surpris et que je n'oublierai jamais, c'est le peu de douleur que m'a causé votre opération, qui m'a produit cependant tant de bien. Je puis dire que cette douleur a été presque nulle chez moi et que le mal de la peur a été bien plus grand que le mal réel.

Aussi, mon cher Docteur, la reconnaissance que je vous ai vouée sera éternelle, et si je vais rarement vous la témoigner, n'en attribuez la cause qu'à la crainte de vous déranger dans vos savantes et si importantes occupations.

Merci de nouveau de votre bon souvenir et croyez, ainsi que je viens de vous l'exprimer, à l'éternelle reconnaissance de votre tout dévoué,

Eug. Mayer...

91, Faubourg Saint-Denis.

*P. S. Quant à M. D***, dont vous me demandez des nouvelles, j'ai eu le malheur de le perdre il y a deux ans, mais d'une tout autre maladie que celle dont vous l'aviez si bien guéri, il y a cinq ans.*

Cette observation a une haute valeur, en cela qu'elle fait voir que le traitement *éclectique immédiat* ne produit pas son entier effet aussitôt après son application première, et qu'il est des cas où, pour obtenir le résultat complet de la guérison permanente, il faut quelquefois plusieurs retouches. Un rétrécissement qui a déjà été soumis une première fois à ce traitement est merveilleusement préparé pour en recevoir une heureuse modification par une seconde application, et la seconde prépare à une troisième. Ce n'est qu'après quelques retouches que le résultat général se montre sous son favorable aspect. Je parle ici des cas qui résistent, car le plus souvent, comme on en voit beaucoup d'exemples dans cette collection de faits, il n'est pas besoin d'y revenir pour obtenir une guérison permanente. Il est à remarquer qu'à chaque retouche, le malade revient au *rétablissement immédiat* et entier de sa fonction, et qu'il la garde entière pendant un temps plus ou moins prolongé, sans avoir le moindre recours à l'introduction des bougies. Or, lors même que nous n'obtiendrions pas une guérison permanente, nous n'en aurions pas moins obtenu un grand avantage, en soustrayant le malade à l'usage si désagréable et si pénible des bougies, et souvent si dangereux, comme nous l'avons prouvé dans ces observations.

A mesure que l'on répète les applications du système *éclectique immédiat*, on suit avec intérêt la modification qu'a imprimée à l'urètre malade l'application qui a précédé, et il se passe des phénomènes que nous essayerions d'indiquer ici si nous ne craignions de nous jeter dans des développements trop grands qu'il n'est pas dans notre cadre d'aborder, et qui trouveront naturellement leur place dans le livre qui fera connaître notre système et ses conséquences.

Ici nous n'avons à exposer que des faits purement et simplement.

On voit par la lettre de M. Mayer... qu'il s'introduit de temps en temps et momentanément des bougies... par peur... C'est ce que je permets quelquefois aux malades pour les satisfaire, mais à condition que la bougie passe facilement, et ne *dilate pas*.

Rétrécissement sans causes évidentes. — Aucun traitement par les bougies. — M. le Dr Vergé, médecin-major du 4e lanciers, m'envoie le malade. — J'opère le 10 octobre 1855. — **Rétablissement immédiat.** *— Persistance du bien-être pendant quatre années. — État du malade en 1859.*

Mon confrère, M. le Dr Vergé, médecin de première classe, maintenant attaché au 4e régiment de lanciers, voulut bien me faire l'honneur de m'adresser, dans le mois d'octobre de 1855, l'un de ses amis, M. X***, exerçant une profession distinguée dans une de nos principales villes.

M. X*** s'est trouvé rétréci sans que rien ait précédé qui puisse lui en faire connaître la cause; il n'eut pas de blennorrhagies, ni de catarrhes de vessie préexistants à la difficulté de rendre ses urines.

Cependant, lorsque M. X*** m'arriva, ces difficultés étaient considérables, et lorsque le jet d'urine était à son plus grand développement, il n'avait qu'un millimètre 1/4. Bien souvent il était plus petit, et souvent aussi la miction s'interrompait tout à fait.

J'opérai M. X*** le 10 octobre 1855, et je le débarrassai immédiatement de son infirmité. M. X*** n'avait jamais mis de bougies, aussi je trouvai un rétrécissement tel que la nature les fait souvent, c'est-à-dire lamelleux, à lamelles transversales, criant sous l'instrument, situées dans une longueur de trois centimètres avant le ligament triangulaire, dans la partie bulbeuse. Aucune bougie ne pouvait passer, et l'état du canal indiquait qu'aucun de ces instruments n'avait été employé pour obtenir la guérison. Le canal ne présentait pas ce terrain battu lisse et fibreux que produit souvent cet agent de dilatation lorsqu'il a été longtemps employé chez ceux qui n'ont pas la disposition fongueuse, car, dans ce dernier cas, le canal prend un autre caractère.

Aussitôt l'opération faite, M. X*** urina par un jet fort et puissant, et, depuis ce temps, les choses se sont conservées dans l'état le plus favorable, si l'on en juge par la lettre qui va suivre.

1859.

Voici la réponse de M. X*** à mes trois questions de la note de la page 9 :

. . . . . . 9 juillet 1859.

Mon cher Docteur,

Il m'est d'autant plus agréable de vous donner de mes nouvelles que cela me procure l'occasion de vous remercier encore une fois des bons soins que vous m'avez donnés.

Je n'ai, jusqu'à ce jour, qu'à me féliciter de l'opération que vous m'avez faite en quelques minutes, et sans me faire éprouver les vives douleurs que je redoutais. Les résultats se sont maintenus depuis quatre ans ce qu'ils étaient aux premiers jours.

Je m'estime bien heureux de m'être confié à vous, et vous offre l'expression de mes remercîments les plus sincères.

Agréez aussi, mon cher Docteur, celle de ma considération la plus distinguée,

X*.

P. S. Je ne puis faire la comparaison des différents traitements que l'on emploie contre ces sortes d'infirmités, n'en ayant jamais subi aucun avant l'opération que vous m'avez faite.

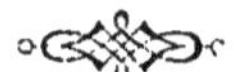

*Blennorrhagie légère il y a treize ans. — Blennorrhée depuis ce temps.—
Traitement sous toutes les formes et sans succès. — Rétrécissement plusieurs années après. — Traitement du rétrécissement par les bougies
pendant six semaines et par M. Civiale. — Incision par un autre chirurgien. — Le rétrécissement et la blennorrhée persistent. — J'opère
le 12 septembre 1858. —* **Rétablissement immédiat du cours des urines.** *— Suppression de l'écoulement. — État du malade en mai 1859.*

Le 9 septembre 1858, M. Reuflet, pharmacien, rue des Nonains-d'Hyères, 37, m'envoya M. M***, atteint de rétrécissement
et de blennorrhée portés au plus haut degré, afin que je le ren-
disse à la santé. Après l'avoir opéré, le 12 septembre, je lui
demandai, quelques mois après, de vouloir bien me raconter les
différentes phases de sa maladie, et en voici les détails, que
j'écris en suivant sa narration :

« Je suis ancien fondeur et débitant de tabac. J'ai 40 ans.
« J'ai contracté une blennorrhagie en 1843; elle fut très-béni-
« gne, mais dura assez longtemps pour qu'en 1858 elle se fût
« conservée à l'état de blennorrhée. J'attribue cela à l'emploi
« *d'un tas de médicaments, tels que pilules avec de l'or, du rob,*
« *je ne sais combien de bouteilles, des injections au gros vin, au*
« *nitrate d'argent, une quantité de boissons de tous les genres,*
« *salsepareille, sel de nitre, iodure de potassium, des capsules de*
« *Mothes, des capsules de Raquin, du cubèbe, de la térébenthine,*
« *des bougies de toutes les formes et de différentes substances, etc.,*
« et tout cela, ajoute M. M***, n'a fait que me rendre plus ma-
« lade et m'irriter le canal. Heureusement que j'étais d'un tem-
« pérament vigoureux. Néanmoins, vers 1847, l'écoulement,
« *probablement fatigué,* disparut de lui-même, car depuis plu-
« sieurs années je ne faisais plus rien. Alors je me mariai. Mais,
« dès ce moment, je vis le jet de mes urines diminuer considé-
« rablement, et, peu engagé à faire un traitement nouveau, je
« laissai les choses dans cet état jusqu'à ce que, mes urines ne
« s'écoulant plus qu'avec difficulté, je dus avoir recours à des
« moyens de rétablir le cours de mes urines, et je m'adressai à

« M. Civiale, qui me fit venir pendant six semaines pour *me*
« *passer des bougies dans le canal de deux jours en deux jours.*
« Je prenais après chaque séance un bain, et comme l'introduc-
« tion de ces bougies ne m'offrait pas grand résultat, et qu'au
« contraire j'éprouvais de la douleur en urinant, je cessai le
« traitement. Le rétrécissement, au lieu de diminuer, augmenta
« considérablement. Je m'adressai à un autre chirurgien, qui me
« fit une incision dans le canal avec un *outil* fait exprès, mais,
« après quelque temps de mieux, mon rétrécissement revint de
« plus en plus. C'est alors que j'eus connaissance du livre de la
« *Guérison immédiate* par votre traitement. Je me présentai à
« vous d'autant plus que, il y a douze jours à peu près, éprou-
« vant une difficulté plus grande à uriner, on me passa une
« bougie enduite *d'une substance propre à cautériser,* et que,
« depuis ce temps, je puis à peine uriner, et il s'écoula de mon
« urètre une *grande quantité de pus.*

« C'est dans cet état que je vous vis en août dernier, et vous
« me prescrivîtes de m'abstenir de tout traitement pendant un
« mois, et surtout de ne plus mettre de bougie, de ne plus
« changer l'état naturel de mon canal. »

En effet, le 12 septembre 1858, j'opérai M. M***, et je fis disparaître des obstacles de différentes natures, qui se trouvaient
situés vers la courbure de l'urètre et dans une étendue de 4 centimètres à peu près.

Le 29 septembre 1858, M. M''' vient me voir, et écrit, à la
suite de la rédaction précédente, la note suivante : « Le jet de
« mes urines est aussi fort qu'avant le commencement de mes
« souffrances, et, aussitôt que la sensibilité peu forte produite
« par l'opération sera tout à fait passée, je me trouverai tout à
« fait heureux.

« Du reste, pour la gouverne de ceux qui se trouveront dans
« le même cas que moi, qu'ils n'éprouvent pas la moindre ap-
« préhension, car la souffrance que je redoutais est nulle. C'est
« une affaire de cinq minutes, tant en préparations qu'en opé-
« ration. »

1859.

Je joins ici la réponse aux trois questions de la note placée à la page 9, réponse que vient de me transmettre M. Reuflet (1), qui m'avait envoyé M. M*** :

Paris, le 4 mai 1859.

Monsieur le Baron,

En réponse à votre petite note, je vous écris ces quelques lignes pour vous remercier du résultat que j'ai obtenu en allant vous voir. J'ai été étonné du peu de souffrance que j'ai endurée au moment de l'opération, et je n'aurais jamais pu croire obtenir un résultat aussi avantageux. J'urine avec facilité. Je reconnais que plus j'employais des bougies et plus ie me nuisais, amenant par ce moyen une inflammation continuelle.

Je suis heureux de vous remercier encore, en vous priant, en même temps, d'agréer l'expression de mon entière reconnaissance.

Votre tout dévoué,

M***.

Par les soins de M. Reuflet, pharmacien, rue des Nonains-d'Hyères, 37.

Ce cas est encore un cas de guérison d'une blennorrhée par l'opération. Il met en lumière le peu de fond que l'on doit faire sur le traitement par les bougies, et surtout les bougies de cire, car ce sont des bougies de cette sorte qui furent employées. Il met également en lumière le peu de résultat que donnent les incisions du canal et l'avantage du traitement *éclectique immédiat.*

M. M*** a présenté une particularité que j'ai du reste observée chez quelques malades : les rafraîchissants lui donnaient des spasmes qui l'empêchaient d'uriner, et les excitants alcooliques lui facilitaient la miction.

---

(1) Il y a quelques mois, M. Reuflet a bien voulu m'envoyer un autre malade très-rétréci. Ce malade était épileptique, et depuis l'opération qui l'a guéri de son rétrécissement, les attaques, qui se répétaient plusieurs fois par semaine, n'ont pas encore reparu. J'aurais publié ce cas *in extenso*, mais je n'ai pas de place. Du reste, il est de ceux qui demandent la sanction du temps... particulièrement pour l'épilepsie.

*Anciennes blennorrhagies.— Rétrécissements fibroso-vasculaires.— 10 centimètres de longueur. — J'opère le 8 mai 1855. — Je fais un très-petit canal pour éviter l'hémorrhagie. — Ce canal se conserve malgré sa petitesse. — **Rétablissement immédiat.** — Persistance du bien-être depuis quatre ans et trois mois. — État du malade en 1859.*

Dans le mois de mai 1855, M. Louis Vallée, alors jardinier à Chantilly, route de Fontainebleau, nº 24, près Bicêtre, vint me trouver dans un état d'anxiété fort grand; il était depuis long-temps atteint d'une rétention quelquefois complète, mais qui, lorsque le malade était dans un état favorable, lui permettait de rendre ses urines goutte à goutte et avec des douleurs fort grandes.

Cet état était dû à un rétrécissement de l'urètre, suite de blennorrhagies que le malade avait contractées dans sa jeunesse, blennorrhagies qui furent assez mal traitées, et qui mirent de bonne heure M. Vallée au nombre des rétrécis.

Bien que ce malade me parût être dans un état de santé peu satisfaisant et qu'il fût d'une maigreur considérable, je me déterminai à tenter sa guérison, et je l'opérai le 8 mai 1855.

Peu de malades m'ont présenté un urètre en plus mauvais état sans avoir été soumis antérieurement à des traitements qui, si souvent, augmentent les désordres. Son urètre était littéralement fermé dans une grande longueur par un lacis de fibres et de valvulettes qui saignaient au moindre contact. Aucune bougie, même la plus fine, ne pouvait être introduite. Si j'étudiais le canal avec des instruments rigides, ils cheminaient quelques millimètres en faisant sentir de petits craquements qui indiquaient que l'instrument entrait dans des tissus fibrilleux et secs. Cependant, malgré cette apparence de sécheresse, le moindre contact les faisait saigner; la douleur, du reste, était modérée.

Cet état du canal m'engagea à procéder avec ménagement, et je parvins, en détruisant progressivement ces tissus dans un très-petit diamètre, à avancer dans le canal, et à parcourir ainsi une distance de dix centimètres qui commençaient, à peu près, à six centimètres du méat. Cette distance franchie, je me trouvai dans un espace libre. Je laissai là le malade et le renvoyai chez lui, me proposant de donner plus de largeur dans un autre moment. C'est ce que je ne fis pas.

Depuis ce temps, et malgré les circonstances défavorables que je viens de décrire, la miction fut conservée chez M. Vallée sans le secours d'aucune bougie et en abandonnant à lui-même le canal qui a conservé le très-petit calibre que je lui avais donné.

Or, cela est bien remarquable, et prouve que le traitement *éclectique immédiat* a un caractère particulier, celui *de conserver le calibre des urètres, bien qu'on ait porté ce calibre à une très-petite dimension.* Or, on sait qu'il n'en est pas de même lorsqu'on fait une très-petite dilatation au moyen des bougies.

1859.

Voici la réponse de M. Louis Vallée aux trois questions de la note de la page 9.

Saint-Chéron, le 11 août 1859.

Monsieur le Baron,

Je réponds aux questions que vous me demandez.

Comment je me trouve maintenant sous le rapport de la miction? Je vous dirai que je me trouve très-bien.

Vous me demandez si j'ai beaucoup souffert par l'opération que vous m'avez faite? Je n'ai pas plus souffert pendant votre opération que quand je voulais uriner et que je ne le pouvais pas (1).

Ce que je pense de l'usage des bougies dilatantes sous le rapport de la souffrance et des résultats consécutifs?

Je vous dirai que les bougies ne m'ont jamais guéri et m'ont bien fait souffrir.

Je ne me porte bien que depuis que vous m'avez opéré voilà quatre ans.

J'ai cependant 71 ans; je ne craindrais pas de me faire opérer, pas plus que de prendre un bain si c'était à recommencer. Je vous regarde comme un dieu sur la terre pour cette maladie-là.

Je vous salue et suis votre serviteur.

Louis VALLÉE,
Garde à Saint-Chéron (Seine-et-Oise).

---

(1) Cette réponse, toute simple qu'elle paraisse au premier abord, a

Notre confrère, M. le Dr Delasiauve, médecin aliéniste si distingué et qui est attaché à l'hospice de Bicêtre, près duquel M. Louis Vallée demeurait, a bien voulu suivre ce cas, sur lequel j'aurais encore beaucoup à dire si je ne craignais d'être trop long.

---

cependant beaucoup de portée. M. Vallée est comme beaucoup d'autres ; *il n'a pas plus souffert pendant mon opération que lorsqu'il voulait uriner et qu'il ne le pouvait pas.* Or, en admettant cela, ce qui ne me satisfait pas complétement, je fais simplement remarquer que mon opération dure quelques minutes, et que les difficultés d'uriner, chez les rétrécis, durent toujours.

Avis à ceux qui craignent la douleur.

Mon confrère M. Verdet, de Vaucouleurs (Meuse), voulut bien
m'amener en mai 1859 un de ses malades que j'opérai le 16, et
que je guéris immédiatement.

Je demandai à mon confrère de vouloir bien me donner une
note sur ce cas. Voici cette note :

« M. Michelet (Auguste), teinturier à Vaucouleurs, âgé de qua-
« rante-huit ans, d'un tempérament sanguin, était atteint d'un
« rétrécissement du canal de l'urètre survenu à la suite d'une
« blennorrhagie très-aiguë, contractée en 1830. Depuis cette épo-
« que, difficulté d'uriner plus ou moins forte suivant qu'il y a eu
« excès de travail ou légère augmentation dans les boissons.
« Parfois strangurie et parfois aussi impossibilité d'uriner lorsque
« le besoin s'en faisait sentir. Les sangsues, les cataplasmes, les
« bains de siége amélioraient cette situation, mais cela ne persis-
« tait pas.

« Loin de diminuer, l'affection urétrale semblait augmenter, et
« on ne pouvait rien obtenir de la sonde *qui ne pouvait pénétrer*.

« Sur ces entrefaites, je lus le succès de M. Heurteloup par
« une méthode nouvelle de son invention, je proposai à mon
« malade de m'accompagner à Paris, et je le présentai à la con-
« sultation le 18 mai 1859. Le 20 il fut opéré, et nous fîmes
« après, à pied, le malade et moi, quatre kilomètres pour reve-
« nir à notre hôtel.

« En rentrant, le malade pissa à plein canal. Pendant la nuit
« et le lendemain, le même état se maintint et sans douleurs. Le
« dimanche 22, nous fîmes une visite à M. Heurteloup qui trouva
« l'opéré en bon état. Le 24, nous partions de Paris pour reve-
« nir dans notre localité et le mieux continua.

« Aujourd'hui 31, M. Michelet pisse avec facilité par un jet

« non interrompu, et il lui semble que son existence est soulagée
« d'un poids énorme qui faisait le désespoir de sa vie.

« Vaucouleurs, 31 mai 1859.

« VERDET. »

Telle est la note que M. Verdet voulut bien m'envoyer quinze jours après l'opération que je pratiquai sur son malade.

En partant pour Vaucouleurs, M. Verdet voulut bien me recommander son frère, M. Verdet, horloger, rue Saint-Martin, n° 114, qui se trouvait dans un état encore plus fâcheux que M. Michelet. Il en était arrivé au point de ne pouvoir plus uriner que goutte à goutte, et à se trouver en proie à des rétentions complètes fort inquiétantes. Aucune bougie ne pouvait entrer, et je fus obligé d'y revenir à deux fois avec les instruments pour frayer un passage qui devint bientôt suffisant pour me permettre de calibrer le canal dans toute sa longueur. Aussitôt son rétablissement obtenu, M. Verdet s'empressa de l'écrire à mon confrère qui voulut bien me congratuler en m'adressant la lettre suivante, qui va me servir pour remplacer celle par laquelle mes malades répondent à la note de la page 9.

1859.

Vaucouleurs, 8 août 1859.

Monsieur et honoré Confrère,

Une lettre de mon frère m'annonce que vous avez parfait votre ouvrage, c'est-à-dire que vous lui avez donné la dernière main ; il pisse, me dit-il, gros comme le petit doigt.

Le service que vous venez de lui rendre en est un que personnellement je n'oublierai jamais, et il ajoute encore à la reconnaissance que je vous ai vouée.

M. Michelet, que je vous ai conduit en mai dernier, continue à aller admirablement. Il urine à plein canal, et il se livre chaque jour à des travaux assez rudes sans en ressentir de malaise; il n'éprouve plus de douleurs de vessie comme avant l'opération, et, comme il me le dit parfois, il se trouve, depuis que vous l'avez opéré, heureux de vivre. « Je m'épouvantais beaucoup de ce qui allait se passer, et je joignis à la peur du mal le mal de la peur (me dit-il), et il n'en a rien été. J'ai peu souffert, en considération, surtout, d'un si immense résultat. »

Vous pouvez compter que vous avez à Vaucouleurs deux cœurs dans lesquels vous occupez une grande place, et qui se font fête de vous revoir quand ils iront à Paris.

J'ai lu les épreuves que vous m'avez envoyées, et, quand vous aurez publié une masse aussi compacte de succès, je défie la docte faculté de se refuser à constater la vérité.

Veuillez recevoir, mon cher et honoré confrère, l'assurance de ma respectueuse gratitude.

VERDET.

Ainsi voilà encore deux nouveaux cas dans lesquels les bougies ne peuvent pas pénétrer, et dans lesquels la miction est rétablie immédiatement malgré cette impossibilité. Il n'est donc pas besoin de bougies dilatantes pour préparer le canal et l'ouvrir ; et s'il n'est pas besoin de bougies dilatantes on peut donc éviter les dangers qui résultent de leur emploi. Cette circonstance, si le principe est admis, change complétement la thérapeutique du rétrécissement de l'urètre, et vraiment cela est à désirer (1).

---

(1) M. Verdet, auquel je lis cette rédaction (18 août), me rappelle que dès l'année 1830 il était rétréci assez fortement pour avoir passé, étant militaire, trois mois à l'hôpital de la Rochelle, ayant des bougies en *permanence* pendant tout ce temps. Il en résulta, dit M. Verdet, que les parties *devinrent énormes, dures comme une pierre*, et que cela nécessita *une opération qui fut le sujet d'une leçon clinique* aux élèves. Cela n'empêcha pas M. Verdet de continuer à être rétréci aux abois jusqu'en 1859.

Honneur aux bougies ! ! !

Plusieurs blennorrhées. — Injection de sulfate de zinc en solution. —
Diminution immédiate du jet des urines. — Rétrécissement fongueux.
— Traitement répété par les sondes métalliques. — Insuccès. — Plu-
sieurs rétentions complètes. — Blennorrhée. — J'opère le 9 mai 1857.
— **Rétablissement immédiat du cours des urines.** *— Guérison de la*
blennorrhée. — État du malade en 1859.

Le 6 mai 1857 je reçus la visite de M. Parfonry, employé chez
son frère, marbrier, rue Saint-Pierre-Popincourt, n° 28. Ce malade était dans un état de rétention complète, qui alternait avec
la possibilité d'évacuer ses urines goutte à goutte et avec épreintes.
De plus, il était affligé d'une blennorrhée abondante. Voici l'histoire que M. Parfonry me donna de son affection.

« A l'âge de 18 ans j'ai contracté une première blennorrhagie ;
« deux ans après, j'en contractai une autre qui me dura beau-
« coup plus longtemps que la première, bien que j'aie épuisé,
« pour la combattre, tous les remèdes, et particulièrement des
« injections d'une solution de sulfate de zinc que je fis aussi forte
« que je pouvais le supporter. L'écoulement s'arrêta alors, mais
« je m'aperçus que le jet de mes urines *diminua dès ce mo-*
« *ment.*

« Au mois de juin 1851, je fus atteint d'une rétention d'urine
« complète. J'appelai un médecin qui m'introduisit une bougie
« de gomme, et qui me recommanda de renouveler cette intro-
« duction deux ou trois fois par semaine. Je suivis cette prescrip-
« tion pendant *deux années.* Après ces deux années, j'eus une
« troisième blennorrhagie, qui me donna encore une rétention
« complète. Je me mis sous les soins de M. le D^r ***, qui me fit
« mettre tous les soirs une bougie enduite d'un opiat, et me fit
« prendre également chaque soir un bain très-prolongé. Je sui-
« vis ce traitement pendant *un mois sans* succès. Je me mis
« dans les mains d'un autre médecin, qui me traita au moyen
« de sondes d'argent. Cela me fit beaucoup souffrir et perdre
« beaucoup de sang ; cependant mon jet revint presqu'à son état
« naturel. Je me croyais guéri, lorsque, *trois semaines* après,

« mon canal se rétrécit de nouveau ; je retournai chez mon mé-
« decin , qui me fit acheter une sonde en métal pour me l'intro-
« duire moi-même ; mais une nouvelle blennorrhagie étant sur-
« venue, je fus obligé de renoncer à ces introductions que je fis
« pendant *une nouvelle année*. Alors mon canal se *ferma en-
« core*, et je fus de nouveau en proie à la rétention complète,
« et , par-dessus tout cela, j'ai conservé un écoulement consi-
« dérable. »

Le rétrécissement de M. Parfonry était situé à la courbure de
l'urètre ; il existait dans une grande longueur (4 centimètres) ; il
était mou, commençait par des petites valvulettes alternantes.
Ces valvulettes étant dépassées, on entrait dans un canal uni,
qui se laissait dilater par l'instrument à deux millimètres à peu
près, mais, celui-ci enlevé, le malade ne pissait pas mieux.

J'opérai le 9 mai 1857, et le 29 mai suivant M. Parfonry écrivait sur son dossier : « Je viens dire à M. Heurteloup que
« son opération a parfaitement réussi ; elle a été faite sans que
« j'aie éprouvé de douleurs. Je me vois débarrassé de mon ré-
« trécissement, car je pisse fort bien, et je suis également et
« tout à fait débarrassé de mon écoulement. »

Tous ces changements avantageux se sont maintenus si l'on
en juge par la lettre suivante.

1859.

Réponse de M. Parfonry à mes trois questions de la note de
la page 9 :

Paris, le 2 août 1859.

Monsieur le Baron,

Je réponds à votre petit billet du 23 juillet.

*Par suite de vos opérations, je me plais à vous témoigner toute ma re-
connaissance pour les résultats que j'ai obtenus presque sans douleur.*

*Lorsque je m'adressai à vous j'étais désespéré par plusieurs années de
traitement par le système bougie et sonde en raison des affreuses souffrances que ce traitement m'occasionna, et cela sans résultat.*

Grâce à vous, Monsieur le baron, j'éprouve aujourd'hui un soulagement

radical; la miction se fait très-facilement, et la blennorrhée a entière-
ment disparu. Je suis heureux de pouvoir constater ce fait, et je vous
prie d'agréer les remerciments bien sincères de votre tout dévoué
serviteur.

PARFONRY,

Rue Traversière Saint-Antoine, 29.

Ce cas est très-remarquable sous certains rapports. D'abord la promptitude avec laquelle la blennorrhée, qui était considérable, a disparu. Cette blennorrhée était presque aussi abondante que si l'inflammation du canal avait été à l'état aigu. J'ai déjà eu plusieurs cas analogues, de manière que cela me donne à penser que certaines blennorrhées pouvaient être heureusement attaquées par le traitement *éclectique immédiat.*

Ce qui est également à considérer dans ce cas, c'est l'efficacité du traitement contre un rétrécissement très-mou et très-fongueux, qui avait été déterminé, en grande partie, par les traitements antérieurs, qui, comme on l'a vu, ont consisté en des introductions très-répétées de sondes et de bougies rigides et métalliques.

La coïncidence presque momentanée entre la forte injection de solution de sulfate de zinc et du rétrécissement du canal doit être aussi remarquée, car elle fait prendre l'injection styptique en flagrant délit de nocuité, et c'est un bon exemple à donner.

La promptitude de mon traitement et surtout son effet avantageux brillent certainement auprès des années de traitement infructueux premièrement mis en usage, et cette remarque, qui s'applique à tant d'autres cas que nous avons passés en revue et à tant d'autres cas que naturellement nous taisons, est bien faite pour clore dignement cette série de 1859.

Je m'arrête ici, bien que je possède encore un très-grand nombre d'observations à publier; mais je crois que cette série de 1859 suffira pour compléter l'idée première et générale que je voudrais donner, à savoir que les rétrécissements de l'urètre peuvent être guéris sans le secours des corps dilatants, et qu'en n'employant pas ces corps dilatants, on évite tous les accidents qu'ils causent : inflammations de vessie, catarrhe de cet organe, érythème douloureux et quelquefois foudroyant, accidents nerveux, néphrites, uretérites, urétrites, orchites, et enfin, tous les accidents qui résultent de la subinflammation causée par la présence répétée d'un corps étranger dans l'urètre, subinflammation qui a définitivement pour résultat le développement de la maladie que l'on combat.

Je voulais mettre parmi les cas que je fais figurer dans cette deuxième édition ceux qui, compliqués de fistules, présentent des péripéties plus remarquables que les cas simples ou compliqués des résultats locaux des traitements antérieurs; mais je n'eusse pu introduire que deux ou trois de ces cas, ce qui aurait eu l'inconvénient de les séparer de ceux plus nombreux que je possède, et conséquemment de diminuer l'instruction et l'intérêt que pourrait présenter leur collection.

Je réserve donc ces cas pour en faire le sujet d'une troisième série, ou peut-être un travail spécial, intitulé : *Des fistules urinaires, de leur traitement et de leur guérison*. Je me borne à dire maintenant que j'en possède un assez grand nombre de cas, parmi lesquels il en est de fort curieux. L'un d'eux, par exemple, avait de tels trajets fistuleux que deux de ces trajets venaient s'ouvrir dans chacun des flancs à la hauteur du nombril, et deux autres, sur le même malade, venaient s'ouvrir à la partie inférieure des cuisses. Je ne parle pas de deux ouvertures au périnée, par lesquelles l'urine s'écoulait. Le rétablissement immédiat de la miction a fait fermer toutes ces ouvertures.

Un autre malade avait des trajets aussi fort longs, mais il présentait une particularité fort curieuse : il avait une fistule qui s'ouvrait dans le rectum, de manière que l'intestin servait absolument de vessie, que le malade vidait à ses heures comme on vide sa vessie. Les urines, dans l'intervalle, étaient complétement gardées par les sphincters, et pas une goutte ne s'écoulait.

Je pourrais parler encore de plusieurs cas fort intéressants, mais j'anticiperais. Cependant je signale au nombre des fistules celles qui ont pour caractère de ne pas laisser couler l'urine de la vessie, mais de laisser entrer dans cet organe les matières contenues dans le rectum. J'ai vu un cas où les deux phénomènes alternaient.

J'aurais dû mettre aussi, dans cette deuxième édition, beaucoup de cas qui avaient perdu leur caractère de rétrécissements simples. Je veux parler de plusieurs exemples fort intéressants et fort instructifs de miction rendue possible malgré de grandes dévastations gangréneuses, dans lesquelles l'urètre avait été non pas seulement intéressé, mais encore détruit. Les malades qui m'ont présenté les grandes difficultés que je laissé entrevoir m'avaient cependant fait promettre de les donner en exemple par esprit de charité, mais je n'ai pu le faire. Cela aurait interverti la marche qu'il m'importe de suivre, et j'espère qu'ils voudront bien me pardonner de ne les avoir pas satisfaits dans cette deuxième édition, et d'avoir été forcé, par l'abondance des matières, à manquer à la promesse que je leur avais faite.

Il faut bien se rappeler que mon but, dans ce livre, est de donner la preuve que les rétrécissements de l'urètre, *tels que la nature les fait,* peuvent guérir autrement que par les corps dilatants, que j'accuse d'augmenter le mal qu'ils sont appelés à guérir, et non pas d'exposer des cas rendus curieux par des désordres considérables, qui ont été réparés ou amoindris par l'art.

Il est aussi des cas que j'aurais voulu exposer dans cette édition avec des détails suffisants : ce sont ceux où des bougies introduites par les rétrécis dans l'urètre se sont égarées dans la vessie. Or ce cas est assez fréquent, et j'ai déjà dit quelque part que la déplorable invention des bougies de gutta-percha, qui fut glorifiée dans les bas-côtés d'un haut lieu, était une invention funeste. J'en ai plusieurs exemples. Parmi ces exemples, j'aurai à produire celui d'un malade dans la vessie duquel un bout de ce genre de sonde était resté, bout de sonde dont je ne pus pas me rendre maître, car ce bout de sonde, plus léger que l'eau, surnageait toujours. Après plusieurs essais infructueux, je pris le parti de distendre la vessie avec de l'air, et je me rendis immédiatement maître de l'objet de mes recherches. Ce fait est utile à signaler. J'eus un fait presque opposé quelque temps avant. Il s'agit d'un malade chez lequel je ne pus pas atteindre un autre bout de sonde en gutta-percha par la même cause. Ce malade dut partir immédiatement pour Londres, où il resta quinze jours. Alors je trouvai le bout de sonde dans le bas-fond de la vessie. Il s'était encroûté de phosphate en assez grande quantité pour être devenu plus pesant et ne plus surnager l'eau injectée. C'est encore un fait utile à signaler dès à présent (1).

On a dû remarquer que dans les observations nouvelles j'ai cité, autant que possible, celles qui avaient pour répondants des hommes appartenant à notre profession, soit qu'ils aient été soumis à mon opération, comme je le fus moi-même jadis, soit qu'ils racontent le fait qui s'est passé sous leurs yeux, soit qu'ils servent d'intermédiaires *authentiques* à des personnes que, malgré leur permission, je ne veux pas mettre en vue. J'ai cru cette manière de faire de *l'authenticité suivie* peut-être meilleure que celle qui place le malade sous les yeux de chacun, car elle a le triple avantage, 1° de permettre au malade de faire connaître son opinion; 2° d'ajouter à son témoignage celui d'un homme de

---

(1) Je pourrais parler encore d'un malade qui perdit une petite bougie dite de gomme dans sa vessie. Ce malade était très-rétréci; il me fit appeler. Je lui fis d'abord un passage suffisant pour chercher la bougie dans l'organe, et je ne trouvai rien. Derechef, le malade voulut que je cherchasse encore; je ne trouvai encore rien. Il demanda une troisième fois à être soumis à des recherches; je ne trouvai encore rien. Le malade partit assez mécontent et assez en doute sur mes facultés chirurgicales, ce qui me désola; je ne fus consolé que lorsque, une année après, la bougie fut trouvée dans une des bottes du malade !

Avis donné aux chirurgiens qui auront à chercher des bougies de gomme dans les vessies. Si c'eût été une bougie de gutta-percha, on n'en eût trouvé que la moitié... dans la botte ! !

(Lire la note de la page 316.)

l'art; et 3° de sauver, aux hommes bienfaisants qui veulent bien se donner en exemple, l'ennui de répondre aux demandeurs de renseignements.

Il est cependant quelques personnes qui, par reconnaissance et par devoir, ont voulu se soumettre à cet ennui; ceux-là je les remercie encore comme je les ai remerciés dans mon introduction (page 23), mais je les engage à faire remarquer aux demandeurs de renseignements, parmi lesquels il se glisse beaucoup de *faux malades*, qu'ils ont écrit et fait publier des lettres dans l'intention d'éviter le désagrément d'être dérangés, que l'inventeur de la lithotripsie n'a aucun besoin de ceux qui ne viennent à lui que sur renseignements, et que les renseignements ne se prennent d'ailleurs que sur les piliers de coteries, les spéculateurs en renommée, les sectateurs de l'admiration mutuelle... quelle que soit la figure, et les imposteurs pris en flagrant délit, *flagrante delicto*.

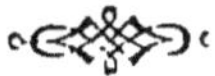

PIÈCES ANNEXES.

1853

—

PROTESTATION.

Un corps scientifique institué et rétribué par l'État n'est pas en droit d'user *despotiquement* du pouvoir qui lui est confié et de disposer de son ministère suivant son *bon plaisir*. Ceux qui travaillent pour la science ne peuvent, ne veulent et ne sauraient relever de la bonne volonté de personne ; ils ne relèvent que du plus ou moins de valeur de leurs œuvres, sauf l'erreur humaine sans mélange de passion. Ils ne peuvent donc être l'objet d'une *obligeante* distinction ni celui d'un éloignement *arbitraire*.

Depuis neuf années, l'Académie des sciences repousse un travail utile, malgré les preuves données de son importance. Tout récemment encore, ses commissaires viennent, après avoir *recueilli* deux nouvelles preuves de cette importance, d'élever des prétentions arbitraires qui sont hors de toute raison et de toute justice en demandant les preuves de ce que je *n'avance pas*, ce qui POURRAIT conduire à COMPROMETTRE les preuves DONNÉES de ce *que j'avance*. En cela il y a despotisme, auquel je crois, dans l'intérêt des travailleurs, digne de résister : c'est cette résistance qui donne lieu à la lettre suivante :

LETTRE et observations adressées à MM. les commissaires nommés par l'Académie des sciences, pour examiner le procédé de lithotripsie auquel j'ai donné le nom de PROCÉDÉ PAR EXTRACTION IMMÉDIATE, que j'exécute au moyen de l'instrument que j'ai appelé PERCUTEUR A CUILLERS, et qui consiste : 1° à introduire l'instrument ; 2° à saisir les FRAGMENTS entre les *deux cuillers* ; 3° à emplir *ces cuillers*, en les rapprochant, au moyen du MARTEAU ; 4° à les fermer COMPLÉTEMENT ; 5° à retirer de la vessie l'instrument ainsi chargé ; 6° à renouveler cette manœuvre jusqu'à *extraction entière* de la pierre, si la TOLÉRANCE du malade le permet.

« Paris, le 2 novembre 1854.

« *A Messieurs* SERRES, RAYER *et* VELPEAU, *membres de la commission nommée par l'Académie des sciences pour examiner mon procédé d'extraction immédiate des* FRAGMENTS *de pierres vésicales.*

« MESSIEURS LES COMMISSAIRES,

« Après avoir vu, le 15 septembre 1854, débarrasser IMMÉDIATEMENT, sous vos yeux, deux calculeux porteurs de pierres déjà d'un certain volume, vous me demandez d'en opérer un autre qui ait une pierre *plus volumineuse* et plus dure, bien que l'une de celles que vous avez vu extraire eût éminemment présenté ce dernier caractère.

« Je satisferai respectueusement à votre demande, Messieurs, si les circonstances m'envoient un calculeux selon votre désir ; mais permettez-moi de vous faire remarquer, qu'en vous obéissant, ce sera pour vous satisfaire personnellement, car je ne resterai pas dans la nature des preuves que j'ai à vous donner *comme commissaires.*

« Le Mémoire qui est soumis à votre jugement n'est pas intitulé *De l'extraction immédiate des pierres*, mais bien *De la Li-*

thotripsie sans fragments au moyen du *procédé de l'extraction immédiate*. Vous voyez donc que j'ai en vue les *fragments*, dont je veux éviter les désastreux effets, non-seulement en les extrayant, ce qui est *toujours bon, et ce qui est souvent d'une né-cessité absolue*, mais en les extrayant sans crainte de DÉCHIRER l'urètre. Je n'ai donc nullement EN VUE d'extraire immédiate-ment des pierres qui passent un certain volume.

« Du moment que j'ai pu introduire dans la vessie un percu-teur à deux cuillers opposées, et que j'ai ramené *une seule fois* ces cuillers pleines de détritus, je vous ai DÉMONTRÉ, sans répli-que, l'existence d'un procédé d'une haute importance, et ce procédé est mon œuvre.

« Comme la commission m'a vu accomplir le programme de l'extraction des *fragments* sur deux malades, et que je l'ai accom-pli également sur deux autres malades devant l'ancienne com-mission nommée en 1846, l'Académie des sciences a acquis, *par ses yeux,* quatre fois la preuve de la vérité de mon dire. Que faut-il donc de plus? Assurément, elle est trop *logique* pour me demander la preuve de ce que je *n'avance pas*.

« Je suppose que l'opération pratiquée sur le nouveau malade que vous désirez voir opérer n'ait pas de succès, ce que certai-nement vous ne voudriez pas, s'ensuivra-t-il que je n'ai ex-trait, sans *déchirer l'urètre, et scientifiquement*, au moyen du *percuteur à cuillers*, des *fragments* de pierre de la vessie hu-maine, et que, par suite de cette extraction répétée, j'ai pu guérir *immédiatement* deux malades sous vos yeux? Non, sans doute. Eh bien ! c'est pour avoir trouvé ce moyen, *rien de plus*, que je crois avoir bien mérité ; car cela me semble et vous pa-raîtra, sans doute, un immense progrès.

« La question importante de l'*extraction immédiate*, pendante devant l'Académie des sciences depuis dix années, vous sem-blera donc, DÈS A PRÉSENT, neuve, mûre à point, pour l'*honorer d'un rapport et l'admettre au concours*.

« Veuillez considérer, Messieurs, qu'il tombe sous les sens que c'est une faute capitale en lithotripsie de se borner à briser des pierres, quand on peut les extraire *immédiatement*. En les bri-sant seulement, les fragments se perdent dans l'organe anfrac-tueux et font courir au malade de grands dangers, et sous le rapport de leur séjour, et sous le rapport de leur expulsion (1). Je vous ai prouvé que ce danger n'existait plus pour les petites pierres, puisque l'*extraction immédiate* avait assez de puissance pour débarrasser *immédiatement* les malades. Je laisse à votre jugement à apprécier le degré du secours qu'apporte ce système dans le cas de pierres volumineuses ; vous trouverez ce degré très-élevé, surtout si vous consultez mon Mémoire ; *mais je ne l'apprécie pas moi-même*, parce que cela est, au point de vue de votre mission, *en dehors de ma question*.

« En résumé, voici le point où le système de l'*extraction immédiate* place la lithotripsie :

---

(1) Il y a d'autres raisons qui plaident en faveur de l'*extraction immédiate* des fragments des pierres vésicales, extraction immédiate sans laquelle un grand nombre de malades ne peuvent être guéris et meurent.

J'extrais du Mémoire qui est depuis NEUF années sous les yeux de l'Académie des sciences, les passages dans lesquels ces raisons sont développées ; je m'exprime ainsi, page 81 de mon ouvrage sur la *Lithotripsie sans fragments* :

« La première de ces raisons, c'est que, *dans l'opération du brisement simple*, j'ai remarqué que, toutes les fois qu'une pierre *petite* ou *grosse* était brisée dans la vessie et y demeurait brisée, *il y avait chance que des fragments se perdissent dans cet organe* et devinssent inaccessibles aux instruments. J'ai remarqué également que cette chance s'accroissait dans la proportion du temps pendant lequel ces fragments restaient dans l'organe ; dans la proportion aussi des inflammations catarrhales qui survenaient, soit après des opérations de broiement même bien faites, soit après les recherches que nécessitaient ces fragments.

« La seconde de ces raisons, c'est que, dans l'opération du *brisement simple*, trop souvent les fragments de pierre, s'engageant dans le col ou le canal, produisent de graves accidents et donnent lieu à des opérations secondaires, la plupart infiniment plus pénibles et plus difficiles que l'opération principale.

« La troisième de ces raisons, c'est que trop souvent aussi, dans l'opération du *brisement simple*, les fragments qui restent dans la vessie donnent lieu, par leur présence, à des inflammations catarrhales de l'organe, qui quelquefois, fort longues et fort aiguës, mettent la vie du malade en péril, soit par le fait même de ces inflammations, soit par l'impossibilité de continuer le broiement sans danger de mort presque immédiate.

« La quatrième de ces raisons, c'est que parmi les malades affectés de la pierre, il en est un assez grand nombre pour lesquels le *brisement simple* ne serait que nuisible ; car, étant dans l'impossibilité physique d'expulser les fragments de pierre brisée, ces malades seraient complétement réfrac-

« Si la pierre est petite, je la fais sortir *sur-le-champ* de la vessie en extrayant les *fragments immédiatement* par l'urètre au moyen du *percuteur à cuillers*, qui, comme vous l'AVEZ vu, ramène, à chaque introduction, *ses cuillers pleines* jusqu'à *épuisement*.

« Si la pierre est grosse, je la DÉMOLIS d'abord avec le *percuteur à dents*, qui est un instrument *déjà jugé*, en 1833, par l'Académie, et je la fais sortir, *si je le puis*, en extrayant immédiatement les fragments avec le *percuteur à cuillers*, que vous êtes *maintenant appelés à juger*. La guérison prompte dépend du volume de la pierre, et surtout de la *tolérance* du malade.

« Excusez, messieurs les Commissaires, cette lettre que je

---

taires à la lithotripsie, s'il n'existait un moyen prompt de les guérir par l'extraction.

« La cinquième de ces raisons, c'est qu'un grand nombre de malades qui ont été soumis à la lithotripsie exécutée avec des instruments d'une action insuffisante, ou par des mains peu habituées, forment maintenant une classe nombreuse de malades placés dans une circonstance très-fâcheuse, si aucun moyen efficace de les débarrasser n'existe.

« Enfin, Messieurs, la sixième de ces raisons, et sur laquelle j'appelle plus particulièrement votre attention, c'est que, les membranes de l'appareil urinaire enflammées donnant lieu, comme j'aurai l'honneur de vous le démontrer plus tard, à d'abondants produits de phosphates de chaux, il importe à un haut degré de ne pas faire de la lithotripsie une cause trop grande d'inflammation. Or le *brisement simple*, par la répétition de ses manœuvres, par la fréquence de ses séances, et par le séjour des fragments, donne trop fréquemment lieu à ce résultat, et fait souvent produire, dans certains cas, aux membranes de l'appareil urinaire, autant de pierres qu'il en fait sortir par l'urètre : de là, la source intarissable de pierres et d'opérations, dont je vous laisse pressentir les conséquences.

« C'est la série de ces accidents et de ces difficultés que j'ai essayé de vous présenter d'une manière concise en les rassemblant sous six formes différentes, qui ont entouré jusqu'à présent l'art de guérir les calculeux, en attaquant leur pierre par les voies naturelles et par le brisement simple, d'un danger réel, danger que, jusqu'à ces derniers temps, je n'ai pu éviter que par un choix très-étudié des malades que je soumettais à la lithotripsie, et surtout en employant le système le plus rapide de morcellement et de pulvérisation, celui que vous connaissez sous le nom de *lithotripsie par percussion* exécutée au moyen du *percuteur courbe à marteau*. »

place respectueusement sous vos yeux pour vous faire considérer la question qui vous est soumise sous son véritable aspect.

« J'ai l'honneur d'être, avec la plus haute considération,

« Messieurs les Commissaires,

« votre très-humble et très-obéissant serviteur,

« Baron HEURTELOUP. »

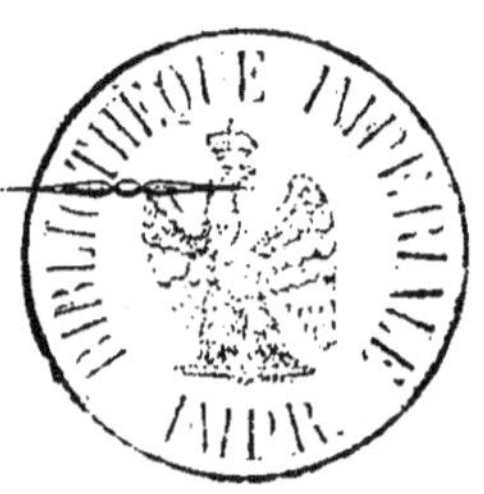

1859.

La protestation précédente, faite en 1855, n'a pas eu d'effet. Les choses sont restées dans le même état, et rien ne fait espérer qu'elles changeront.

PRINCIPAUX OUVRAGES

DU MÊME AUTEUR

AVEC QUELQUES DÉTAILS.

CHEZ LABÉ, LIBRAIRE DE L'ÉCOLE DE MÉDECINE.

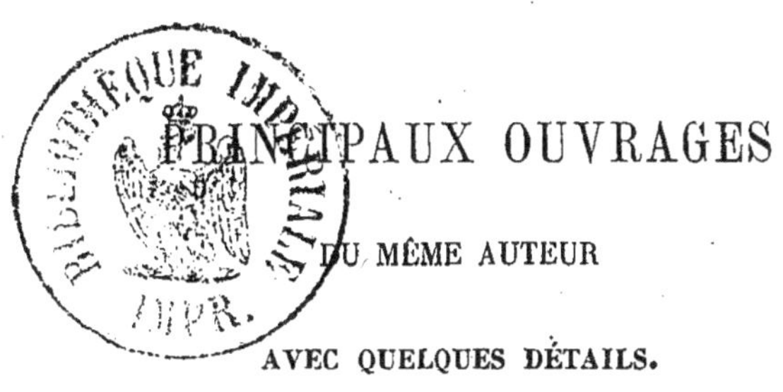

1827. Lettre à l'Académie des sciences, ou *Examen critique de l'ouvrage de M. le Dr Civiale, intitulé* DE LA LITHOTRITIE, et appréciation des faits présentés par ce médecin, avec la traduction du Mémoire de GRUITHUISEN, inventeur de ce *procédé* et de la méthode lithotriptique, et planches. (Épuisé.)

Ces faits de M. Civiale, en 1827, se résument ainsi : sur 82 malades qui se sont présentés à M. Civiale, 48 sont guéris, 31 sont morts, 3 ont gardé leur pierre.

Cette lettre prouve donc que la lithotritie (opération faite avec la pince à trois branches de Fery) est une opération désastreuse... et encore il faut admettre ce qu'a avancé M. Civiale, et qui est nié par les rapporteurs.

1831. Principles of lithotrity, *or treatise of the art of extracting the stone without incision;* illustrated with plates of the instruments used in lithotrity. Avec cette épigraphe :

« The object is now to practice lithotrity,
« but to practice it well. » (**PRÉFACE.**)

Avec cinq planches représentant : la première, l'instrument à TROIS BRANCHES, le PERFORATEUR de Gruithuisen, et mon trois-branches à VIRGULES ; la deuxième, la PINCE A QUATRE BRANCHES et sa servante, avec le PERFORATEUR et l'ÉVIDEUR, pour évider les pierres rondes volumineuses ; la troisième, le BRISE-COQUE, pour briser, *par la pression*, la coque faite par l'instrument précédent ; la quatrième, la SONDE RECTO-CURVILIGNE, la SERINGUE à injections et à anneaux, l'archet ; la cinquième, le LIT RECTANGLE et le POINT FIXE. Le tout accompagné de la relation des différentes opérations pratiquées avec ces instruments, qui ont obtenu le PRIX DE CHIRURGIE de 5,000 fr. en 1828, décerné par l'Académie des sciences, et précédemment, en 1826, un encouragement de 2,000 fr. (Épuisé.)

1833. Lettre sur l'avantage de préférer la PERCUSSION à la PRESSION, pour mettre en usage l'instrument courbe présenté à l'Académie des sciences sous le nom de PERCUTEUR COURBE A MARTEAU; adressée à M. le baron Dupuytren, rapporteur de la commission nommée pour examiner les ouvrages présentés au concours de l'année 1833. Avec cette épigraphe :

> « Si le lit rectangle et le point fixe sont évidemment faits dans l'intérêt du malade le chirurgien ferait-il bien de s'en passer pour éviter quelques soins de plus ? »

Épuisée. Cette lettre se trouve jointe à la 2ᵉ édition de l'ouvrage suivant :

1833. Mémoire sur la lithotripsie par percussion et sur l'instrument appelé PERCUTEUR COURBE A MARTEAU, qui permet de mettre en usage ce nouveau système de pulvérisation des pierres vésicales ; le tout appuyé de nombreux exemples de guérison ; avec planches.

Ce travail a obtenu le prix de chirurgie de 6,000 fr., en 1833.

Il est suivi des deux rapports publiés sur les faits obtenus avec l'instrument à trois branches présenté par M. Civiale.

La premier rapport, du 25 avril 1831, fait par Larrey et Boyer, dit textuellement : « Dans le nombre des 24 opérés, dont 6 par la taille, ONZE sont morts à des distances plus ou moins rapprochées de l'opération. » Ce rapport, dont l'Académie adopte les conclusions, est terrifiant.

Le second rapport, fait le 10 juin 1833, par Boyer, Larrey et M. Double, se résume ainsi :

« Sur 43 malades CHOISIS par M. Civiale pour la lithotritie et traités par la *lithotritie* (perforation des pierres avec l'instrument à trois branches) :

27 sont guéris,
10 sont morts,
6 ont gardé leur pierre.

Total... 43

Et sur 8 malades traités par la taille, avec ou sans préliminaires de lithotritie :

GUÉRISONS IMMÉDIATES

PERMANENTES, AUTHENTIQUES ET NOMBREUSES.

Paris. — Typographie de Firmin Didot frères, fils et Cie, rue Jacob, 56.

RÉTRÉCISSEMENTS DE L'URÈTRE.

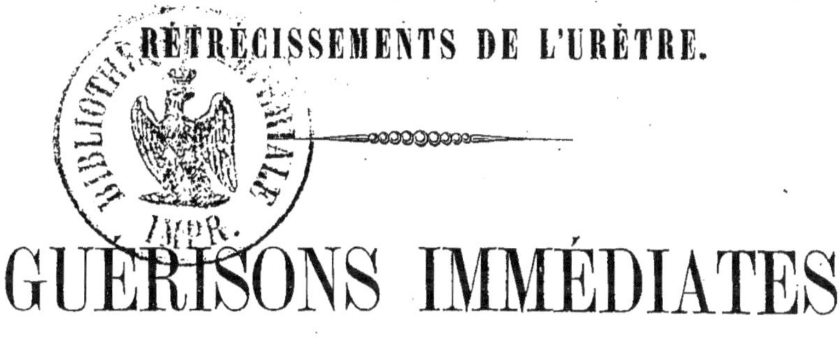

GUÉRISONS IMMÉDIATES

PERMANENTES, AUTHENTIQUES ET NOMBREUSES

DE CETTE AFFECTION ET DES BLENNORRHÉES INVÉTÉRÉES COEXISTANTES

OBTENUES

SANS L'EMPLOI DANGEREUX DES BOUGIES DILATANTES

AVEC DÉVELOPPEMENTS

CLINIQUES, CRITIQUES, HISTORIQUES ET PHILOSOPHIQUES,

Par le Baron HEURTELOUP

Docteur en médecine de la Faculté de Paris, chevalier de la Légion d'Honneur,
des ordres de Saint-Wladimir et de Saint-Stanislas (2e classe) de Russie.
Auteur des procédés en usage pour broyer les pierres dans la vessie (lithotripsie),
couronnés par l'Académie des sciences (grands prix de 1828 et de 1833).

DEUXIÈME ÉDITION
considérablement augmentée.

PARIS,

LABÉ, ÉDITEUR, LIBRAIRE DE LA FACULTÉ DE MÉDECINE,
PLACE DE L'ÉCOLE-DE-MÉDECINE.

1859

5 sont morts
et 3 sont guéris.

Total...　8

Ainsi, sur 51 malades traités par M. Civiale, il y en a d'abord 6 qui ont gardé leur pierre et qu'il faut négliger, et l'on trouve :

Morts par la lithotritie.	10	Guéris par la lithotritie.	27
Morts par la taille.	5	Guéris par la taille.	3
Total des morts.	15	Total des vivants.	30

Ainsi, en 1833, M. Civiale, en opérant avec l'instrument à trois branches, perdait UN malade sur TROIS.

Il était donc temps de FAIRE PARAITRE MON PERCUTEUR COURBE.

Et c'est devant ces rapports FOUDROYANTS *faits à l'Académie des sciences* que M. Civiale a eu l'audace de présenter *à l'Académie des sciences*, et ailleurs, des centaines de malades *guéris*, avec des pertes insignifiantes (séance du 23 octobre 1846), a eu l'audace plus grande encore de faire mettre cette fausse statistique dans les comptes rendus de l'*Académie des sciences*, et de verser de là dans la grande presse ; et cela a été PERMIS ! ! !... et HONORÉ ! ! !

1846. **Trois épisodes** pour servir à l'histoire de la lithotripsie (vulgairement appelée lithotritie), ou défense obligée contre trois injustes attaques. In-8°, 2 fr.

Ce livre retrace une triste histoire que voici : Lorsque, en 1833, je retournai dans les pays étrangers, après avoir remporté le prix pour l'invention du *percuteur à dents*, je confiai à un chirurgien auquel j'avais été assez heureux de rendre quelques services, que j'avais inventé un autre instrument, semblable au percuteur, mais qui, au lieu de branches armées de *dents*, avait ses branches disposées en CUILLERS ; je confiai également au même chirurgien, qu'au moyen de cet instrument à cuillers opposées, je pouvais extraire les pierres de la vessie et éviter l'inconvénient des fragments. Lorsque je revins, en 1845, je trouvai qu'un chirurgien s'était approprié mon instrument dans ses écrits ; je trouvai que ce chirurgien voulut entretenir l'Académie des sciences de cet instrument, concurremment avec moi, malgré moi ; je le trouvai enfin en disposition de m'enlever le système de l'extraction *immédiate*, dont j'apportais 125 exemples obtenus en 12 ans.

Ce chirurgien était mon ancien *obligé et* CONFIDENT ! ! !

Heureusement je m'étais réservé les preuves de ma paternité, et mon adversaire en fut pour sa honte.

1846. **De la lithotripsie sans fragments,** au moyen des

deux procédés de l'*extraction immédiate* ou de la *pulvé-risation immédiate* des pierres vésicales par les voies naturelles, appuyée d'un grand nombre de faits pratiques, in-8°, 6 fr., avec cette épigraphe :

> « Une démonstration me frappe plus que
> « cinquante faits ; grâce à l'extrêm: con-
> « fiance que j'ai en ma raison, ma foi n'est
> « pas à la merci du premier saltimbanque. »
> (**DIDEROT**, *Pensées philosophiques.*)

Ce livre montre l'importance d'éviter les fragments en lithotripsie par les deux procédés indiqués. Le procédé de l'*extraction immé-diate* est seulement défini ; c'est ce procédé qui est au concours depuis 13 ans !

Ce volume contient une réimpression de l'ouvrage de 1833, des rapports de Larrey, Boyer et Double, rapports que je viens d'analyser, et la traduction du mémoire de GRUITHUISEN, l'inventeur de la MÉTHODE de broyer les pierres dans la vessie (lithotripsie) et du PROCÉDÉ de les perforer (lithotritie).

1848. Mémoire sur la pulvérisation immédiate des calculs vésicaux, lu à l'Académie des sciences le 23 février 1848, et inséré *in extenso* dans la *Gazette des hôpitaux* des 29 avril et 4 mai 1848.

Ce Mémoire ne donne qu'un des deux procédés que j'emploie pour exécuter cette pulvérisation immédiate ; c'est celui qui s'exécute *avec le marteau* et le *point fixe*. Le second de ces procédés, qui s'exécute avec la *main seule,* est encore *inédit,* grâce au SILENCE de l'Académie des sciences.

Le procédé de la pulvérisation immédiate avec le *point fixe* et le *marteau* a été EXÉCUTÉ, sous les yeux de l'Académie des sciences, le 23 février 1848, le jour même de la lecture du Mémoire.

1851. Mémoire sur un nouveau moyen de pratiquer les saignées locales. (*Journal des connaissances médico-chirurgicales,* par le Dr Martin-Lauzer, 2e série, tome Ier, n° 6, page 148.)

1855. Rétrécissements de l'urètre. — L'ÉTAT DE LA SCIENCE DÉVOILÉ à l'occasion d'un nouveau procédé féroce, avec un court mémoire pour servir d'antidote. In-8°, 1 fr. 25.

1855. Mémoire sur la suture profonde, lu devant l'Académie de médecine. (*Revue de Thérapeutique médico-chirurgicale.* 15 janvier 1856.)

**1855. De la guérison immédiate des rétrécisse-
ments de l'urètre** et des blennorrhées invétérées
coexistantes, et sur les effets dangereux des bougies.

Ce livre est la première édition du présent ouvrage (épuisé).

1856. Mémoire sur la Section mousse, lu devant l'Académie de médecine le 24 juillet 1856, avec cette épigraphe :

> Tout désordre se fait avec ordre ; il faut empêcher cet ordre.

Union médicale, 5 juillet 1856.

**1857. Mémoire sur l'administration du chloro-
forme et des anesthésiques par projection,**
lu à l'Académie des sciences dans la séance du 3 août
1857, avec cette épigraphe :

> On ne saurait légiférer sur l'inconnu.

Moniteur des Hôpitaux; août 1857.

1858. Des Lois et des conditions primordiales qui
président à l'opération de la lithotripsie scientifique, lu à
l'Académie des sciences. (Comptes-rendus du 28 décembre
1857 — page 1091 — tirées à part.) In-8°, 1 fr. 50.

1858. De la Taille sous-pubienne membraneuse,
ou du moyen d'extraire les pierres entières sans intéresser
la vessie, lorsque la lithotripsie est impossible ou dangereuse. (Mémoire lu à l'Académie des sciences. Comptes-
rendus du 6 septembre 1858, page 409.)

1858. Lithotripsie. L'ART DE BROYER LES PIERRES dans
la vessie humaine, démontré par de nombreuses figures;
suivi d'une instruction pour reconnaître la maladie de la
pierre et ses degrés sans avoir recours à la sonde. Grand
in-8°, 2 fr.

TABLE DES MATIÈRES.

PIECES ANNEXES.

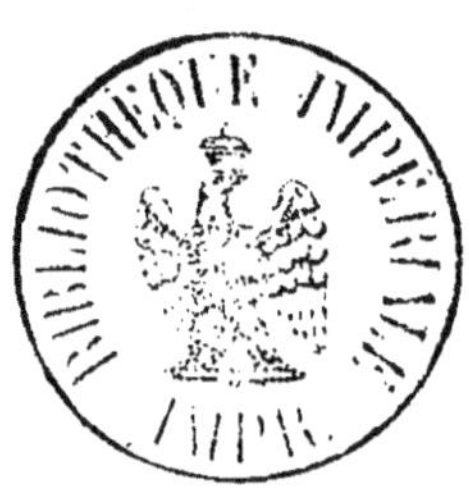

FIN DE LA TABLE DES MATIÈRES.